图解腔镜甲状腺手术

ILLUSTRATED
ENDOSCOPIC
THYROID SURGERY

主编 李超 王平 田文

副主编 孙荣昊 郑向前 王宇
彭小伟 郑传铭 吴国洋

人民卫生出版社
·北京·

图书在版编目（CIP）数据

图解腔镜甲状腺手术 / 李超，王平，田文主编 . ——
北京：人民卫生出版社，2024.1
ISBN 978-7-117-35358-8

Ⅰ.①图…　Ⅱ.①李…②王…③田…　Ⅲ.①内窥镜
检 – 应用 – 甲状腺疾病 – 外科手术 – 图解　Ⅳ.
①R653-64

中国国家版本馆 CIP 数据核字（2023）第 184525 号

人卫智网	www.ipmph.com	医学教育、学术、考试、健康， 购书智慧智能综合服务平台
人卫官网	www.pmph.com	人卫官方资讯发布平台

图解腔镜甲状腺手术
Tujie Qiangjing Jiazhuangxian Shoushu

主　　编：李　超　王　平　田　文
出版发行：人民卫生出版社（中继线 010-59780011）
地　　址：北京市朝阳区潘家园南里 19 号
邮　　编：100021
E - mail：pmph @ pmph.com
购书热线：010-59787592　010-59787584　010-65264830
印　　刷：天津市银博印刷集团有限公司
经　　销：新华书店
开　　本：889×1194　1/16　印张：17
字　　数：379 千字
版　　次：2024 年 1 月第 1 版
印　　次：2024 年 1 月第 1 次印刷
标准书号：ISBN 978-7-117-35358-8
定　　价：298.00 元

打击盗版举报电话：010-59787491　E-mail：WQ @ pmph.com
质量问题联系电话：010-59787234　E-mail：zhiliang @ pmph.com
数字融合服务电话：4001118166　E-mail：zengzhi @ pmph.com

编委及其单位

（以姓氏笔画为序）

丁　政	上海交通大学附属第六人民医院	张茅林	浙江大学医学院附属第二医院
马霖杰	电子科技大学附属肿瘤医院，四川省肿瘤医院	张思诚	电子科技大学附属肿瘤医院，四川省肿瘤医院
王　平	浙江大学医学院附属第二医院	邵　聪	中国科学院大学重庆医院，重庆市人民医院
王　宇	复旦大学附属肿瘤医院		
王　勇	浙江大学医学院附属第二医院	林岩松	中国医学科学院北京协和医院
王圣应	安徽省肿瘤医院	周　进	电子科技大学附属肿瘤医院，四川省肿瘤医院
王佳峰	浙江省人民医院		
王甜甜	浙江大学医学院附属第二医院	周雨秋	电子科技大学附属肿瘤医院，四川省肿瘤医院
方　静	安徽省肿瘤医院		
卢　漫	电子科技大学附属肿瘤医院，四川省肿瘤医院	周翔宇	西南医科大学附属医院
		郑传铭	浙江省人民医院
卢忠武	复旦大学附属肿瘤医院	郑向前	天津医科大学附属肿瘤医院
田　文	中国人民解放军总医院第一医学中心	胡紫玥	电子科技大学附属肿瘤医院，四川省肿瘤医院
刘　洋	电子科技大学附属肿瘤医院，四川省肿瘤医院		
		贾世军	电子科技大学附属肿瘤医院，四川省肿瘤医院
关海霞	广东省人民医院		
安常明	中国医学科学院肿瘤医院	黄　睿	电子科技大学附属肿瘤医院，四川省肿瘤医院
孙荣昊	电子科技大学附属肿瘤医院，四川省肿瘤医院		
		盛健峰	绵阳市第三人民医院
李　超	电子科技大学附属肿瘤医院，四川省肿瘤医院	章德广	浙江大学医学院附属邵逸夫医院
		彭小伟	中南大学湘雅医学院附属肿瘤医院，湖南省肿瘤医院
李　慧	中南大学湘雅医学院附属肿瘤医院，湖南省肿瘤医院		
		葛明华	浙江省人民医院
李小毅	中国医学科学院北京协和医院	傅艺龙	厦门大学附属中山医院
李建波	浙江大学医学院附属邵逸夫医院	曾定芬	电子科技大学附属肿瘤医院，四川省肿瘤医院
吴国洋	厦门大学附属中山医院		
汪　旭	电子科技大学附属肿瘤医院，四川省肿瘤医院	雷尚通	南方医科大学南方医院
		慕转转	中国医学科学院北京协和医院
张　帆	中国科学院大学重庆医院，重庆市人民医院	蔡永聪	电子科技大学附属肿瘤医院，四川省肿瘤医院
张石川	电子科技大学附属肿瘤医院，四川省肿瘤医院	樊友本	上海交通大学附属第六人民医院

3

主 编 简 介

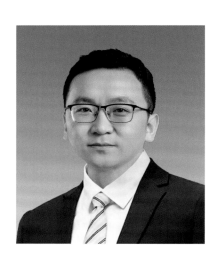

李 超

中共党员,主任医师,医学博士/博士后,门诊一级专家,二级教授,博士研究生(博士后)导师。

四川省肿瘤医院(电子科技大学附属肿瘤医院,四川省癌症防治中心)党委委员、副院长。

受聘为第四届四川省人民政府专家评议（审）委员会委员。获四川省学术技术带头人、四川省有突出贡献的优秀专家、四川省卫生健康委员会学术带头人、四川省卫生健康委员会学术带头人、四川省卫生健康委员会领军人才、四川省海外高层次留学人才、第十二届"四川省青年科技进步奖"荣誉称号。2016 年受聘为贵州省政府"医疗卫生援黔专家团核心专家"，同年入选成都市委组织部"成都优秀人才培养计划"，被《医学报》评为 2022 年全国"医学十大促进专家"。

担（曾）任中国医药教育协会头颈肿瘤专业委员会主任委员，中国抗癌协会肿瘤整形专业委员会副主任委员，中国抗癌协会头颈肿瘤专业委员会常务委员兼整形修复学组副组长，中国抗癌协会甲状腺癌专业委员会常务委员兼腔镜智能机器人学组副组长，中国临床肿瘤学会甲状腺癌专业委员会常务委员，中华医学会耳鼻咽喉头颈外科学分会头颈外科学组委员，四川省医学会甲状腺疾病专委会主任委员，四川省医学会耳鼻咽喉头颈外科专业委员会副主任委员，四川省抗癌协会甲状腺癌专业委员会候任主任委员，四川省医师协会副会长等学术任职。

任《肿瘤预防与治疗》期刊副主编，《中华耳鼻咽喉头颈外科杂志》、《中国耳鼻咽喉头颈外科》、*Current Oncology*、*Journal for Oto-Rhino-Laryngology , Head and Neck Surgery*（ORL）等多家国内、外期刊编委和/或审稿专家。主编《头颈部肿瘤防治科普》，参编国家"十四五"重点出版物出版规划《中华耳鼻咽喉头颈外科学》《肿瘤患者手术前后注意事项》等著作 10 余部。参与起草：国内首部《分化型甲状腺癌诊治指南》《持续/复发及转移性分化型甲状腺癌诊治指南》《无充气腋窝入路完全腔镜下甲状腺手术专家共识》等甲状腺癌的全国行业指南、共识及规范共 20 余部。应邀出席参加国际头颈肿瘤联盟巡讲（IFHNOS）、欧洲耳鼻咽喉及颅颌面外科会议、世界外科大会及亚太甲状腺大会等国际大会并作学术报告 7 次。头颈肿瘤防治研究成果荣获省市级科技成果 14 项（省政府特等奖、一等奖、二等奖各 1 项）。在国际或国内率先报道了经腋窝入路颈部无痕下颌下腺及肿瘤切除术、经肌后缘入路内镜辅助腋窝入路甲状腺癌根治术、经耳后发际入路小切口手术机器人辅助腮腺及肿瘤切除术等多项国内、国际行业新技术。

主 编 简 介

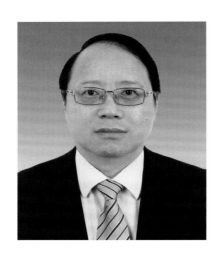

王 平

主任医师,浙江大学医学院外科学硕士。

浙江大学医学院附属第二医院甲状腺外科主任。

担（曾）任中华医学会外科学分会甲状腺及代谢外科学组委员，中国医师协会外科医师分会甲状腺外科学组副组长，中国研究型医院学会甲状腺疾病专业委会副主任委员，海峡两岸医药卫生交流协会甲状腺微创美容专家委员会主任委员，中国研究型医院学会甲状腺疾病专业委员会腔镜手术学组组长，中国研究型医院学会甲状腺疾病专业委员会神经检测学组副组长，国际内分泌肿瘤美容整形外科医师协会理事，浙江省抗癌协会甲状腺肿瘤专业委员会主任委员，浙江省医师协会甲状腺疾病专业委员会名誉主任委员，香港甲状腺学会荣誉会员。

在浙江大学医学院附属第二医院普外科工作30余年，近十年工作的重点是甲状腺与甲状旁腺疾病的诊治，年手术量名列前茅，并于2006年在国内率先引入了完全腔镜手术下治疗甲状腺疾病（癌）的技术，至今已经完成了超过5 000例无瘢痕甲状腺手术。在国内及东南亚有较大影响。被邀请在国内多个省市（包括香港）及韩国、新加坡等国家进行学术报告及手术演示。目前承担国家级继续教育学习班"完全腔镜手术治疗甲状腺疾病"，学员来自国内各省市知名的医院，向全国推广腔镜甲状腺手术。

作为甲状腺外科领域的国内知名专家及腔镜学术技术带头人，在促进甲状腺疾病外科诊治的规范化、精准化及新理念、新技术推广方面做出了突出贡献。2014年以来，作为骨干组织制订《甲状腺及甲状旁腺手术中神经电生理监测临床指南（中国版）》《甲状腺手术中甲状旁腺保护专家共识》《慢性肾功能衰竭继发甲状旁腺功能亢进外科临床实践专家共识》《机器人手术系统辅助甲状腺和甲状旁腺手术专家共识》《分化型甲状腺癌颈侧区淋巴结清扫专家共识》等6项临床指南和专家共识，执笔并牵头制订《经胸前入路腔镜甲状腺手术专家共识（2017版）》及《经口腔前庭入路腔镜甲状腺手术专家共识（2018版）》。同时联合内分泌、超声医学、核医学等多学科专家不断完善甲状腺学科行业规范，促进甲状腺疾病的综合治疗水平不断提高，最大程度使广大患者获益。

获发明专利1项，获得浙江省科技进步奖二等奖2项，浙江省医药卫生科技奖二等奖1项。截至目前发表文章40篇，其中SCI收录文章10余篇。

主编简介

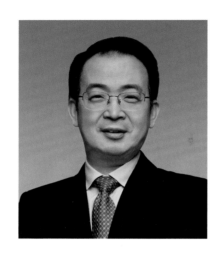

田 文

主任医师,教授。

解放军总医院普通外科医学部甲状腺(疝)外科主任。

现任中国医师协会外科医师分会甲状腺外科医师委员会主任委员,中国医师协会医学科学普及分会副会长,中国研究型医院学会甲状腺疾病专业委员会主任委员,中华医学会外科学分会疝与腹壁外科学组副组长,中国医疗保健国际交流促进会临床实用技术分会首任主任委员。

作为国内甲状腺外科及疝与腹壁外科领域学术带头人,致力于甲状(旁)腺疾病的规范化诊治、甲状腺微创手术,腹腔镜及机器人食管裂孔疝及巨大切口疝、造口旁疝、腹股沟疝等疑难疝修补手术。组织牵头制订《甲状腺结节和分化型甲状腺癌诊治指南(第二版)》《中国甲状腺及甲状旁腺手术中神经监测指南(2023 版)》《甲状腺围手术期甲状旁腺功能保护指南(2018 版)》《超声引导下甲状腺结节细针穿刺活检专家共识及操作指南(2018 版)》等甲状腺领域临床指南和专家共识 23 篇,疝与腹壁外科相关临床指南和专家共识 6 篇。

牵头组织编写卫计委甲状腺、疝与腹壁系列教学录像,指导规范化、精准化甲状腺手术操作及疾病诊治。主编《实用甲状腺外科新技术——术中神经检测技术》和主译《甲状腺外科》《甲状腺和甲状旁腺外科学》等甲状腺疾病诊疗专著 10 余部,参编《甲状腺和甲状旁腺内镜手术学》《外科学》《普通外科学》等多部专著和教材。任 Annals of Thyroid 主编,《中华内分泌外科杂志》《中华疝和腹壁外科杂志》、American Thyroid Association 副主编以及多部国内核心期刊编委。承担全军医学科技"十二五"和"十一五"项目、军队保健专项课题、国家科技支撑计划项目、北京市科技计划项目等多项课题。以第一 / 通信作者发表论著、述评 130 余篇,2 篇获"中国精品科技期刊顶尖学术论文(F5000)"。获军队医疗成果奖一等奖、二等奖及省部级科学技术进步奖一等奖等多项荣誉。2020 年获首届"人民好医生"特别贡献者称号。2022 年获第五届"人民名医 优秀风范奖"。

副主编简介

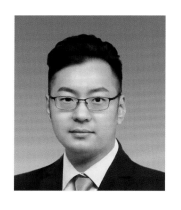

孙荣昊

医学博士/博士后,副教授,副研究员,硕士研究生导师。

电子科技大学附属肿瘤医院/四川省肿瘤医院,外科第二党总支副书记。美国得州大学 MD Anderson 癌症中心头颈外科博士后,美国纪念 Sloan-Kettering 癌症中心头颈外科访问学者。

担(曾)任中国医药教育协会头颈肿瘤专委会委员,四川省医学会甲状腺疾病专委会常委,四川省医师协会显微外科专委会常委,四川省国际医学交流促进会头颈分会委员等。

师从樊晋川、李超、朱精强教授,以第一/通信作者在《中华耳鼻咽喉头颈外科杂志》、*World J Surg Oncol*、*BMC Cancer* 等国内外本专业权威学术期刊发表论文 25 篇。主持省部级课题 2 项,厅局级课题 2 项。获发明专利 4 项。

以主要完成人身份获省级科学技术进步奖特等奖、一等奖、三等奖各 1 项。获四川省医学会科技进步奖一等奖 2 项,获四川省留学回国人员创新创业大赛三等奖。获首届中国临床肿瘤协会最具潜力青年肿瘤医师评选全国 100 强。获中华医学会耳鼻咽喉头颈外科年会青年手术视频比赛全国二等奖。

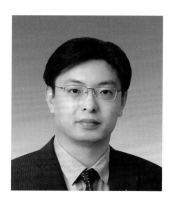

郑向前

博士,主任医师,副教授,博士研究生导师。

天津医科大学肿瘤医院甲状腺颈部肿瘤科主任。

担(曾)任国家癌症中心国家肿瘤质控中心甲状腺癌专家委员会委员,中国抗癌协会甲状腺癌专业委员会常委兼秘书长,中国抗癌协会头颈肿瘤专业委员会常委兼秘书长,中华医学会肿瘤学分会甲状腺肿瘤专业委员会委员。

主编及参编专著 10 余部、指南及专家共识 8 部。以第一/通信作者发表 SCI 文章 30 余篇,承担国家级课题 3 项、省部级 6 项,研究成果获天津市科学技术进步奖一等奖、二等奖,中华医学科技奖三等奖。获天津市"131 创新型人才工程"第二、三层次人选,首批天津市"医学青年新锐",天津市"向上向善好青年",昌都市新冠肺炎疫情防控工作先进个人,西藏自治区第四届"优秀科技工作者"等称号。

副主编简介

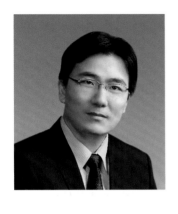

王 宇

博士，主任医师，博士研究生导师。

复旦大学附属肿瘤医院头颈外科主任。

担（曾）任国家癌症中心国家肿瘤质控中心甲状腺癌质控专委会委员、中国抗癌协会甲状腺癌专委会副主任委员、中国医药教育协会头颈肿瘤专业委员会副主任委员、中国医疗保健国际交流促进会普通外科学分会副主任委员、中国抗癌协会头颈肿瘤专业委员会常委、上海市抗癌协会头颈肿瘤专业委员会候任主任委员等多个全国、省市级学术团体职务。

作为主持及主要参与者参加30余项局级、省市级、国家级与国际多中心基础及临床试验。主持多项研究者发起甲状腺癌、头颈部肿瘤临床试验及适宜技术推广项目。作为第一/通信作者在国内核心如《中华外科杂志》《中华显微外科杂志》《中国实用外科杂志》等，SCI 收录期刊 Head and Neck、Thyroid、Cell Discovery 等系列杂志发表论文60余篇。担任多个国内核心、SCI 收录期刊编委及审稿专家。

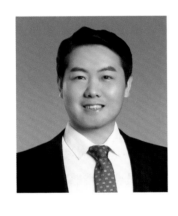

彭小伟

医学博士，主任医师。

湖南省肿瘤医院甲状腺外科首任主任，中南大学及南华大学硕士研究生导师，"225"高层次人才。

担（曾）任湖南省抗癌协会甲状腺癌专业委员会主任委员及中国经口甲状腺手术培训基地主任。擅长甲状腺肿瘤的规范化诊治及腔镜甲状腺手术。

在国际上首次提出了解剖颈神经的经口甲状腺手术并负责全国经口甲状腺手术的培训和推广工作。在经口甲状腺手术方面做了优化工作——提出了"彭氏三角"的概念，并提出了颏下隐蔽切口甲状腺手术、经口经胸联合入路甲状腺癌根治术及经口联合耳后切口甲状腺癌根治术等新技术。以第一/通信作者发表SCI及中文期刊论文40余篇，参编专著7本，获得专利7项。2016年被评为湖南省"青年岗位能手"。获湖南肿瘤学大会暨首届潇湘国际肿瘤论坛一等奖，湖南省科学技术进步奖二等奖，湖南省医学十大临床创新技术大奖及第一届湖南省抗癌协会科技奖三等奖。

副主编简介

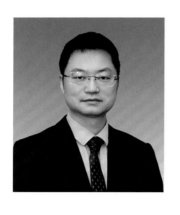

郑传铭

主任医师,硕士研究生导师。

浙江省人民医院头颈外科主任,浙江省恶性肿瘤临床医学研究中心常务副主任。

担(曾)任中国抗癌协会甲状腺癌专委会腔镜/智能机器人外科学组副组长,中国抗癌协会头颈肿瘤专委会、甲状腺癌专委会、肿瘤整形外科专委会委员,中国研究型医院学会甲状腺疾病专委会委员,中国介入专业委员会甲状腺专委会常委,中国医药教育协会头颈专委会常务委员。

发表SCI收录期刊及核心期刊论文30余篇,参编专著、教材8部,发明专利5项。主持国家自然科学基金面上项目1项、省部级课题1项、厅级课题4项。参与了《中国肿瘤整合诊治指南-CACA甲状腺癌》和《无充气腋窝入路腔镜甲状腺手术专家共识》的起草及解读。

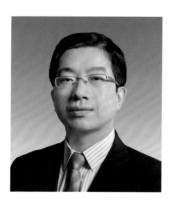

吴国洋

教授,主任医师。

厦门大学附属中山医院副院长,厦门大学教授,德国海德堡大学医学博士,美国麻省总医院高级访问学者。

担(曾)任中国医师协会外科医师分会甲状腺外科医师委员会常委兼副秘书长,中国中西医结合学会普通外科专业委员会甲状腺与甲状旁腺专家委员会副主任委员,中国抗癌协会肿瘤微创治疗专业委员会常委等。

曾参与主编《甲状腺和甲状旁腺内镜手术学》专著,主译《甲状旁腺外科诊治进展》。2018年作为主要负责人之一撰稿起草并发表《经口腔前庭入路腔镜甲状腺手术专家共识(2018版)》。2011年11月开展亚洲首例经口底入路腔镜甲状腺切除术等多项行业领先技术。

前　言

　　自 2010 年在成都召开的第四届全国甲状腺肿瘤大会上发布了我国第一个《分化型甲状腺癌诊治指南》之后,至今已经过去了十余个春秋。笔者所在团队有幸参与了 2010 版《分化型甲状腺癌诊治指南》的编写,同时也见证了近 10 年来我国甲状腺肿瘤诊治的快速发展。可以说我国的甲状腺外科经过 10 余年的发展,逐渐走向了规范化、精细化、分层化、个体化的道路。新的观点、新的技术和新的方法不断更新和运用于临床。

　　学术观点上,基于大量的临床研究结果和循证医学证据,一些在欧美国家和亚洲国家之间存在较大争议的临床诊治中的热点问题,诸如原发灶的切除范围、中央区淋巴结的清扫指征等,已从较早前的各执己见到现如今的趋于大同。

　　在新的技术方面,喉返神经监护仪、淋巴示踪剂和甲状旁腺负显影技术、术中甲状旁腺快速识别技术(荧光、试纸)等应运而生,并广泛运用于临床,有效提高了喉返神经和甲状旁腺的术中识别和功能保全,提升了甲状腺手术的安全性。

　　在外科手术技术的发展和创新上,各种入路甲状腺腔镜手术的涌现和快速发展在行业内备受瞩目。对于位于颈部的甲状腺和甲状旁腺的手术,颈部正中低位皮纹切口的开放入路仍然是目前国内外最主流的手术方式。开放手术具有安全性高、操作方便、学习曲线短等优点。但颈部区域也有其特殊性,它不像身体的其他部位,属于体表外显区域,对于黄种人尤其是瘢痕体质患者颈部开放手术切口可能在此区域留下明显的瘢痕,而影响患者的容貌外观及生活质量。问卷结果也显示,术后颈部瘢痕的出现是甲状腺术后最常见的不良事件,影响患者的心理。因此,基于广大患者的需求为导向,经过我国专科医师不懈努力以及腔镜器械和设备的不断进步,颈部非自然腔道的腔镜甲状腺手术在我国得到了快速发展。

　　到目前为止,主流的甲状腺腔镜手术入路包括经胸乳入路、经腋入路、经口入路、经耳后发际入路等,建腔后的维持手段主要通过 CO_2 充气、免充气悬吊方式或兼顾二者混合式的建腔方式。不同的手术入路和腔隙维持方式的不同组合,可构建出一系列不同的非自然腔道腔镜手术方式。尽管目前腔镜技术的普及,需要注意的是,腔镜甲状腺手术对于甲状腺癌来说目前还不是主流手术方式,需要严格掌握适应证。同时腔镜甲状腺手术并非微创手术,其目的是在确保肿瘤根治的前提下,尽可能实现更好的术后颈部美容和手术的精细化。

　　为了更好地规范甲状腺腔镜手术,提升手术技巧,推广腔镜技术在甲状腺外科、头颈外科领域的应用,在本书编写过程中我们邀请了国内甲状腺外科领域率先开展腔镜手术的一批知名专家学者,集思广益,就自己所擅长的甲状腺腔镜手术入路进行介绍,并结合自己的经验和教训,主要围绕适应证与禁忌证、术前评估与准备、手术所需器械、手术操作步骤与技巧、术后处理、讨论与总结等方面进行重点介绍,同时提供大量术者本人手术的典型图片进行讲解,可谓甲状腺腔镜手术学习的"实战宝典"。另外为了全面地介绍甲状腺肿瘤的疾病特点与综合诊疗规范,本书还邀请了国内甲状腺疾病非手术治疗领域的专家,就甲状腺肿瘤的放射治疗、术后的甲状腺激素治疗、核医学治疗、分子靶向与免疫治疗等方面进行详述。以期能够为有志于学习腔镜甲状腺手术技术的同仁们提供一本全面、实用、可靠、与时俱进的参考书,助力我国甲状腺外科的发展。

本书的编撰获得了"成都市优秀人才培养计划项目"的资助。在历时 2 年的编写过程中,编者所在的四川省肿瘤医院以及人民卫生出版社均给予了多维度的支持和帮助。同时来自国内多省份编者多为临床一线的工作人员,虽然本书编写恰逢疫情时期,他们排除各种困难,在繁忙的临床工作、教学和科研工作之余,挤出自己宝贵的时间参与本书的编写和反复修改,在此为他们毫无保留的倾情付出致以我们最衷心的感谢!

最后,感谢此时此刻手捧本书的您,感谢您的认可与支持。由于编者团队知识水平有限、编撰时间仓促、编写篇幅所限、加之医学知识快速更新等原因,在您阅读过程中可能会发现一些错漏之处,希望您能海涵并及时反馈给我们。再次感谢您的支持,愿我国的甲状腺外科在今后的 10 年、20 年、30 年……不断发展,造福更多的患者。

李超

四川省肿瘤医院

(电子科技大学附属肿瘤医院,四川省癌症防治中心)

2023 年 8 月 4 日

于成都(世界大学生运动会期间)

目　录

获取增值资源方法：

1. 刮开封底带有涂层的二维码。

2. 微信"扫一扫"扫描二维码，在新页面点击"立即领取"。

3. 根据页面提示，完成登陆、手机号绑定等。

4. 点击"查看"即可查看书中电子资源。

激活后再次浏览增值资源的方法：

1. 通过"人卫助手"微信公众号"知识服务-图书增值"查看。

2. 通过扫描图书封面增值二维码和书内资源二维码查看。

总论篇

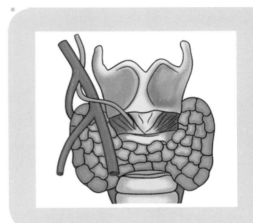

第一章

腔镜甲状腺外科概述

第一节　甲状腺外科的发展简史

　　人类的甲状腺手术是从治疗甲状腺肿开始的。虽然这种疾病在公元前 2700 年的中国就有了记载，但直到公元 952 年才由伊斯兰传奇外科医师 Abulcasis 实施了第一例甲状腺手术。此后，由于对甲状腺及其疾病的认识、理解有限，甲状腺手术实施率极低，很多著名外科医师都对其望而却步，甲状腺外科发展缓慢。至 19 世纪初，随着器械、技术的改进，甲状腺手术的报道数量才有所增加，1821 年德国外科医师 Johann Hedenus 报道了连续 6 例成功的甲状腺肿切除手术。从 19 世纪中叶开始，伴随着麻醉技术的发展、无菌概念的建立、外科消毒技术和手术器械的问世，外科手术发生了革命性的变化，这也使得因出血、感染而导致的甲状腺手术高死亡率显著降低，至此进入现代甲状腺外科时代。甲状腺手术从那个茹毛饮血般的年代一步步发展至今天精准、精雕细琢般的超乎技艺的存在，无疑得益于一代代外科先驱的努力，得益于他们对手术技术及理念的不断探索改进。纵观现代甲状腺外科的发展史，大致可分为甲状腺次全切除时代、回避技术时代、喉返神经及甲状旁腺探查时代、甲状腺外膜解剖时代、超精细甲状腺外科时代五个时代。其中前四个时代介绍如下。

　　（一）第一时代——甲状腺次全切除时代

　　甲状腺次全切除时代始于 19 世纪。外科之父 Theodor Billroth（1829—1894）（图 1-1A）最初进行的是解除压迫症状的甲状腺肿的手术，不幸的是前 20 名患者中有 8 名在围手术期死亡，导致手术暂停。6 年后在新的麻醉、无菌、消毒和止血技术的保驾护航下，在缩小手术范围及采用保守的甲状腺次全切除术后，甲状腺手术死亡率降到 10% 以下，Billroth 成为当时全世界最专业的甲状腺外科医师。其助手 Wolfler 在 1879 年首次描述了甲状腺手术后的手足搐搦，并强调了喉返神经损伤的危害。1880 年 Billroth 的另一个助手 Eiselsberg 首次进行了甲状腺和甲状旁腺组织移植的实验。随后，Billroth 的学生 Mikulicz 提出了次全切除的概念，即残留甲状腺组织的功能可减轻甲状腺全切除后出现的甲状腺功能减退的问题。Billroth 最著名的学生是 Theodor Kocher，他成为了

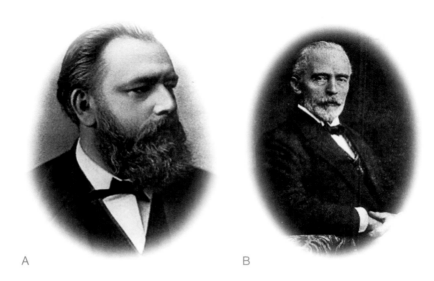

图 1-1 19、20 世纪甲状腺外科代表人物

A. Albert Theodor Billroth；B. Theodor Kocher。

Billroth 衣钵继承者，被誉为"甲状腺手术之父"。

（二）第二时代——回避技术时代

回避技术时代以 Theodor Kocher（1841—1917）为代表（图 1-1B）。在追踪早期全切除的病例时，Kocher 发现这些患者变得身体迟钝和精神迟钝。他认为这是甲状腺全切除术的结果，并将这一并发症描述为"恶病质性甲状腺肿"；1883 年，Kocher 公布了甲状腺全切除术的结果，从而确定了甲状腺的基本功能，他建议手术尽量局限于单侧腺叶切除，除非有严重气管压迫或癌症时考虑行甲状腺全切除术。同期 Kocher 为 Graves 病患者设计了分期手术：第一阶段通过结扎甲状腺动脉的血管来减少腺体的血液供应，第二阶段进行单侧腺叶切除，如果甲状腺功能亢进仍然存在或复发，那么第三阶段将考虑减小剩余腺叶的大小，但确保残余组织足够抵消黏液水肿。在那个没有术前的碘剂准备或抗甲状腺药物的时代，Kocher 将这类手术的死亡率降到了 4.5%。Kocher 提出的保留甲状腺后被膜及提倡单侧腺叶切除的概念，以回避技术保护了甲状旁腺和喉返神经，到他的时代结束时，甲状腺手术的死亡率最终得到了有效控制，黏液水肿、手足搐搦和声带麻痹等并发症有了理论依据并可以术中避免。Kocher 在甲状腺手术领域享有巨大的声誉，为了表彰他毕生对甲状腺手术和甲状腺疾病理论研究的贡献，1909 年 Kocher 获诺贝尔医学和生理学奖。

（三）第三时代——喉返神经及甲状旁腺探查时代

喉返神经及甲状旁腺探查时代以 Halsted（1852—1922）和 Lahey（1880—1953）为代表的。1889 年 Halsted 在巴尔的摩的新约翰斯霍普金斯医院担任终身教授，开始进行甲状腺手术。Halsted 的研究证实了甲状旁腺的血液供应，他发现犬术后的抽搐可以用钙盐控制，注射或摄取甲状旁腺提取物可以缓解抽搐,还证实了甲状旁腺移植可以避免手足搐搦。Halsted 认为破坏甲状旁腺的血液供应比切除腺体更常见,为了保护甲状旁腺的血液供应,他主张"超选择性结扎"甲状旁腺分支远端的甲状腺动脉,可显著减少二次手术的手足搐搦风险。对于毒性甲状腺肿患者,Halsted 遵循 Kocher 的程序,执行分期手术。和 Kocher 一样,Halsted 的手术建立在解剖学和生理学指导下,是细致的、无菌的和无血的。他的巨著 *The Operative Story of Goitre. The Author's Operation* 中说:"为甲状腺肿患者摘除甲状腺也许比其他任何手术都更能代表外科医师的最高成就"。Frank Lahey 提出将基础代谢率作为甲状腺功能亢进症的术前评估,建议患者先在医院休息几天以降低他们的其基础代谢率,之后给予碘剂,降低基础代谢率到正常,然后进行手术。Lahey 实践了分期手术的标准,并采纳了 Mayo 的分离带状肌的手术建议,报道了甲状旁腺自体移植到胸锁乳突肌。Lahey 最大的贡献在于喉返神经保护,他提出了解剖并直视喉返神经的概念,建议结扎甲状腺下动脉的侧支避免神经损伤,将喉返神经麻痹率降至 0.3%。

(四) 第四时代——甲状腺外膜解剖时代

1973 年,美国医师 Thompson 详细介绍了甲状腺被膜解剖技术,主张在甲状腺外膜和甲状腺鞘之间进行全被膜外腺叶切除术,分别分离甲状腺下动脉的所有分支,仔细保留甲状旁腺血供,这一技术真正意义上解决了甲状旁腺及喉返神经的血供保护问题,是甲状腺外科精细化操作进程的重要里程碑。Reeve 医师于 1987 对该技术提出改进,其认为通过结扎甲状腺被膜上静脉和动脉的单个三级分支来使下极动脉松动,通过结扎和分离被膜上的穿支血管来逐渐剥离腺体的血管,并保留甲状旁腺的血液供应。1992 年 Delbridge 医师通过全甲状腺切除术介绍了甲状腺被膜剥离技术,他的保护是通过被膜剥离、紧贴腺体和分离血管的三级分支(即第三级分支)来实现的,同时解剖甲状旁腺,使其血管蒂脱离甲状腺表面,最小限度暴露喉返神经及最小限度干扰甲状旁腺血液供应,甲状腺被膜解剖技术由 Delbridge 医生进一步发展成熟并成为现代甲状腺外科被膜解剖技术的基石。

在第四个时代,截至 20 世纪中期,各位伟大先驱的贡献基本解决了现代甲状腺手术所能遇到的所有困难,今天回顾这段甲状腺手术的发展史,我们感谢前辈们的发现和创新,感谢他们为甲状腺手术的有效性和安全性所做的贡献。

(五) 第五时代——超精细甲状腺外科时代

历史的车轮从不停歇。近几十年来,医学及其他相关科技迅速发展,甲状腺疾病治疗技术日新月异:治疗甲状腺功能亢进的药物研发及放射性碘治疗的出现,使大部分甲状腺功能亢进患者避免了甲状腺切除手术;喉返神经、喉上神经监测技术,甲状旁腺负显影技术为甲状腺切除术保驾护航;双极电凝镊、超声刀的出现让甲状腺手术如虎添翼。同期,甲状腺癌经历了一个发病率迅速增长时期,至 20 世纪末,分化型甲状腺癌有别于其他恶性肿瘤的三大临床特点:发病率持续增长、死亡率呈持平或下降趋势以及术后患者生活质量需求不断增加,催生了甲状腺癌个体化、微创美容治疗的理念,腔镜甲状腺技术应需而生。由此,甲状腺外科也进入了第五时代,我们称之为以内镜技术应用为标志的超精细甲状腺外科时代。

第二节　腔镜甲状腺外科的发展简史与展望

正像腔镜、微创技术对整个外科治疗的巨大影响一样,腔镜甲状腺外科也从根本上对甲状腺外科手术产生了明显的影响,符合人类对疾病诊治整体理念的发展、变化——追求更精准、更微创、有更高生活质量的治疗。21 世纪初以来随着社会经济状态的不断改善,这一追求愈发明显。越来越多的人在医疗活动中考虑了更多的问题、而不仅仅只是追求"生存"。很多治疗方案包括外科手术也基于疾病的危险分层而采取了"适合"的方案,其目的就是在不影响疾病治疗结局的前提下更多地关注患者的生活质量。甲状腺外科从最初的治疗、保存生命,到治病、降低并发症,再到腔镜甲状腺手术的疗效与美容兼顾生动地反映了这一理念的发展过程。

一、腔镜甲状腺外科的发展简史

1996 年美国 Gagner 教授首次开展内镜下甲状旁腺瘤手术,由此开启了甲状腺手术的腔镜时代。1997 年意大利 Huscher 教授进行首例内镜下甲状腺切除术。1998 年 Shimizu 等报道了无充气视频辅助颈部手术(video-assisted neck surgery,VANS)。2000 年 Ikeda 等报道了经腋窝入路腔镜甲状腺肿瘤切除术,Ohgami 等实施了经乳晕腔镜入路甲状腺切除术,意大利 Miccoli 教授报道首例腔镜辅助颈部小切口甲状腺手术(Miccoli 术式)(图 1-2)。在 2001—2003 年间,Gagner、Inabnet、Miccoli 等实施、倡导视频辅助微创甲状腺切除术(minimally invasive video assisted thyroidectomy,MIVAT)。2003 年 Shimazu 等实施了经腋窝乳晕入路腔镜甲状腺手术;2006 年 Yoon 等报道了 30 例无充气经腋入路完全腔镜甲状腺切除术。2007 年 Choe、Chung 等陆续报道了 100 余例经双侧腋窝乳晕入路腔镜甲状腺切除术(BABA)。2009 年 Lee 等报道了经耳后发际入路和经腋入路的腔镜颈部手术,Kang 等报道的无充气经腋入路完全腔镜甲状腺切除术达到了581 例。

(一) 从小切口到体表无痕

因亚洲人皮肤细腻且衰老缓慢的种族特征,腔镜甲状腺手术自诞生早期便进入了中国。2001年罗健教授完成中国首例腔镜甲状腺手术,为腔镜辅助颈部小切口入路,2002 年仇明教授报道首例全腔镜甲状腺手术,2003 年王存川教授报道了 169 例完全腔镜下甲状腺手术(totally endoscopic thyroidectomy,TET)的手术效果,这是国内 TET 的首次大样本报道。笔者所在的浙江大学医学院附属第二医院甲状腺外科就诊患者中,因甲状腺功能亢进需要手术的年轻女性患者较多,因此2005 年笔者团队将 TET 应用于甲状腺功能亢进患者,获得了良好的临床效果,2006 年笔者团队将其应用于甲状腺微小癌的治疗。当时,全腔镜治疗甲状腺恶性肿瘤的术式仅是初探,患者乃至医生群体接受的程度相当有限,开展及推广的道路坎坷且漫长。在我国学者近20年的不懈努力下,TET经历了艰辛探索的启蒙期、顺应时代需求的快速发展期后,目前可以说进入了相对繁荣期,经颈部入路、经锁骨下入路、经胸前入路(经胸乳入路、全乳晕入路、经腋窝乳晕入路)、经腋入路(单侧、双侧)、经耳后发际入路等多种入路先后开展(图1-3),其中经胸前入路是公认的、首选

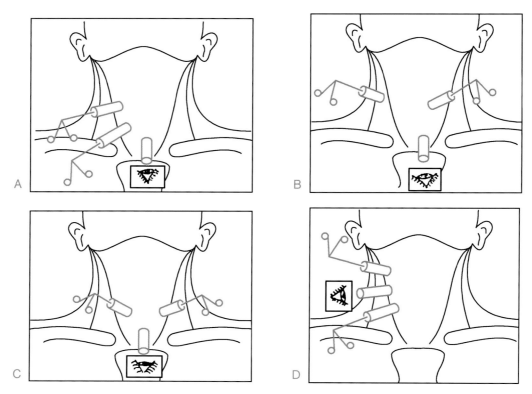

图 1-2　Miccoli 术式

A. 内镜下右侧甲状旁腺切除术。加格纳的技术。2mm操作端口位于腺瘤的同一侧。内窥镜的5mm端口位于胸骨切口处。眼睛代表内窥镜装置;这些仪器代表操作的套管针。B. 内镜下右侧甲状旁腺切除术。杜的技术。一个2mm的操作端口位于腺瘤一侧;另一个位于甲状腺骨水平的颈部中线。内窥镜的5mm端口位于胸骨切口处。眼代表内窥镜装置;仪器代表操作套管针。C. 内镜下右侧甲状旁腺切除术。杜鲁克技术。对侧插入2mm操作端口。内窥镜的5mm端口位于胸骨切口处。眼睛代表内窥镜装置;仪器代表操作套管针。D. 内镜下右侧甲状旁腺切除术。亨利的技术。内窥镜的2mm操作端口和5mm端口位于腺瘤的同一侧。眼睛代表内窥镜装置;仪器代表操作套管针。

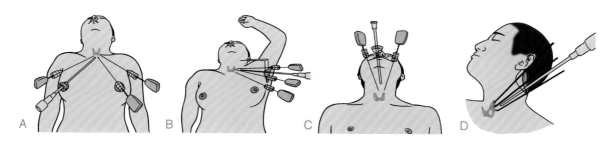

图 1-3　常见的腔镜甲状腺切除术入路

A. 经腋乳入路(双侧腋乳,BABA);B.经腋窝入路;C.经口入路;D.耳后发际入路。

的颈外入路。随着 TET 适应证的扩大及其在临床中的逐渐推广,腔镜技术逐步应用于颈侧区淋巴结清扫,2007 年 Celestino 等报道了腔镜辅助下颈侧区淋巴结清扫 8 年经验,同年笔者首次报道了 TET 颈侧区淋巴结清扫术(经胸入路),2009 年韩国学者报道了经腋窝 TET 颈侧区淋巴结清扫,2010 年笔者所在的浙江大学医学院附属第二医院甲状腺外科在国际权威杂志发表 TET 颈侧区淋巴结清扫术安全性的研究论著。

与 TET 同期,1998 年 Apollo 小组提出"经自然腔道腔镜手术(Natural orifice transluminal endoscopic surgery,NOTES)"的概念,并于 2007 年完成了首例经阴道胆囊切除术。2009 年全球首例甲状腺 NOTES——经口腔镜甲状腺手术由德国医师 Thomas Wilhelm 完成,标志着甲状腺外科进入了 NOTES 时代。国内首例经口甲状腺手术于 2011 年由吴国洋教授开展,为经口底入路。同年 11 月,王存川教授报道了全球首例经口腔前庭三孔入路(endos-copic thyroidectomy oral vestibular approach,ETOVA)腔镜甲状腺手术。随后十年的临床论证证实,经口腔前庭三孔入路的安全性、有效性最佳,笔者所在的浙江大学医学院附属第二医院甲状腺外科在国内首次建立了 TOETVA 术式混合空间维持法,首次开展了 TOETVA 颈侧区淋巴结清扫。到 2020 年全球已经实施经口腔前庭甲状腺、甲状旁腺切除术超过 2 000 例。最新有一项 1 151 例患者的 Meta 分析表明,与传统手术相比,经口甲状腺手术是一种安全、可行的手术方式,除了手术时间较长、引流较多外,其他术后结局无差异,特别是淋巴结清扫数量与传统手术毫无差异(P=0.73)。TOETVA 术式实现了真正的体表无痕,术后患者美容满意度、瘢痕关注度、生活质量均较好,应当积极开展以造福广大患者,满足精准化治疗需求。

Kang 等于 2009 年首次采用腋窝径路完成手术机器人甲状腺全切除术+淋巴结清扫术,开启了甲状腺手术的机器人时代。目前常用的手术机器人甲状腺手术入路主要包括经双侧腋窝乳晕入路、无充气经单侧腋乳入路、耳后面部除皱切口、经口腔入路 4 种入路。其中以经双侧腋窝乳晕入路(bilateral axillo-breast approach,BABA)甲状腺手术最为普及(图 1-4)。多年的循证医学研究证实,机器人甲状腺手术给甲状腺外科精细化个体化治疗带来的影响是明确且深远的。2019 年以后,全国多家大型综合性医院引进手术机器人,更有助于机器人辅助手术广泛的持续的推广开展。

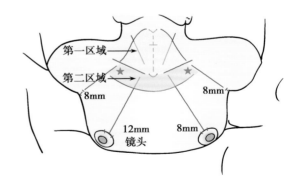

图 1-4　BABA 入路机器人手术

（二）共识与争议

当今时代是腔镜甲状腺外科的"战国时代"——经颈部入路与经颈外入路、充气与无充气、侧方入路与中央入路等各大流派百家争鸣、各有千秋,笔者以较传统的入路分类法对已形成共识的优缺点进行简要评述。按入路位置,腔镜甲状腺切除术可以分为腔镜下颈部小切口手术和颈外入路腔镜手术两大类。前者是在颈部做 0.5~1cm 的小切口,在腔镜的辅助下,利用传统手术器械操作,目前也有特殊的手术器械。优点是直接、微创、学习周期短。缺点是美容效果稍逊,而且由于操作空间相对小,一般限于甲状腺体积正常或体积小于 30mL 的病例。这种术式在欧美国家开展较好,在亚洲国家只有少数中心有大样本的病例报道。而后者一般是在远离颈部的部位做小切口,分离皮瓣到颈部,然后在腔镜下用腔镜器械操作。优点是美容效果好,手术视野清晰,操作空间相对较大,可以应用于一些大的甲状腺。而且因为没有颈部瘢痕,减少了因颈部瘢痕粘连而引起的吞咽不适感和颈部皮肤麻木感。缺点是学习周期长、创伤较大、远距离操作而难以触摸目标组织。经颈外入路 TET 的手术方法中全乳晕入路是目前最多采用的方法,其优点是美容效果好,颈部无瘢痕,符合现代着装的审美观;从前下方观察切除甲状腺,和开放手术形成的习惯基本相同,手术适应证范围广,可行甲状腺功能亢进和甲状腺癌手术。缺点是皮下分离范围比较大,低位淋巴结清扫较困难。锁骨下途径方法从病变侧锁骨下方皮下打孔进入,分离的范围小,颈部也看不到瘢痕,但由于现代女性着装习惯的改变,术后美容满意度较差。腋窝入路方法美容效果好,且皮下较为疏松容易分离,缺点在于显露对侧腺体困难、低位淋巴结清扫困难,侧方清扫有盲区,病例需要严格选择。经口入路口腔黏膜可完全愈合、真正体表无瘢痕,分离空间范围较其他颈外入路小,吞咽异物感、颈前区疼痛感较开放手术轻,低位淋巴结清扫优势明确,缺点在于手术难度较大,学习曲线长,侧方清扫有盲区,适应证需严格限制。

随着腔镜手术量、开展单位、术式的繁荣发展,诸如皮肤烫伤、肿瘤种植等等问题也逐渐显现。腔镜甲状腺手术与其他腹腔镜手术比较,有相当的难度,它需要制造手术空间,需要在比较狭小的空间进行精细化手术操作,还需要腔镜下缝合打结,对于术者的腹腔镜手术操作技术有比较高的要求且需要具有丰富的开放甲状腺手术经验,对腔镜系统及腔镜器械的要求也很高,加上部分医师有急于求成的思想,发生了并发症反而不利于技术的进一步发展,因此,我们建议腔镜甲状腺手术的学习曲线大概为 30~50 例,切勿操之过急。同时,必须尽快寻找同质化发展道路以确保腔镜甲状腺手术正规开展和普及。2016 年,《机器人手术系统辅助甲状腺和甲状旁腺手术专家共识》发布,2017 年笔者在收集国内多家中心 10 余年的经验及相关文献基础上,执笔起草了《经胸前入路腔镜甲状腺手术专家共识》并发布施行,随后我们起草了《经口腔前庭入路腔镜甲状腺手术专家共识》,并于 2018 年发布执行。专家共识统一了 TET 的适应证与禁忌证等相关内容,就手术步骤及操作给出了标准化定义,是中国腔镜甲状腺手术规范化进程的里程碑。

腔镜甲状腺手术领域的微创理念可谓始终在争议中前行,自有 TET 以来,是否属于微创手术范畴始终是争议的焦点,有学者认为该术式手术时间长、分离创面较大、术后疼痛明显,不仅不是微创手术,甚至应属巨创手术。随着微创理念的更新,最大程度降低手术对患者造成的生理和心理创伤明确为微创外科的技术核心。经过二十余年不间断的临床论证,经胸前入路 TET 对患者的生理和心理影响是否可达到微创的范畴已初现端倪。经颈外入路 TET 选择口腔、乳晕、腋下、耳后等隐蔽位置切口,经皮下隧道建腔至颈部,较开放手术增加了隧道分离的创面,增加了建腔时间;但 TET 颈部皮肤未切开,且颈阔肌完整,分离空间小,术后粘连少,术后颈部感觉异常和吞咽不适感比较轻。口、腋、胸至颈的隧道分离在筋膜层潜在间隙,即筋膜浅、深层之间(封套筋膜表面)进行,两层之间为疏松结缔组织,易于分离和推进,创伤较小。近年已进行了多项 TET 手术创伤与开放手术对比的大样本临床研究,绝大多数获得了等效或非劣效的研究结果。Ikeda等比较了 TET 与传统开放手术发现,接受 TET 的患者除术后第 1 天胸前壁疼痛明显外,之后疼痛与传统手术相比无统计学差异。Jiang 等认为术后疼痛与手术分离层面相关,而非范围;TET在胸和颈部筋膜深、浅层疏松结缔组织的潜在间隙进行分离,胸前入路并不增加术后疼痛。比较腔镜甲状腺手术与传统手术:TET 应激指标比传统手术组低,术后 TET 组患者恢复更快;TET组患者各免疫指标在手术前、后的变化与开放组相比,差异均无统计学意义,提示腔镜手术并没有加重机体术后的免疫抑制;腔镜手术未增加全身创伤反应。随着心理状态维护在中国围手术期处理中地位的迅速提升,学界逐渐认识到 TET 在术后患者近远期心理状态维护中深远而重要的意义。与传统开放甲状腺手术相比,TET 具有很好的隐蔽创口、保持颈部皮肤完整的效果,对于术后生存期较长的甲状腺肿瘤患者而言,可保持社会性完整且保留颈部美观,心理微创效应明确。多项关于 TET 术后美容满意度、瘢痕自我关注度、生活质量等综合生理心理健康指标的大样本临床研究正在进行并已获得初步结果:Liu 等回顾了 9 个随机对照试验结果(包含 730例患者),与开放手术相比 TET 组尽管手术时间延长,但术后早期疼痛减轻,美容效果、患者满意度、生活质量明显提高;Jiang 等通过对 5 664 个病例进行 Meta 分析证明了 TET 与一过性低血钙症的发生率显著降低以及美容满意度更高有关;一项纳入 1 081 例患者的 Meat 分析表明对于微小 PTC,TET 相较于传统开放手术具有切口小、美容效果好、患者满意度评分高的优点。综合评价 TET 在患者术后心理和生理创伤方面的循证医学证据,笔者认为 TET 手术应属微创手术范畴。

(三) 精细化操作

值得一提的是,腔镜下精细化操作无疑是第五时代的重要标志。这得益于高清与超高清腔镜技术、4K 与 3D 腔镜技术、手术机器人辅助系统、能量器械的逐步推广应用带来的不断更新的精细化操作理念。精细操作的理念是贯穿 TET 全过程的,从空间建立直至止血引流管放置,以下笔者以胸前入路中功能保护为例,对当前精细化操作做一概念性阐述。

1. 喉上和喉返神经的保护　喉上及喉返神经的损伤,是甲状腺手术中最常见的并发症。因此,在腔镜的精细化操作中,对两者的保护尤其重要。对于喉上神经的保护,我们常规采用回避法,即在处理甲状腺上极时,不直接显露和解剖喉上神经,但在超声刀凝固和切断上极血管后支时,常规使用神经监测设备探查,以避开喉上神经;利用多功能分离器直接定位喉上神经,可以减少喉上神经损伤的概率。对于喉返神经的保护,首先是要熟悉其解剖定位。由于在腔镜下的视觉效果和空间差异,对于不是很熟练的医师,喉返神经的定位有一定的难度,可以借助神经监测设备,在离断下极血管三级分支及下位甲状旁腺后即开始定位喉返神经。然后在解剖分离神经过程中,可以在其表面置入深色干纱条带(一般 5~8cm 长,1cm 宽,以利于腔内操作)进行隔离保护。同时要谨记,应避免超声刀功能刀头一侧对着喉返神经,且在超声刀工作时确保距离喉返神经 3mm 以上距离。对于分离靠近入喉处时,牵拉腺体的力量和角度要适当,不要造成喉返神经反折成角,否则容易形成牵拉损伤。利用多功能分离器可以实现实时神经监测,即分离组织的时候,能实时监测到喉返神经的信号,可以根据信号的变化,及时改变或者停止操作,减少喉返神经的牵拉损伤发生概率,真正做到精细化的操作。

2. 甲状旁腺的保护 与开放手术相比,腔镜的放大作用,某种程度上对于甲状旁腺的保护可以做到更精细的操作。通过使用纳米炭,可以及时辨认甲状旁腺(负显影),并仅离断甲状腺三级血管以保证甲状旁腺血供。使用超声刀时,注意功能刀头方向要远离旁腺,以免热损伤。有条件时可以用 Minilap(直径 2.6mm)牵引甲状旁腺进行精细化的解剖,尤其是在中央区清扫时,对于下位甲状旁腺,要仔细辨认其血供方向,注意保护血供。下位甲状旁腺与胸腺通常关系密切,为防止胸腺内甲状旁腺意外切除及与胸腺相连的甲状腺血供受损,胸腺上极通常予以分离后保留。对于切下的腺体和中央区淋巴结标本,需要仔细寻找有无意外切除的甲状旁腺,一旦发现,经冰冻切片证实后,可以通过注射法自体移植到胸锁乳突肌或者三角肌内。在笔者团队已开展的 2 000 例的腔镜手术中,目前随访到的永久性甲状旁腺功能减退症 2 例(0.1%),其发生率比开放手术低,也说明了腔镜下精细化操作保存甲状旁腺的技术并不亚于开放手术。

3. 技术的发展始终在引领医学的进步 正如电刀、超声刀的出现之于外科手术,腔镜辅助系统技术天花板——手术机器人的出现,使甲状腺手术的精细化操作达到了新的高度。与常规腔镜手术比较,侧颈区清扫手术难度较大,对术者与扶镜手的配合度要求较高,手术机器人辅助系统稳定的、术者亲自操控的三维高清镜头显著减少了助手对学习曲线的影响,降低了术中锁骨上、静脉角等困难位置显露的难度。有研究表明,有腔镜操作经验的术者行手术机器人甲状腺腺叶切除及颈淋巴结清扫术优势更大。另外常规腔镜的镜头及操作杆无法弯折,在经胸入路清扫Ⅳ区及Ⅵ区淋巴结时阻力较大,而手术机器人辅助系统由于具有可灵活弯曲的机械臂,在很大程度上改善了这个局限。与常规腔镜手术相比,手术机器人辅助系统精细化操作的优势一方面来自更先进的技术,而另一重要优势则来自术野显露理念不同,以器械代替拉钩,起牵拉作用的器械因其多自由度的活动度可更好的显露,或可在牵开肌肉同时提起组织;在甲状旁腺及神经近处操作时,各器械分离、牵拉功能可灵活转换;部分能量器械(如双极钳、电剪刀)亦有可转腕(内手腕)功能,使术者对最佳切割凝固角度的选择有了更多可能。此外,手术机器人有优于人手的机械臂稳定度及器械活动角度,在淋巴管这类较脆弱且辨认困难的组织结构显露及保护上,优势明显。我们有理由认为,在医师技术与器械技术的双重加持下,腔镜甲状腺外科在甲状旁腺与神经功能保护方面,比开放更有优势,因此腔镜甲状腺手术的适应证将逐步扩展,其适应证的本质,应当是追求高品质的患者!

二、未来发展方向

Prediction is very difficult, especially about the future.

预测是异常困难之事，尤其是预测未来。

——Niels Bohr

1922 年诺贝尔物理学奖获得者

在腔镜技术运用于临床之初，可能很少人能预见到在 20~30 年后腔镜手术已经如此广泛地运用在各种肿瘤的治疗中了。近 20 年来，个体化精准治疗的时代需求、能量器械及腔镜辅助系统的不断改进，促成了腔镜甲状腺外科的迅速发展，但未来腔镜甲状腺外科会达到什么样的状态我们仍然很难准确预知……但是"解决存在的问题、使手术变得更好"一直是前进的驱动力。那么，腔镜甲状腺外科面临的主要问题是什么？笔者认为有以下几点：

1. 如何推动技术不断完善成熟 这也是编写本书追求的目标，希望通过书中介绍各类腔镜甲状腺手术的适应证、操作、经验等，帮助更多的外科医师能从容不迫地开展腔镜甲状腺手术、进一步推动手术技术的不断完善。目前腔镜甲状腺切除+中央区淋巴结清扫已经有了多种相对成熟的术式选择，腔镜颈侧淋巴结清扫术是否能完善、成为一种常规的治疗选择？

2. 如何获得足够的临床信心 目前报道的各类腔镜甲状腺手术数量众多，然而与传统开放手术比较的前瞻性、随机、对照研究罕见，回顾性病例对照研究几乎都来自中国、韩国，其中腔镜组的病例数量多在百例以内，中位随诊时间在数月到 58 个月之间，目前这些数据难以让医患都充分信任腔镜甲状腺手术，并如同其他肿瘤治疗中的腔镜手术一样将其作为甲状腺癌的标准术式。我们要充分利用能量器械、3D 腔镜、高清腔镜、手术机器人辅助系统等先进的科技装备，尽最大努力磨练自身技术，不断进行多中心、大样本、前瞻性的临床研究，术中注重规范化的操作和掌握相应的操作技巧，将精细操作的理念贯穿 TET 的手术空间建立、腺叶操作、淋巴结清扫及冲洗缝合的全过程。

3. 如何可持续的追求规范化、同质化、精细化和全面化 建议适时更新现有的指南和规范，遵循以下原则：适合全国多中心推广的同质化原则、确保手术安全性及有效性的安全性原则、有高循证医学证据等级临床研究结果支撑的可靠性原则、最大限度保护患者及医师权益的法律有效性原则。与其他普通外科手术相比，甲状腺外科以手术技术精准、操作精细为特点，腔镜甲状腺手术中，腔镜下的放大作用及操作杆的手臂延长效应，对术者精细化操作的要求更高。腔镜甲状腺外科医师应当全面掌握各种入路的腔镜手术，熟练应用各种设备，尽全力完善自己的知识储备。在入路多元化的时代，我们有责任也有义务帮助那些不确定自己应该做什么选择的患者，决定接受传统开放、腔镜还是机器人手术。当然这个选择必须是谨慎的、经过充分权衡的、遵循治疗原则的，并且必须基于术者的手术经验、成熟度、在该新技术上获得的培训以及支持系统的可用性。我们要强调的是，遵循个体化治疗的原则，为患者选择最适合的治疗方案，没有"最好入路"，只有最适合入路的概念。

4. 如何建立学科发展的长远观 腔镜甲状腺手术是一种技术，在技术成熟后，更需要思考合理的治疗思路:到底哪些患者可以从腔镜甲状腺手术中获益?在甲状腺癌的治疗中,目前腔镜甲状腺手术主要选择的治疗对象是低危分化型甲状腺癌,未来需要明确这些患者中哪些一定需要手术或腔镜手术,哪些不需手术、长期监测即可?而对于必须手术治疗的患者,如淋巴结转移者,腔镜手术是否可以取代传统手术、成为一个标准术式?

目前腔镜的技术优势在有腔手术(如胸腔、腹腔)及潜在腔隙手术(如腹膜后、腹壁、颈前)领域均已得到充分证明。虽然我国的腔镜甲状腺外科较韩国等国家发展缓慢,但是近来发展势头也很旺盛——我国学者一步步解决发现的问题,实现突破既往的"禁区"的可能,推动腔镜甲状腺外科的前进。但无可回避地,腔镜手术尚未被甲状腺外科界一致接受,其原因是复杂的,其中亦隐藏着历史发展的必然。笔者认为,在大数据的时代背景下,在当前的外科界,所有外科医师都需要有开放的思想和足够的灵活性来突破我们长期以来固有的观念——结合患者所需,决定我们所想所做。无论进行开放手术还是腔镜手术,均须坚持医者仁心不变,坚持"治病第一、功能保护第二、美容第三"的原则不变,我们的患者才可能因此受益——不仅仅治愈了疾病,还有拥有了更美好的生活。

(王 平 田 文 王甜甜)

参 考 文 献

[1] 王平,李志宇,徐少明.微小乳头状甲状腺癌的内镜手术治疗.中华外科杂志[J].2008,46(19):1480-1482.

[2] LI Z,WANG P,WANG Y,et al. Endoscopic lateral neck dissection via breast approach for papillary thyroid carcinoma:a preliminary report[J]. Surg Endosc,2011,25(3):890-896.

[3] WANG Y,ZHANG Z,ZHAO Q,et al. Transoral endoscopic thyroid surgery via the tri-vestibular approach with a hybrid space-maintaining method:A preliminary report[J]. Head Neck,2018,40(8):1774-1779.

[4] RUSSELL J O,SAHLI Z T,SHAEAR M,et al. Transoral thyroid and parathyroid surgery via the vestibular approach-a 2020 update[J]. Gland Surg,2020,9(2):409-416.

[5] 田文,贺青卿,朱见,等.机器人手术系统辅助甲状腺和甲状旁腺手术专家共识[J].中国实用外科杂志.2016,36(11):1165-1170.

[6] 王平,项承.经胸前入路腔镜甲状腺手术专家共识(2017版).中国实用外科杂志[J].2017,37(12):1369-1373.

[7] 王平,吴国洋,田文,等.经口腔前庭入路腔镜甲状腺手术专家共识(2018版).中国实用外科杂志[J].2018,38(10):1104-1107.

[8] IKEDA Y,TAKAMI H,SASAKI Y,et al. Clinical benefits in endoscopic thyroidectomy by the axillary approach[J]. J Am Coll Surg,2003,196(2):189-195.

[9] JIANG Z G,ZHANG W,JIANG D Z,et al. Clinical benefits of scarless endoscopic thyroidectomy:an expert's experience[J]. World J Surg,2011,35(3):553-557.

[10] 张永泉,黎志超,陈飞,等.腔镜与开放手术在甲状腺近全切除术后引流量与全身创伤反应的对比[J].南方医科大学学报,2017,37(10):1364-1369.

[11] LIU J,SONG T,XU M. Minimally invasive video-assisted versus conventional open thyroidectomy:a systematic review of available data[J]. Surg Today,2012,42(9):848-856.

[12] JIAN C X,WU L M,ZHENG Z F,et al. How should the surgical approach in thyroidectomy be selected? A prospective study comparing the trauma of 3 different thyroidectomy surgical approaches[J]. Surg Laparosc Endosc

Percutan Tech,2020,30（1）:22-25.

［13］JIANG W J,YAN P J,ZHAO C L,et al. Comparison of total endoscopic thyroidectomy with conventional open thyroidectomy for treatment of papillary thyroid cancer:a systematic review and meta-analysis［J］. Surg Endosc,2020,34（5）:1891-1903.

［14］LI Y,ZHOU X. Comparison between endoscopic thyroidectomy and conventional open thyroidectomy for papillary thyroid microcarcinoma:A meta-analysis［J］. J Cancer Res Ther,2016,12（2）:550-555.

［15］刘招娣,李昱均,俞星,等.经口腔前庭和全乳晕入路腔镜手术与开放手术对 T1b 期甲状腺乳头状癌治疗效果的对比研究［J］.中华耳鼻咽喉头颈外科杂志,2020,55（10）:905-912.

第二章

甲状腺的局部和内镜相关解剖

一、甲状腺的解剖位置

正常甲状腺重11~25g,是一个蝴蝶状的器官,位于气管前部,上达环状软骨,在胸骨甲状肌和胸骨舌骨肌的深面。它包括一个位于中央气管前的腺体峡部,覆盖第2气管环和第3气管环和两个延伸到气管两侧和后方的腺叶。部分个体还可能存在锥状叶。大体上甲状腺位于气管前方。峡部通常位于第2气管环和第4气管环之间,环状软骨的下方,其上部通过Berry韧带固定在气管环上(图2-1)。甲状腺腺叶的上极可至甲状软骨的下缘,而下极通常向后延伸至第6气管环。

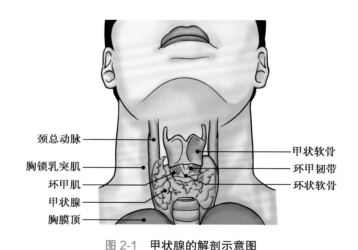

图2-1　甲状腺的解剖示意图

二、相关肌肉的解剖

1. 带状肌　甲状腺被胸骨舌骨肌、甲状舌骨肌、胸骨甲状肌和肩胛舌骨肌四对颈前肌肉覆盖,这些肌肉在颈前三角形成了一个双层平面。甲状腺切除术中的一个手术重点就是解剖这些颈前带状肌:①胸骨舌骨肌位于胸骨和舌骨之间,是最表层的肌肉;②甲状舌骨肌较短,位于舌骨大角和甲状软骨斜线之间;③胸骨甲状肌沿着甲状舌骨肌的路径从甲状软骨到胸骨,一直延伸到胸骨舌骨肌;④肩胛舌骨肌有两个腹——上腹起源于舌骨,垂直下降至中心腱,下腹从中心腱水平延伸,深入胸锁乳突肌,进入颈后三角附着于肩胛骨(图 2-2 和图 2-3)。

  2. 环甲肌 环甲肌附着在环状软骨和甲状软骨下角和下缘之间,使甲状软骨向前倾斜并拉紧声带(图 2-4)。它是唯一不由喉返神经支配而由喉上神经外支支配的喉肌。

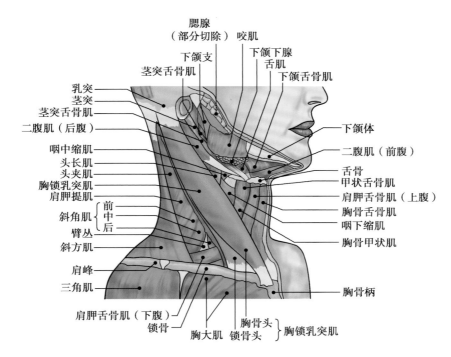

图 2-2　甲状腺周围肌肉示意图(侧面观)

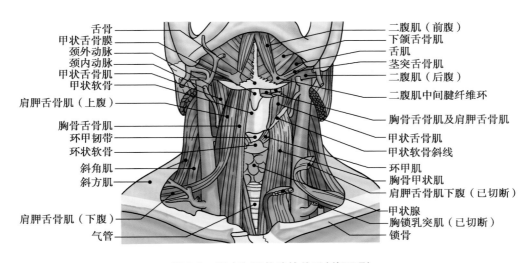

图 2-3　肌肉和甲状腺的关系(前面观)

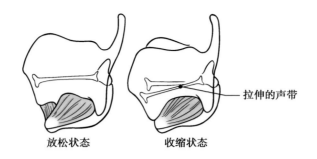

放松状态　　　　　　收缩状态

拉伸的声带

图 2-4　环甲肌收缩使声带处于拉伸状态

三、甲状腺的血管分布

甲状腺的血液供应丰富。成对的甲状腺上动脉和下动脉分别来自颈外动脉和甲状颈干。有时可能存在一条未配对的第三条血管，其起源于无名动脉或主动脉（图 2-5）。它在进入峡部下方的气管前面上行。其出现率约 10%，但大多数学者认为实际手术中其出现率并没有如此高。

甲状腺的静脉分布比动脉变异更大，在体积较大的腺体中静脉的管腔尺寸往往更大。它们彼此之间自由交通，形成一个脆弱易出血的毛细血管网络。静脉通常包括成对甲状腺上静脉和甲状腺下静脉，以及高度变异的甲状腺中静脉。

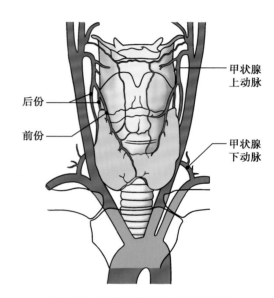

甲状腺上动脉

后份

前份

甲状腺下动脉

图 2-5　甲状腺的动脉系统示意图

（一）动脉血供

1. 甲状腺上动脉　它是颈外动脉的第一分支，位于甲状软骨上方（图 2-5）。喉上动脉发出后，在咽下缩肌表面下降。它进入甲状腺的上极，然后发出两到三次分支：一个大前支供应锥状叶和峡部，后支在腺体的后方供应上甲状旁腺，其他分支在腺体的前表面。甲状腺上动脉的外科意义在于它与喉上神经的外支非常接近，喉上神经是环甲肌的运动神经。在 6%~18% 的病例中，喉上神经的外支与甲状腺上动脉或其分支相连或环绕甲状腺上动脉或其分支。因此，在结扎甲状腺上动脉的过程中，喉上神经外支是非常容易损伤的。

2. 甲状腺下动脉　它是甲状腺颈干的最大分支（见图 2-5）。它在颈动脉鞘后面走行，在向上进入甲状腺中部之前，向内和向下到甲状腺下极的水平。它分为几个腺体分支：下部、后部和内部。这些分支与甲状腺上动脉的分支吻合，并向甲状旁腺发出分支。

（二）静脉分布

平行于甲状腺上动脉的甲状腺上静脉直接或间接流入颈内静脉（图 2-6）。甲状腺中静脉的位置和数目变异较大。甲状腺下静脉可能是多发的，因为其离开甲状腺下极和峡部后经常形成一个静脉丛，进而直接流入头臂静脉。喉返神经损伤的一个潜在区域就在这一区域，因此在结扎甲状腺最外侧的下静脉前必须仔细辨认该神经。

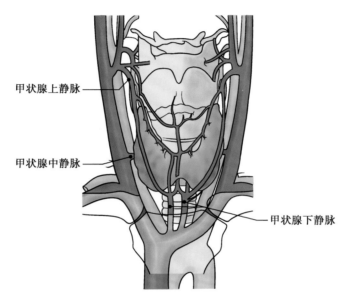

甲状腺上静脉

甲状腺中静脉

甲状腺下静脉

图 2-6　甲状腺和甲状旁腺的静脉系统示意图

四、甲状腺的神经分布

甲状腺切除术中需要特别注意的两条神经是：喉返神经和喉上神经外支（图 2-7）。

（一）喉返神经

1. 解剖特点　喉返神经（recurrent laryngeal nerve，RLN）来自迷走神经的延续，起始于与锁骨下动脉第一段交叉处。然后经过锁骨下动脉后方，向气管外侧上升（图 2-7 和图 2-8）。在甲状腺下动脉处，喉返神经更靠近气管。喉返神经与甲状腺下动脉的交叉处是最易受损伤的部位之一，这主要是因为神经-动脉的解剖变异较大。这种变异是不可预测的，因为神经可能走行于甲状腺下动脉前、后或之间（图 2-9）。手术中仔细鉴别甲状腺下动脉和小心结扎其靠近甲状腺的分支是预防喉返神经损伤的好方法。在极少数情况下，RLN 在与甲状腺下动脉交叉处可分为一个或多个分支，此时术中应该尽可能保留。RLN 继续向上行走于甲状腺后被膜后方，气管食管沟外侧 1~2cm 处。在第 1 气管环、第 2 气管环水平，RLN 在进入喉腔之前往往存在分支行走于 Berry 韧带后方，有时（约 25%）穿行于 Berry 韧带中（图 2-7 和 2-8）。此段 RLN 术中不易辨别，直到甲状

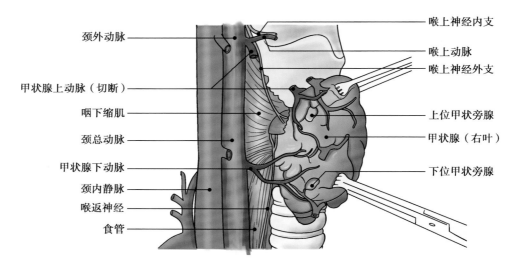

颈外动脉

甲状腺上动脉（切断）

咽下缩肌

颈总动脉

甲状腺下动脉

颈内静脉

喉返神经

食管

喉上神经内支

喉上动脉

喉上神经外支

上位甲状旁腺

甲状腺（右叶）

下位甲状旁腺

图 2-7　甲状腺右侧观示意图：喉上神经及喉返神经的外支

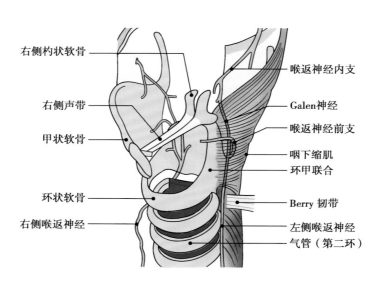

右侧杓状软骨

右侧声带

甲状软骨

环状软骨

右侧喉返神经

喉返神经内支

Galen神经

喉返神经前支

咽下缩肌

环甲联合

Berry 韧带

左侧喉返神经

气管（第二环）

图 2-8　左侧和右侧喉返神经示意图

腺腺叶外后方向内侧旋转后才能识别神经。此处为 RLN 最易损伤的部位。少数病例（0.63%）右侧可能为喉不返神经。喉不返神经的存在可能与无名动脉发育不全和存在异常锁骨下动脉有关。

　　左侧 RLN 在主动脉弓前外侧，紧靠动脉韧带远端离开左侧迷走神经，绕过主动脉弓，然后上行于同侧气管食管沟内。左侧 RLN 在上升过程中相较于右侧更紧邻气管和食管，这可能与食管偏左侧有关。其后，两侧 RLN 的行程近似，至咽下缩肌下缘水平延续为喉下神经。RLN 属于混合性神经，其肌支支配除环甲肌以外的喉肌，其感觉纤维分布至声门裂以下的喉黏膜。另外左侧喉不返神经罕见。

　　2. 术中损伤　喉返神经损伤是甲状腺手术的主要并发症之一，引起其损伤的原因较多。我

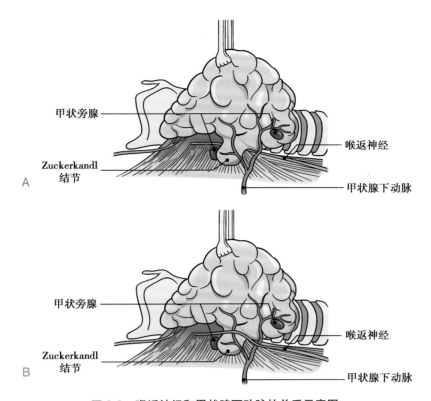

图 2-9　喉返神经和甲状腺下动脉的关系示意图

A.喉返神经在动脉后方;B.喉返神经在动脉前方或动脉分支间。

们认为对 RLN 分支变异及与甲状腺下动脉的关系认识不足是造成其主干或分支损伤的主要原因。RLN 分支多,变异大,尤以右侧 RLN 为主。RLN 损伤的主要表现为单侧喉返神经损伤引起的声音嘶哑及双侧喉返神经损伤引起的呼吸困难甚至窒息。特别是永久性神经损伤,神经断裂一旦发生常常很难恢复。因此必须对包括喉返神经在内的神经解剖和变异过程有全面的了解。在以下情况下,喉返神经损伤的风险增加:甲状腺肿物体积大和甲状腺全切除术或近全切除术中,甲状腺癌根治或扩大根治术时,在甲状腺再次手术的病例中。

喉返神经是连接喉内肌的运动神经。术后声音嘶哑可能由以下几种机制引起:如果早期发生,可能是由于神经水肿所致,通常是暂时的。手术中的牵拉等操作也可能造成神经的损伤,这种损伤主要是由于神经的轴突受到外力损伤而导致。这种损伤通常不会持续超过6个月,是自限性的,主要受神经轴突的再生过程影响,其速度通常为 1mm/d。

喉返神经损伤导致同侧声带麻痹。声带可以保持在旁正中位,也可以外展到中线。当麻痹的声带与对侧功能正常的声带开闭接近时,患者的声音虽然减弱,但正常。当声带麻痹呈外展位时声带闭合障碍,从而导致严重的声音受损和无效的咳嗽。

双侧喉返神经损伤的临床表现更为明显,要么出现完全失声,要么出现更严重的呼吸困难症状,如果出现这种气道梗阻情况需要紧急插管或气管切开。如果双侧声带麻痹都呈外展位,气道阻塞会延迟,直到声带收缩逐渐使它们接近中线。

3. 喉下神经 喉下神经是迷走神经的喉返神经末梢支。喉下神经进入喉内,分为前后二支。前支分布于环杓侧肌、甲杓肌、声带肌、杓会厌肌和甲会厌肌。后支分布于环杓后肌、杓横肌、杓斜肌,并发出细支分布于声带尾侧部的黏膜。此外,还有分支与喉上神经的内支相交通。

(二) 喉上神经

1. 解剖特点 喉上神经起源于迷走神经。起自舌骨上方的结状神经节,在颈内动脉内侧沿咽缩肌下行至舌骨大角处分为内、外两支:较为粗大的内支为单纯感觉神经,支配喉前及甲状舌骨膜区域感觉。它向中间转行并在喉上动脉上方的甲状舌骨膜穿出,在那里分出终末支,进而支配舌根、声门下黏膜、声门下区和声带的感觉。同时它还传递会厌的味觉纤维,并提供咳嗽的传入神经反射。较为细小的外支主要为运动神经,支配环甲肌及咽下缩肌,但也有感觉支穿过环甲膜分布于声带及声门下区前部的黏膜。它的走行靠近甲状腺上动脉的内侧面,接近甲状腺上极处向内侧弯曲,支配环甲肌。这条神经是环甲肌的运动神经,它产生声带的张力,进而使声带能够发出高音(图 2-10)。由于该神经与甲状腺上动脉主干或终末支伴行(15%),甚至在分支之间走行(6%),因此手术中甲状腺上动脉结扎必须尽可能靠近甲状腺被膜,避免盲目整体钳夹结扎(图 2-11)。Cernea 提出了一个关于喉上神经外支与甲状腺上动脉关系的分类系统(表 2-1)。

表 2-1 Cernea 提出喉上神经外支与甲状腺上动脉关系分类

分型	发生率	表现
Cernea 1 型	30%	神经距离甲状腺上极 >1cm,向内侧穿过环甲膜
Cernea 2 型	30%	距离甲状腺上极 <1cm • a 型:神经仍位于甲状腺上极上方 • b 型:神经位于甲状腺上极下方

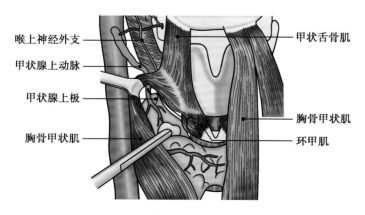

图 2-10 喉上神经外支示意图

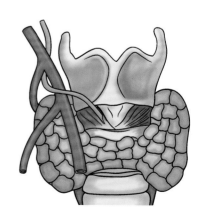

图 2-11 喉上神经外支和甲状腺上动脉的关系示意图

喉上神经外支走行可能在甲状腺上动脉后方、前方或在动脉主干分支之间。

2. 术中损伤　喉上神经的损伤较难识别,因为它的症状较喉返神经损伤轻。神经内支的走行位于甲状腺切除术的上方解剖区域,因此在常规的甲状腺手术中很少涉及。喉上神经内支损伤表现为声门协调不良引起吞咽时出现误吸。喉上神经外支损伤表现为轻度声音嘶哑、声音无力或疲劳、音域缩小、音量降低。当出现双侧损伤时吞咽功能改变的问题更大,使患者容易出现吸入性肺炎。

五、甲状旁腺的解剖

正常情况下人类有 4 个甲状旁腺,有 2.5%~22% 的人有多于 4 个甲状旁腺。每个甲状旁腺的平均重量约 40mg(10~70mg),其与脂肪组织有特殊的亲和力,术中经常发现甲状旁腺完全包裹在脂肪组织内。甲状旁腺柔软,脂肪丰富时呈浅棕色或咖啡色,血液供应丰富时呈暗、红棕色。甲状旁腺的颜色也因年龄而异,儿童为浅粉色,成人为黄色。甲状旁腺可以分为囊内型(位于甲状腺被膜里)和囊外型。

甲状旁腺由咽囊内胚层发生。上甲状旁腺源于第 4 咽囊。下甲状旁腺来自第 3 咽囊,与胸腺的发生部位很近,在发生过程中与胸腺相连一同下降,一般只降到甲状腺下端,有的可到胸腺附近。上甲状旁腺通常位于甲状腺上极的后内侧,靠近气管食管沟(图 2-12)。由于胚胎发育过程中迁移路径较短,所以 85% 的上甲状旁腺在甲状腺上极后面的位置比较恒定,位于甲状腺下动脉与喉返神经的交叉点上方 1cm 左右,直径为 2cm 的区域内。上甲状旁腺 12%~13% 位于甲状腺上极的后方,但其更常见于上极的侧面,仅有 1% 的病例位于上极上方。另外有 1%~4% 的病例的上甲状旁腺位于咽后或食管后方。甲状旁腺较短的迁移路径也解释了真正的腺内型的上位甲状旁腺是罕见的。

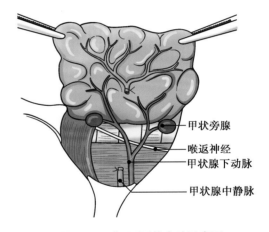

图 2-12　上、下甲状旁腺示意图

下甲状旁腺的变异较大,分布更广,尽管其正常位置多位于甲状腺下极的后外侧(图 2-12)。下甲状旁腺的另一个常见位置是靠近甲状腺韧带附近或进入颈部的胸腺区域。因为胸腺的胚胎下降起自颈部的上方一直延伸到胸骨后方,所以这也解释了为何下甲状旁腺异位的发生率高。1%~2% 的人其下位甲状旁腺异位于下颌角到甲状腺下极这一范围的颈动脉鞘周围;3.9%~5% 的人其下位甲状旁腺异位于胸腺包膜的后方或靠近纵隔大血管的部位。因此,下甲状旁腺可位于前纵隔的脂肪组织,甚至位于颈动脉分叉处。甲状腺内的甲状旁腺发生率约 3%。

若个别患者有超出 4 个的腺体,也通常存在于胸腺内或甲状腺韧带附近。多余的甲状旁腺最常见的原因是当咽囊与咽部分离时,由咽气管碎裂形成碎裂的副甲状旁腺。

绝大多数甲状旁腺只有一条动脉供应,少数可见两个明显的动脉分支供血。上甲状旁腺和下甲状旁腺的血液供应主要都来自甲状腺下动脉。上甲状旁腺的血供来源甲状腺下动脉者占80%,来源甲状腺上动脉者占15%,来源交通支者占5%。

预测甲状旁腺与喉返神经的关系和相对位置如图 2-12 所示。当把喉返神经作为解剖学标志时,上甲状旁腺常位于喉返神经的浅面和深面,而下甲状旁腺常位于神经的浅面。

《甲状腺手术中甲状旁腺保护专家共识》中指出,根据甲状旁腺与甲状腺的位置关系及原位保留的难易程度将甲状旁腺分为 A、B 两型。A 型为紧密型,即甲状旁腺与甲状腺的关系紧密、相对较难原位保留。其中又分为 3 个亚型:A1 型,甲状旁腺与甲状腺表面平面相贴;A2 型,甲状旁腺部分或完全嵌入甲状腺内,但是位于甲状腺固有被膜外;A3 型,甲状旁腺完全位于甲状腺组织内,与 A2 型的区别是在甲状腺固有被膜内。2、B 型为非紧密型,即甲状旁腺与甲状腺之间有自然间隙,比较容易原位保留。也分为 3 个亚型:B1 型,甲状腺周围型,即除了 B2 及 B3 型的所有 B 型;B2 和 A3 型不可能原位保留。

六、甲状腺的淋巴引流

甲状腺有丰富的淋巴管,淋巴引流可以从甲状腺向多个方向排出。甲状腺被膜下有广泛的腺内淋巴网络,通过峡部与对侧甲状腺叶交通。甲状腺区域淋巴结包括两个区域:①颈部中央区(包括喉前、气管前和气管旁淋巴结);②颈外侧区淋巴结(包括上、中、下颈静脉淋巴结)、前上纵隔淋巴结、咽后淋巴结和食管淋巴结。

喉前淋巴结位于峡部上方,与甲状腺上极淋巴管汇合,流入颈外侧区淋巴结。位于峡部正上方中线的淋巴结称为 Delphian 淋巴结。气管前淋巴结位于峡部下方,向下流入前上纵隔淋巴结。气管旁淋巴结沿着喉返神经走行,分布于甲状腺的外侧和后缘。中央区和甲状腺下极区域的正常引流方向为气管食管沟和上纵隔淋巴结。甲状腺上极区域主要引流到颈外侧淋巴结。因此,在甲状腺癌的患者颈部中央区淋巴结是最常出现转移和受累的区域。

甲状腺主要的淋巴引流区域是中央区,包括喉前的 Delphian 淋巴结、气管前淋巴结、气管旁淋巴结和上纵隔淋巴结。颈外侧区淋巴结为次级引流区。甲状腺癌患者的颈部淋巴结存在转移的情况下有手术的意义。颈部淋巴结位置的描述按颈部淋巴结分区描述(图 2-13)。

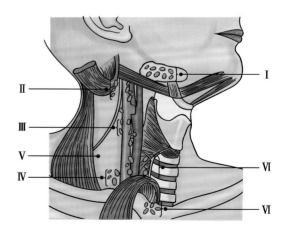

图 2-13　颈部淋巴结分区示意图

Ⅰ区.颏下和下颌下组;Ⅱ区.上颈静脉组;Ⅲ区.中颈静脉组;Ⅳ区.下颈静脉组;Ⅴ区.颈后三角组;Ⅵ区.中央组淋巴结。

(安常明　孙荣昊　周翔宇)

参 考 文 献

［1］DIMITRIOS L，WOONG Y C. Minimally invasive thyroidectomy［J］. Berlin Heidelberg：Springer，2012.

［2］TONI R，DELLA CASA C，MOSCA S，et al. Anthropological variations in the anatomy of the human thyroid arteries
［J］. Thyroid，2003，13（2）：183-192.

［3］CIGALIi B S，ULUCAM E，BOZER C. Accessory inferior thyroid artery and internal thoracic artery originating from the
thyrocervical trunk［J］. Anat Sci Int，2008，83（4）：283-285.

［4］SHAO T，QIU W，YANG W. Anatomical variations of the recurrent laryngeal nerve in Chinese patients：a prospective
study of 2,404 patients［J］. Sci Rep，2016，05（6）：25475.

［5］VOGELSANG H E，NEGELE T. Preservation of the recurrent laryngeal nerve［J］. Kongressbd Dtsch Ges Chir Kongr，
2002，119：288-296.

［6］BRAUCKHOFF M，WALLS G，BRAUCKHOFF K，et al. Identification of the non-recurrent inferior laryngeal nerve
using intraoperative neurostimulation［J］. Langenbecks Arch Surg，2002，386（7）：482-487.

［7］BELLANTONE R，BOSCHERINI M，LOMBARDI C P，et al. Is the identification of the external branch of the superior
laryngeal nerve mandatory in thyroid operation？ Results of a prospective randomized study［J］. Surgery，2001，130
（6）：1055-1059.

［8］HOJAIJ F，VANDERLEI F，PLOPPER C，et al. Parathyroid gland anatomical distribution and relation to
anthropometric and demographic parameters：a cadaveric study［J］. Anat Sci Int，2011，86（4）：204-212.

［9］LAPPAS D，NOUSSIOS G，ANAGNOSTIS P，et al. Location，number and morphology of parathyroid glands：results
from a large anatomical series［J］. Anat Sci Int，2012，87（3）：160-164.

［10］中国医师协会外科医师分会甲状腺外科医师委员会. 甲状腺手术中甲状旁腺保护专家共识. 中国实用外科杂
志［J］.2015，35（7）：731-736.

第三章

腔镜甲状腺手术体系器械

近年来,腔镜甲状腺手术的开展越来越普遍,其手术安全性及疗效逐步提高,手术适应证也在不断拓展。总体而言,腔镜甲状腺手术采用的体系依然沿用传统腹腔镜手术系统,不管是镜头系统还是手术器械仍普遍采用传统的腹腔镜系统。然而,腔镜甲状腺手术由于术式的独特性,需要采用改进型的特殊器械系统及设备,方便术者操作。下面将从机械器械及能量器械两方面分别介绍。

一、机械器械

腔镜甲状腺手术需要使用的机械器械包括抓钳、分离钳、经皮甲状腺拉钩、分离棒、剪刀以及持针器等。

1. 抓钳 在腔镜手术中,所有机械器械都是为适应腔镜体系而设计的,与传统的腹腔镜手术一样,腔镜甲状腺手术需要术中对各种组织的钳夹、抓持,抓钳就是应用最普遍的器械。抓钳的诞生与腔镜的历史几乎同步,经过几十年的发展,已经衍生出多种抓钳设计,其中应用于腔镜甲状腺手术的最普遍的抓钳类型是无齿抓钳(图 3-1A)、和有齿抓钳(图 3-1B)和弯头抓钳(图 3-1C)。

(1)无齿抓钳:钳子头端抓齿平顺,对组织的钳夹损伤小,故又称无损抓钳。在腔镜甲状腺术中应用最普遍,可钳夹重要组织,如颈部血管、甲状腺、带状肌等,除了夹持组织,使用无齿抓钳,还可以用推、挑、顶、挤等动作来增加暴露空间。腔镜甲状腺术中,由于解剖特点,经腋窝入路时会有锁骨阻挡,经口入路时会有男性喉结阻挡,这时使用弯头的无齿抓钳,就更加顺手。由于该钳子头端呈 S 形弯曲,如波浪状,故又称波浪钳。

(2)有齿抓钳:钳子头端抓齿锋利,对组织夹持易造成损伤,又称有损抓钳。相较于无损抓钳,该钳抓力大,钳夹牢固,可以按锁止键持续抓持。但是,由于抓齿锋利,钳夹易出血,严禁钳夹血管、未处理完上极血管的甲状腺等组织,如桥本甲状腺炎的甲状腺组织。腔镜甲状腺术中应用较少,主要用于夹持较大的不易出血的组织,如已处理完上极血管的大甲状腺。

2. 分离钳 分离钳与抓钳一样,历史悠久,与腔镜术式同时出现。随着设计的更新,根据不同需求,已经诞生近十种样式的分离钳。适合腔镜甲状腺使用的分离钳主要有长分离钳

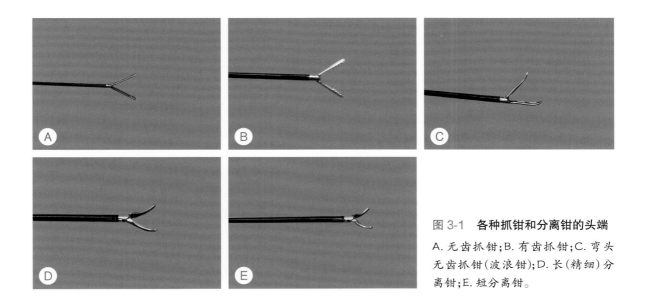

图 3-1 各种抓钳和分离钳的头端
A. 无齿抓钳；B. 有齿抓钳；C. 弯头无齿抓钳（波浪钳）；D. 长（精细）分离钳；E. 短分离钳。

（图 3-1D）和短分离钳（图 3-1E）。分离钳由于头端纤细，抓齿平顺，常用于精细化操作。

从外观上看，两种分离钳除了长短差异外，长分离钳更纤细、更轻巧，因此长分离钳又称为精细分离钳。在腔镜甲状腺术中，分离钳往往应用于辅助暴露喉返神经及喉上神经、显露并辅助保留甲状旁腺。使用过程中，应注意轻柔，动作幅度小，达到对重要解剖结构的保护。

3. 拉钩 在外科手术操作中术野的暴露至关重要，良好的暴露是手术成功的关键。腔镜操作建立手术空间后，接下来就是暴露手术野，应用最多的拉钩就是经皮甲状腺拉钩（图 3-2A）。在颈部平环状软骨的皮肤处，置入专用经皮甲状腺拉钩（图 3-2B），术中助手牵引拉钩辅助暴露甲状腺（图 3-2C）。暴露甲状腺及清扫中央区淋巴结时，该拉钩能很好地发挥作用，充分暴露手术区域。在手术操作过程中，可以配合使用多个拉钩，将胸锁乳突肌牵引暴露颈侧区淋巴结，使得腔镜下颈侧区淋巴结清扫成为可能；拉钩尖细，穿刺孔一般无瘢痕遗留。

4. 分离棒——可视穿刺器 腔镜甲状腺手术由于没有天然腔道，第一步需要建立手术空间，也称建腔。建腔过程最严重并发症之一就是戳破皮肤，造成皮肤损伤，这严重违背了美容的核心需求。临床研究发现，出现此类并发症的主要的原因是建立空间隧道的层次过浅。因此，可视穿刺器的运用可以很好地解决这个问题（图 3-2D）。分离棒的头部为透明材质，设计时内部可置入内镜直达穿刺器头部（图 3-2E），实时观察穿刺器在皮下的位置，实时观察层次，最佳穿刺层次为在筋膜之间，镜头下图像称之为"上黄下黄"（图 3-2F）。

5. 腔镜剪刀与腔镜持针器 在腔镜手术体系中，腔镜剪刀（图 3-3A、B）总是与腔镜持针器（图 3-3C、D）相伴存在的。外科手术操作过程中，不管是开放手术还是腔镜手术，缝合操作必不可少，运用持针器对组织的缝合是常规应掌握的技能。腔镜甲状腺手术中的缝合需要熟练运用腔镜持针器进行缝合，常用于关闭颈白线。特殊情况下可缝合肌肉、血管，甚至神经（要求较高），腔镜下缝合技术熟练者可尝试，出于手术安全考虑，一般不推荐。

6. 腔镜神经监测钳 近年来，术中神经监测技术（intraoperative neuromonitoring，IONM）在甲

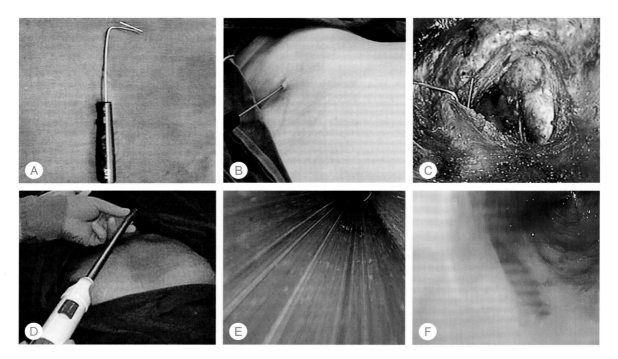

图 3-2 拉钩与分离棒

A. 经皮甲状腺拉钩;B. 置入拉钩的体外观;C. 置入拉钩的体内观;D. 可视分离棒;E. 分离棒镜头的画面;F. 分离棒皮下建腔画面。

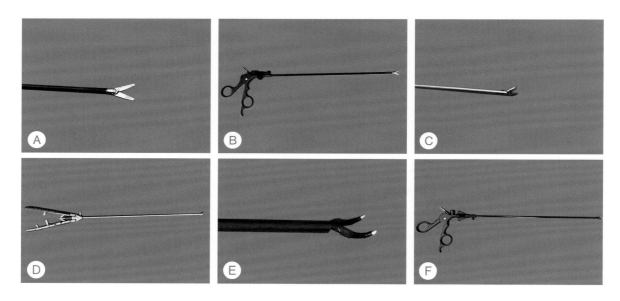

图 3-3 剪刀及持针器

A. 腔镜剪刀头端;B. 腔镜剪刀整体观;C. 腔镜持针器头端;D. 腔镜持针器整体观;E. 神经监测钳头端;F. 神经监测钳整体观。

状腺手术中的应用越来越普遍,对定位和保护喉返神经有重要作用。腔镜下甲状腺手术基于喉返神经保护考虑,设计了专用腔镜下多功能神经监测钳(图3-3E,F)。其设计类似于分离钳,钳头为监测探针,钳尾通过导线与神经监测系统相连。腔镜下运用多功能神经监测钳还可进行喉上神经的监测和保护,术中仔细操作,可主动暴露喉上神经也可以采用规避法。另外,除了监测功能,其还具有分离功能,且在分离神经周围组织时,可对神经进行实时探测。

二、能量器械

外科的发展离不开手术器械的发展和进步,尤其是能量器械的更新换代。腔镜甲状腺手术能够得以实现和发展,与如何正确搭配、合理运用能量器械密不可分。能量器械可以明显减少术中出血,缩短手术时间,进行精细化操作。常见的能量器械有超声刀、双极电凝及电凝钩等(图3-4)。

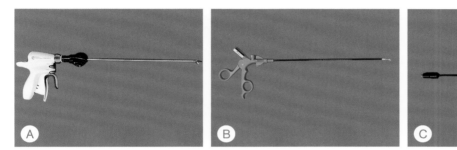
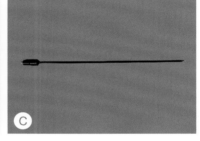

图 3-4 能量器械

A. 超声刀;B. 双极电凝;C. 电凝钩。

不同能量器械运用不同,如在建立操作空间时,即分离皮瓣时,由于此处为乏血管区,可以使用单极电凝钩进行分离,使得游离过程精细、高效;而进入颈部后,则改用超声刀,可显著减少出血保持术野清晰。

腔镜下甲状腺手术要求较高,尤其是喉返神经入喉处的处理及甲状旁腺的保护和保留,需要术者具有较高的腔镜技巧。因此,腔镜甲状腺手术的双极电凝镊作用尤为突出。腔镜甲状腺需要专用双极,经过专门设计的精细双极电凝镊电极尖端较为尖细,其作用局限区域、手术安全,应用于处理喉返神经入喉处小血管和甲状旁腺周围的细小血管。

三、特殊设计器械

笔者所在中心根据腔镜甲状腺手术需要设计了一把特殊器械,称为腔镜甲状腺特殊钳(图3-5)。该器械的设计灵感是腔镜分离钳和开放手术分离钳的结合,全身金属钢材质,其头端是腔镜分离钳设计,其尾部抓握处是开放手术分离钳设计,靠近尾部有吸引器接口,可外接吸引器,方便排烟及吸引积液。由于尾端抓握处根据开放分离钳设计,非常适合握持操作;头端较细,可精细分离;尾端握持处可上齿,能牢固夹持组织,起类似抓钳的作用。所以,该设计特殊钳,是一把多功能器械,操作简单,适用于腔镜甲状腺手术。

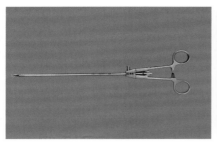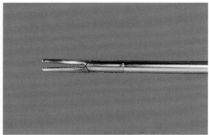

图 3-5　特殊设计器械

四、总结

临床医师在手术中存在、发现的问题,催生了新器械、新设备的出现和发展。新的问题的出现以及外科医师对手术领域的不断探索和对手术效果的不断追求,必将催生更多、更好的器械应用于临床,造福患者。

由于不同器官的解剖结构、位置等差异,使得最合适的器械长度、弯曲度、自由度等参数要求各不相同。未来的器械发展方向一定是面向专科、由专科医师主导,即针对特定科室、特定手术操作,由外科医师主动提出并参与设计,实时反馈、不断改进。

（王　宇　卢忠武　李小毅）

参 考 文 献

［1］王平,赵群仔.腔镜下甲状腺切除术的回顾与展望［J］.中华外科杂志,2016,54（11）:815-818.

［2］王平,燕海潮.腔镜甲状腺手术系列报道之手术空间的建立与维持［J］.中国普通外科杂志,2016,25（11）:1531-1535.

［3］LI Z,WANG P,WANG Y,et al. Endoscopic lateral neck dissection via breast approach for papillary thyroid carcinoma:a preliminary report ［J］. Surg Endosc,2011,25（3）:890-896.

［4］中国医师协会外科医师分会甲状腺外科医师委员会,中国研究型医院学会甲状腺疾病专业委员会.甲状腺外科能量器械应用专家共识（2017版）［J］.中国实用外科杂志,2017,37（9）:992-997.

［5］中国医师协会外科医师分会甲状腺外科医师委员会.甲状腺手术中甲状旁腺保护专家共识［J］.中国实用外科杂志,2015,35（7）:731-736.

［6］王勇,王平.腔镜甲状腺手术专用器械临床应用［J］.中国实用外科杂志,2018,38（6）:690-693.

腔镜外科治疗篇

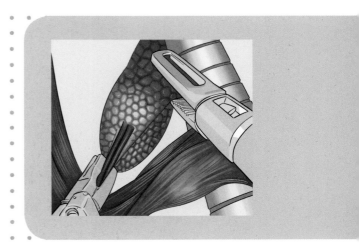

第四章

腔镜辅助(改良 Miccoli)甲状腺手术

扫码观看　手术视频

一、概述

Miccoli 术式自 2002 年被引入中国后,在基本术式框架下,围绕手术及相关技术进行了一系列改进和创新,这一微创内镜甲状腺术式在《中华外科杂志》上被正式命名为"改良 Miccoli 术式"。该术式在甲状腺良性疾病中已获得良好的治疗效果。经过多年的努力,在手术器械、手术空间建立等方面的不断突破,该术式已被广泛接受,已成为我国微创甲状腺外科经典术式。近年来,浙江大学医学院附属邵逸夫医院头颈外科将该术式运用于甲状腺恶性肿瘤的治疗,旨在保证手术安全性和肿瘤治疗根治性的原则下,大幅度缩小手术切口,在内镜放大视野下进行操作,从而改善患者术后颈部外观,并减少患者手术创伤,提高患者术后生存质量。

一项前瞻性随机对照研究证实在治疗甲状腺乳头状癌伴颈侧区淋巴结转移时,腔镜辅助颈侧区淋巴结清扫术和传统开放颈侧区淋巴结清扫术获得了相同的手术安全性和肿瘤根治性,但腔镜辅助手术显著降低了患者术后疼痛、改善了切口美观效果,同时腔镜辅助获得了更好的Ⅱ区重要解剖结构的显露。随后,腔镜辅助术式被进一步拓展运用于上纵隔清扫及咽旁区清扫。

目前,腔镜辅助甲状腺手术是集手术安全性、肿瘤根治性、微创及美容于一体的理想术式,在我国得到了很好的推广普及,获得了甲状腺外科医师及甲状腺患者的普遍认可和接受。本章分别介绍腔镜辅助甲状腺腺叶切除术、中央区淋巴结清扫术、颈侧区淋巴结清扫术、上纵隔淋巴结清扫术及咽旁区清扫术手术相关要点。

腔镜辅助颈侧区淋巴结清扫术的适应证与禁忌证:适应证为术前诊断考虑甲状腺恶性肿瘤伴颈侧区淋巴结转移。禁忌证:①既往有颈侧区手术史;②转移淋巴结侵犯大血管;③Ⅱ区转移淋

巴结最大径 >2.0cm，Ⅱ~Ⅴ区转移淋巴结最大径 >3.0cm；④原发肿瘤广泛侵犯气管、喉、食管、大血管。

二、手术所需器械

1. 腔镜甲状腺手术器械

（1）常规器械：5mm 或 10mm 30°镜头，高清腔镜机组，23cm 长度超声刀、腔镜吸引器、腔镜抓钳、分离钳等。

（2）特殊器械：建议有条件单位使用专用建腔器（包括 L 形支撑架、提吊器）或者使用麻醉架和无菌绷带代替建立手术操作空间（图 4-1）。

2. 开放甲状腺手术常规器械　电刀、扁桃体钳、开放手术吸引器等。

3. 7 支特制的长短不一的带或不带负压吸引的深长拉钩（图 4-2）。

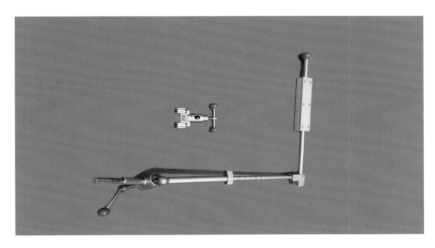

图 4-1　腔镜辅助甲状腺手术所需 L 形支撑架

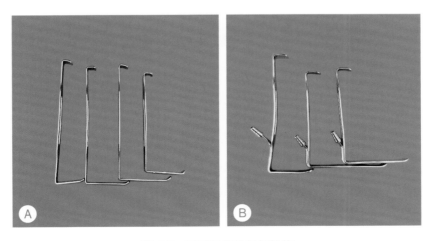

图 4-2　不同规格的深长拉钩

A. 4 只不同长度的不带负压吸引的深长拉钩；B. 3 只不同长度的带负压吸引的深长拉钩。

三、手术操作步骤与技巧

（一）手术室人员布局

手术医师包括主刀医师、扶镜助手及拉钩助手。行甲状腺腺叶切除术、中央区清扫术、颈外侧清扫术及咽旁区清扫术时，主刀医师位于操作侧对侧，扶镜助手及拉钩助手位于操作侧同侧；行上纵隔清扫术时，主刀医师和扶镜助手位于患者头侧，拉钩助手位于患者尾侧（图 4-3）。

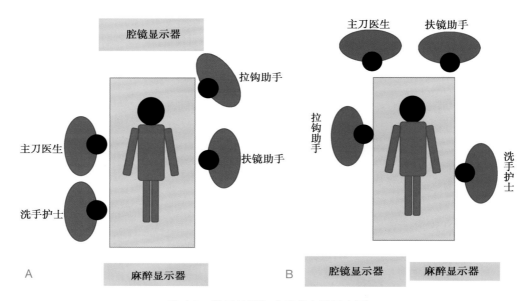

图 4-3　淋巴结清扫术手术布局示意图

A. 颈侧区及咽旁区淋巴结清扫术（左）手术布局；B. 上纵隔淋巴结清扫手术布局。

（二）麻醉

采用气管插管全身麻醉，对于双侧甲状腺切除及需颈外侧清扫的手术建议采用神经监护插管，以便更好地保护副神经并最大限度避免双侧喉返神经损伤而需气管切开。

（三）手术体位与切口设计

1. 手术体位　置患者于仰卧头后倾颈轻度过伸位，常规消毒铺巾。行甲状腺腺叶切除术、中央区淋巴结清扫术及上纵隔淋巴结清扫术时保持颈部处于正中位。行颈侧区淋巴结清扫术时，患者颈部偏向健侧并将下颌轻微抬起，如行双侧颈侧区淋巴结清扫术，可在术中及时调整头部偏向。

2. 手术切口设计　颈部为单一手术切口，位于胸骨切迹上一横指左右，皮纹内横行对称性正中弧形切口，上下翻瓣，切开颈前白线。二次手术患者可沿原切口并修复增生的瘢痕组织。手术切口过小会明显增加手术操作难度，同时容易造成切口牵拉伤而致术后切口瘢痕增生，推荐甲状腺腺叶切除术和中央区淋巴结清扫术手术切口长度为 2~4cm，颈侧区淋巴结清扫术手术切口长度为 4~6cm，可有效避免术中切口牵拉伤。术者手术经验较少、原发肿瘤或颈部转移淋巴结较大时需适当延长切口，以增加手术操作空间便于手术操作。切开皮肤前沿切口皮下注射 1∶20 000 肾上腺素生理盐水收缩小血管，减少皮缘出血，用圆刀片切开（避免用电刀）皮肤表皮层及真皮层，一刀到达真皮层，避免多次切皮，真皮层以下开始用电刀。因手术切口较小，为减少术中牵拉及能量器械的热损伤，切口需常规进行保护，切口保护有两种方法，其一为用裁剪好的 6cm×7cm 敷料粘贴边贴在皮缘上，将切口周围皮肤覆盖，并用丝线缝合固定；其二为用大小合适的商品化切口保护套保护切口（图 4-4）。

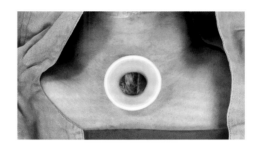

图 4-4　切口保护套保护切口

（四）分离皮瓣范围

腔镜辅助腺叶切除术和中央区淋巴结清扫术无需过多分离皮瓣，只需向在切口垂直方向游离约 1~2cm 即可。过多分离皮瓣会加重术后患者的吞咽不适感及术后切口上方的皮肤下垂。颈侧区淋巴结清扫术、择区性淋巴结清扫范围≤Ⅱa 区/Ⅱb 区/Ⅲ区/Ⅳ区/Ⅴb 区时，翻瓣范围上界为舌骨水平，下界为锁骨上缘水平，外侧界稍超过胸锁乳突肌前缘，内侧界为颈中线。清扫范围包括Ⅴa 区时，外侧界翻瓣范围扩大至斜方肌前缘。结合直视和腔镜混合视野分离皮瓣，为精确翻瓣范围，术前或术中需在体表标记出解剖标志，如舌骨水平、胸锁乳突肌前缘等（图 4-5）。

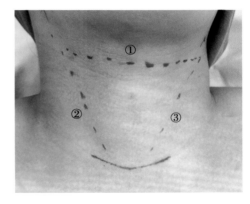

图 4-5　双侧颈侧区淋巴结清扫术的翻瓣范围及体表标志线
①舌骨水平；②右侧胸锁乳突肌前缘；③左侧胸锁乳突肌前缘。

（五）手术操作空间建立

由于颈部没有天然操作空间，手术操作空间的建立是腔镜甲状腺手术的前提，建立良好开阔的操作空间是手术成功的先决条件。手术操作空间建立通常有充气法、机械提吊法、拉钩法等。完全腔镜甲状腺手术是通过皮下广泛分离皮瓣及皮肤丝线悬吊后充入 CO_2 气体撑开组织以获得手术操作空间；腔镜辅助甲状腺手术是通过机械提吊法和/或拉钩法来获得手术操作空间。

腔镜辅助甲状腺腺叶切除术用两只拉钩维持手术操作空间，一只拉钩将带状肌向上提起，另一只拉钩将带状肌向外侧牵拉。中央区淋巴结清扫术用两只拉钩维持手术操作空间，一只拉钩将带状肌或者颈动脉鞘向外侧牵拉，另一只拉钩将气管向内侧轻轻牵拉（图 4-6）。颈侧区淋巴结清

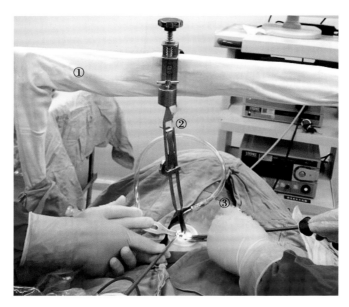

图 4-6　腔镜辅助甲状腺腺叶切除术及中央区淋巴结清扫术手术操作空间建立

①L 形支撑架；②提吊器；③负压吸引拉钩。

扫术手术操作空间由三只深长拉钩维持,为便于理解,将手术操作空间分解为垂直操作空间和水平操作空间,垂直操作空间由机械提吊法或人力拉钩在颈阔肌皮瓣下建立,特制的深长拉钩带负压吸引设备接口,可以将手术中超声刀或电刀产生的烟雾及时清除,保证手术操作过程的清晰性和流畅性;运用机械提吊设备比人力拉钩更稳定,避免了人力拉钩易疲劳和不稳定的缺点,可以长时间维持稳定的手术操作空间,同时运用机械提吊设备牵拉可以减轻切口的牵拉伤,提高了术后切口的美观效果;水平操作空间在胸锁乳突肌和带状肌之间建立,运用两只特制深长拉钩维持,由助手人力牵拉,根据术中操作需求可自由灵活调节。因此,腔镜辅助颈侧区淋巴结清扫术手术操作空间是由高度稳定的垂直操作空间和可灵活调节的水平操作空间构成(图 4-7)。整个手术过程中需要根据操作部位换用不同长度的特制深长拉钩。保证足够的拮抗性牵引,可以提供更好的暴露和更安全的操作,拮抗性牵引贯穿手术全程,维持水平操作空间的两只特制深长拉钩不仅仅是维持手术操作空间,同时也提供足够的拮抗性牵引,以方便超声刀或电刀进行安全的切割操作。上纵隔淋巴结清扫术由两只深长拉钩维持手术操作空间。

(六) 甲状腺腺叶切除

　　手术步骤基本同开放手术,相对于开放式手术,腔镜辅助下可以更好地解剖保护喉上神经及上位甲状旁腺。

　　(1) 显露甲状腺后可注射纳米碳混悬液以追踪显示淋巴结以及负显影甲状旁腺,分离甲状腺与带状肌间隙至颈动脉鞘表面,遇到甲状腺中静脉则超声刀凝固或者结扎,两把拉钩向两侧拉开两侧带状肌后,超声刀功能面紧贴气管,沿气管表面切断甲状腺峡部,分离甲状腺腺体与气管之间

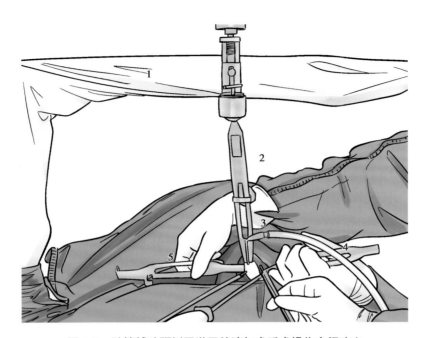

图 4-7　腔镜辅助颈侧区淋巴结清扫术手术操作空间建立

1.L 形支撑架;2.提吊器;3.负压吸引拉钩;4.水平拉钩 1;5.水平拉钩 2。

的间隙后向上稍做分离,离断甲状腺悬韧带,于甲状软骨前方分离并整块切除喉前纤维脂肪组织及所包含锥状叶,注意保护环甲肌,避免损伤喉上神经支配的"靶器官"。

（2）一只拉钩将带状肌向外侧牵引,另一只拉钩将胸骨甲状肌与胸骨舌骨肌向上牵拉,在带状肌下建立手术操作空间,在腔镜下解剖甲状腺上极,用扁桃体钳钳夹甲状腺上极,向下外方向稍牵拉,用神经剥离子钝性分离甲状腺上极与环甲肌之间的间隙,发现神经前尽量避免离断该区域的条索状结构。利用神经监测探头刺激环甲肌,以 2mA 电流沿环甲肌、咽下缩肌及甲状腺上极血管周围探查,通过观察环甲肌震颤来定位神经,在环甲肌震颤最强处刺激电流降为 1mA 进一步探查,解剖显露喉上神经外支(图 4-8)。

（3）明确甲状腺上极血管、喉上神经外支的关系后,用超声刀离断上极血管。

（4）将甲状腺上极向下牵拉,显露甲状腺上极背侧,在腔镜下解剖上甲状旁腺。当上甲状旁腺紧贴甲状腺腺体时,避免使用超声刀和单极电刀,用小号钛夹夹闭或双极电凝凝固进入甲状腺腺体的血管,保留甲状旁腺的血供(图 4-9)。

（5）紧贴甲状腺腺体解剖甲状腺下极,保留下甲状旁腺。

（6）将甲状腺腺体拖出切口,将腺体向内侧牵引,解剖保护喉返神经和甲状旁腺,切除腺体。仔细检查切除的甲状腺腺体,如有误切的甲状旁腺经冰冻病理学检查证实后可将其移植于患者胸锁乳突肌或前臂肱桡肌内。

（七）中央区淋巴结清扫术

范围和步骤同开放手术,清扫胸骨后淋巴组织时主刀医师和扶镜助手位于头侧,可以更安全

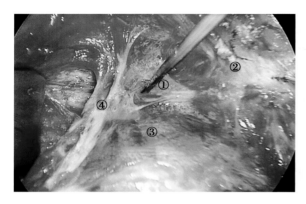

图 4-8　腔镜下分离喉上神经

①喉上神经；②环甲肌；③甲状腺上极(右侧)；④甲状腺上极血管束。

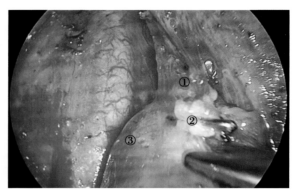

图 4-9　腔镜下原位保留上甲状旁腺

①上甲状旁腺；②小号肽铗；③右侧甲状腺腺体。

彻底地清扫胸骨后区域。具体步骤为：顺气管侧壁竖直往下断扎,转而横向外,可适当切除部分紧贴肿大淋巴结的胸腺组织,于胸骨上缘水平向外断扎纤维脂肪组织至气管侧壁止。沿气管侧壁自下而上分离,将清扫组织与气管食管分开;沿颈动脉鞘内侧壁自下而上分离,将纤维脂肪组织与颈动脉鞘分开;按假想平面分离保留上甲状旁腺及其血供;纵向剖开气管食管沟中下段纤维脂肪组织,分解出喉返神经;自颈根处往上将沟内纤维脂肪组织自椎前筋膜表面剥离,然后在约环杓关节水平横断。在甲状腺腺叶切除和中央区淋巴结清扫过程中,如无法明确是否为喉返神经,可利用神经监测明确后再行下一步操作。多数的喉返神经误伤或误断都是在误判喉返神经的情况下发生的。切除中仔细检查清扫下的淋巴组织,如发现疑似甲状旁腺者需冰冻病理学检查,证实后将误切的甲状旁腺移植于胸锁乳突肌或前臂肱桡肌内。

（八）颈侧区淋巴结清扫术

腔镜辅助颈侧区淋巴结清扫术操作接近传统开放手术,但由于手术操作空间有限,合理安排手术步骤,可最大程度地利用手术操作空间,提高手术效率,手术过程中需灵活运用混合视野(腔镜视野或直视视野)进行操作。

（1）由于行颈侧区淋巴结清扫术时切口相对较大,大多数病例的甲状腺腺叶切除术均可在直视下完成,当甲状腺腺体上极较高时,建议在腔镜辅助下行甲状腺上极解剖,以便更安全地解剖喉上神经及上甲状旁腺,其余甲状腺腺叶切除术步骤可在直视下完成;所有中央区清扫术均可在直视下完成。

（2）打开胸锁乳突肌前缘及内侧缘:先在直视下打开胸锁乳突肌下段的前缘及内侧缘,解剖至胸锁乳突肌内侧缘的后缘,胸锁乳突肌上段的前缘及内侧缘需在腔镜下解剖,解剖胸锁乳突肌中上 1/3 处时需防止损伤副神经入胸锁乳突肌处。

（3）二腹肌后腹解剖:定位出下颌下腺位置,用一只特制的深长拉钩将下颌下腺向内上方牵引,显露并解剖二腹肌后腹,解剖二腹肌表面至二腹肌与胸锁乳突肌交界处;此步骤需防止损伤面静脉。

（4）副神经主干解剖：在胸锁乳突肌中上 1/3 处用神经探测仪定位出副神经入胸锁乳突肌处，当胸锁乳突肌肌肉发生抽动时，用分离钳解剖出副神经入胸锁乳突肌处，逆行解剖副神经主干至二腹肌后腹下缘水平。

（5）颈丛神经解剖：在副神经入胸锁乳突肌处下方约 1.5cm 胸锁乳突肌后缘处解剖颈丛神经，用超声刀打开颈丛神经表面纤维脂肪组织，逆行解剖颈丛神经至神经根处，注意解剖保护颈丛神经和副神经的吻合支（脊副神经）；颈丛和副神经之间的淋巴结需清扫彻底。

（6）解剖颈内静脉表面：以肩胛舌骨肌为界，将颈内静脉分为下段及上段，直视下用单极电刀打开下段颈内静脉表面筋膜组织，腔镜下用超声刀打开上段颈内静脉表面，骨骼化颈内静脉上界至颈总动脉分叉处或二腹肌后腹下缘，为防止超声刀损伤颈内静脉侧壁，术中要运用特制深长拉钩保持充分的牵张力显露颈内静脉，同时超声刀工作刀头面远离颈内静脉，超声刀的工作刀头头端位置要在腔镜视野下清晰可见，并采取"小口快切"方法可有效避免损伤颈内静脉。

（7）颈动脉三角区（颈内静脉内侧区域）清扫：颈动脉三角区是由部分Ⅱa区及部分Ⅲ区组成。术中应尽量保留甲状腺上动静脉及面静脉，但静脉分支间经常有淋巴结，需注意血管分支周围淋巴结需清扫彻底；对于颈动脉三角区转移淋巴结较多时，细小血管分支可以用超声刀凝固切断，较粗血管需加用钛夹；注意保护副神经、舌下神经及舌下神经襻（图 4-10）。

（8）颈内静脉深面淋巴结清扫：用特制深长拉钩将颈内静脉向内侧牵拉，清扫颈内静脉深面淋巴结，需注意解剖保护迷走神经、颈总动脉和颈交感干神经。

（9）Ⅱb区清扫：Ⅱb区位置较深，保护好副神经，用超声刀将Ⅱb区的外侧界分离到胸锁乳突肌后缘，底界是椎前肌（肩胛提肌及头夹肌）。

（10）Ⅲ区、Ⅳ区及部分Ⅴ区在直视或腔镜视野下操作（图 4-11）。

（11）在腔镜下仔细检查创面，对颈动脉三角区、Ⅱb区、颈内静脉深面、锁骨深面及颈静脉角区等需要重点检查，防止淋巴结残留。

（12）检查有无出血点及淋巴漏，冲洗创面，放置引流管。

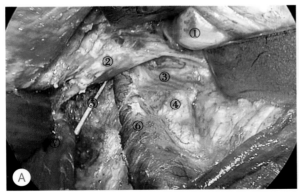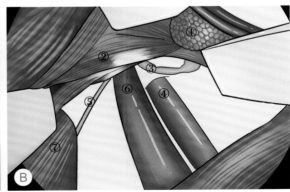

图 4-10　清扫后颈动脉三角区，三只拉钩维持手术操作空间

①下颌下腺；②二腹肌后腹；③舌下神经；④颈总动脉分叉；⑤副神经；⑥颈内静脉；⑦胸锁乳突肌。

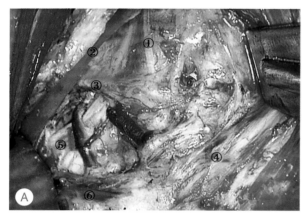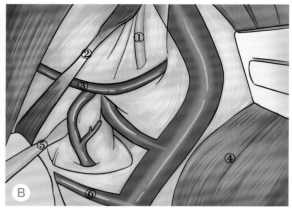

图 4-11　Ⅳ区及部分Ⅴ区清扫后手术视野

①膈神经;②肩胛舌骨肌;③颈横动脉;④颈内静脉;⑤臂丛神经;⑥锁骨下静脉。

（九）上纵隔淋巴结清扫术

甲状腺恶性肿瘤上纵隔淋巴结转移并不少见,外科手术仍是治疗甲状腺癌上纵隔淋巴结转移的主要方式,根治性术后患者仍可获得良好的预后。

1. 甲状腺癌上纵隔淋巴结转移的分区　目前临床上并没有专门针对甲状腺癌上纵隔淋巴结转移的分区,根据美国癌症联合委员会(American Joint Committee Cancer, AJCC)肺癌分期系统中的纵隔淋巴结分区,上纵隔分区包括以下 6 组淋巴结,分别为:①高位气管旁淋巴结为 2R 区,气管右侧无名静脉下缘上方淋巴结;②气管左侧主动脉弓上方淋巴结为 2L 区;③低位气管旁淋巴结为 4R 区,气管右侧无名静脉下缘下方至隆突水平淋巴结;④气管左侧主动脉弓上缘至肺动脉上缘淋巴结为 4L 区;⑤前纵隔淋巴结为 3a 区,纵隔大血管前方淋巴结,其中包括胸腺;⑥后纵隔淋巴结为 3p 区,气管后方淋巴结。其中 2R 区无名动脉上方和 2L 区属于甲状腺癌中央区清扫范围,腔镜辅助手术主要优势在于上纵隔 4R 及 4L 区清扫,其次为无名动脉下方的 2R 区和 2L 区清扫,可避免开胸手术。当转移淋巴结位于前纵隔 3a 区时,淋巴结未粘连侵犯血管者,可结合胸腔镜进行前纵隔淋巴结清扫术,仍然可以避免胸骨劈开手术。

2. 腔镜辅助 4R 区清扫步骤

（1）打开右侧颈总动脉表面,向下至无名动脉,游离无名动脉主干,用一根血管牵引带将无名动脉向左上方牵引并固定,充分游离无名动脉。

（2）沿右侧颈内静脉向下解剖至右侧无名静脉,沿右无名静脉向下解剖至上腔静脉;沿无名动脉向下解剖至左无名静脉,沿左无名静脉向下解剖至上腔静脉;显露转移淋巴结。

（3）用长拉钩将上腔静脉向前牵引,显露上腔静脉后方淋巴结;在腔镜视野下于无名动脉分叉处解剖右侧迷走神经主干及喉返神经反折处;沿迷走神经表面打开纤维脂肪组织;沿迷走神经表面打开纤维脂肪组织,防止损伤胸膜及膈神经;清扫下界为奇静脉或气管隆嵴水平（图 4-12)。

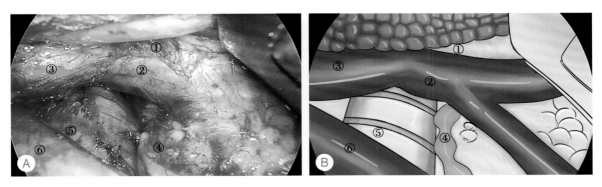

图 4-12　腔镜辅助上纵隔 4R 区淋巴结清扫术后视野

①胸腺；②右无名静脉；③左无名静脉；④迷走神经；⑤气管；⑥无名动脉。

（4）冲洗创面，检查出血点，鼓肺检查有无淋巴漏及胸膜破裂，放置引流管，按整形外科要求缝合切口。

（十）咽旁区淋巴结清扫术

咽旁区自下而上分为喉咽旁区、口咽旁区和鼻咽旁区，甲状腺恶性肿瘤转移至咽旁区少见。手术切除是其主要的治疗手段。由于该部位受到下颌骨的阻挡，该区位置隐秘，结构复杂，暴露难度大，传统手术需要截断下颌骨暴露该区域，手术创伤大，对患者颌面部外观造成永久性毁损。运用腔镜辅助手术清扫咽旁区淋巴结暴露好、手术安全，可避免下颌骨切开。借助腔镜的放大、照明和视野拓展功能，相对于传统开放手术，内镜辅助咽旁区淋巴结清扫术具有以下几点优势：①避免下颌骨切开；②可获得充分显露，提高手术安全性；③直达术区，手术时间大大缩短；④减少翻瓣范围；⑤更小的手术切口；⑥缩短术后住院时间。

具体步骤如下：

（1）于患侧下颌下一横指处做长约 5cm 切口，将下颌下腺向内上方牵引，暴露并切断二腹肌后腹和茎突舌骨肌。

（2）直视下解剖保护颈总动脉、颈内动脉、颈外动脉、颈内静脉，结扎颈内静脉与颈外动脉分支，解剖保护迷走神经、舌下神经、副神经及交感神经，显露口咽部及鼻咽旁区肿物。

（3）腔镜视野下继续向上解剖颈内动脉至颅底，小心分离颈内动脉与转移灶间隙，用深长拉钩将颈内动脉向外侧牵拉保护，切除肿物。

（4）冲洗并放置引流管。

四、术后处理

所有术后患者均采用门诊随访方式，常规予内分泌抑制治疗，必要时行 I^{131} 治疗。

五、讨论与总结

我国甲状腺癌发病率呈上升趋势,是增长速度最快的恶性肿瘤,甲状腺恶性肿瘤经常转移至颈部淋巴结,根据不同的颈部转移区域,术前需制定不同的淋巴结清扫范围,如中央区、颈侧区、上纵隔和咽旁等,通常清扫的范围越大越深,切口也越大,比如颈侧区淋巴结清扫,传统的手术切口有 U 形切口、L 形切口、Macfee 切口、领式切口等。因这些切口通常较长,故术后会留下较长的手术瘢痕,给患者工作社交带来长久的心理创伤。腔镜辅助(改良 Miccoli)甲状腺手术体系能在保证手术的安全性和肿瘤的根治性前提下,大幅缩小了甲状腺肿瘤患者的手术切口,满足了患者的美观需求。

目前腔镜辅助(改良 Miccoli)甲状腺手术体系已十分完善,主要体现在以下几点:①已探索出适合腔镜辅助(改良 Miccoli)甲状腺手术的手术操作空间。以颈侧区淋巴结清扫术为例,手术操作空间分为垂直操作空间和水平操作空间,利用机械提吊法在颈阔肌下建立垂直操作空间(在胸锁乳突肌和带状肌之间建立水平操作空间,由助手牵拉完成,术中可灵活调节);②已研制出适合腔镜辅助(改良 Miccoli)甲状腺手术的成套手术器械,包括建腔器械、带或不带吸引装置的全套拉钩、分离钳及抓钳等;③已优化腔镜辅助(改良 Miccoli)甲状腺手术操作步骤,并使其流程化,更易学习更易操作,并不断在实践中进一步完善优化;④已验证腔镜辅助(改良 Miccoli)甲状腺手术的肿瘤根治性、安全性和优越性,多项前瞻性和回顾性研究已证实腔镜辅助(改良 Miccoli)甲状腺手术在治疗甲状腺乳头状癌中具有安全可靠、手术清扫彻底、切口小等优点,特别是腔镜辅助改良 Miccoli 术式进行颈侧区淋巴结清扫,该术式能对颈部淋巴结达到无死角清扫,特别适合甲状腺癌的治疗,其手术适应证较广、学习周期短,是甲状腺外科的适宜技术。且同传统开放手术相比,该手术不仅能提高患者术后美容效果和减轻术后疼痛,同时在提高喉上神经的解剖保护、降低甲状旁腺功能减退的概率、Ⅱ区清扫、上纵隔及咽旁区清扫等方面均具有显著优势,能达到广义的微创效果,并减少术后并发症的发生。随着该手术的成熟和推广,该手术已被更多的甲状腺疾病患者和甲状腺外科医师所接受。

(章德广　李建波)

参 考 文 献

[1] GAGNER M. Endoscopic subtotal parathyroidectomy in patients with primary hyperparathyroidism [J]. Br J Surg, 1996,83(6):875.

[2] MICCOLI P,BERTI P,CONTE M,et al. Minimally invasive surgery for thyroid small nodules:preliminary report [J]. J Endocrinol Invest,1999,22(11):849-851.

[3] MICCOLI P,MATERAZZI G,BERTI P. Minimally invasive video-assisted lateral lymphadenectomy:a proposal [J]. Surg Endosc,2008,22(4):1131-1134.

[4] 高力,谢磊,李华,等. 应用高频超声刀实施小切口无气腔室内镜下甲状腺手术[J]. 中华外科杂志,2003;41

（10）:733-737.

［5］ZHANG D,GAO L,XIE L,et al. Comparison between video-assisted and open lateral neck dissection for papillary thyroid carcinoma with lateral neck lymph node metastasis:A prospective randomized study ［J］. J Laparoendosc Adv Surg Tech A,2017,27（11）:1151-1157.

［6］章德广,陈剑,何高飞,等.腔镜上纵隔淋巴结清扫术在甲状腺乳头状癌治疗中的运用[J].中国普通外科杂志,2018,27（12）:1583-1588.

［7］章德广,张虎.腔镜下甲状腺癌上纵隔淋巴结清扫技术要点[J].中国实用外科杂志,2020,40（9）:1100-1103.

［8］何高飞,章德广,高力,等.内镜辅助咽旁区淋巴结清扫术治疗甲状腺乳头状癌二例[J].中华外科杂志,2019,57（12）:944-946.

［9］章德广,高力,谢磊,等.改良 Miccoli 手术颈侧区淋巴结清扫术治疗甲状腺乳头状癌 130 例临床分析[J].中华外科杂志,2016,54（11）:864-869.

［10］张燕妮,陈建强,邹坚定,等.喉返神经术中实时监护在甲状腺手术中的应用[J].中国眼耳鼻喉科杂志,2015,15（6）:420-422.

［11］田文.甲状腺癌诊治之中国经验与未来走向[J].临床外科杂志,2020,28（3）:201-204.

［12］彭译澄,刘建夏.甲状腺乳头状癌颈淋巴结清扫手术方式的研究进展[J].医药前沿,2021,11（27）:27-29.

第五章

无充气经腋入路完全腔镜甲状腺手术

扫码观看　手术视频

一、概述

无充气经腋入路完全腔镜甲状腺手术（gasless transaxillary endoscopic thyroidectomy）自2006年韩国Chung教授报道以来，经过10多年的发展与完善，取得了良好的临床疗效及美容效果。该术式经腋窝自然褶皱切口，避免颈部瘢痕，经胸大肌、颈部自然间隙建腔，避免正常结构的损伤同时还可较好地改善术后颈前下段的感觉异常及吞咽时皮肤联动。该术式安全性高，不需要CO_2气体充入，减少气体相关并发症的同时较好地保持了术野镜头的清晰。由于腋窝切口相对其他腔镜切口而言较大，因此该路径可以切除体积相对较大的甲状腺肿块。因此该手术路径是一种操作相对简便，成腔空间稳定且具有较多优点的颈部无痕颈外入路甲状腺腔镜术式。目前已该术式在国内得到了广泛推广，有专门针对甲状腺癌根治手术步骤的研究总结报道。因此，本文在参考国内外该领域学者手术方法的基础上，详细介绍无充气经腋入路完全腔镜甲状腺手术根治单侧低危甲状腺癌的具体步骤及操作中的技巧和注意事项。笔者将其归纳为"六步法"，以促进该技术在早期甲状腺癌治疗中的规范、安全以及高效应用。"六步法"步骤简洁，符合肿瘤根治原则，容易掌握使用及技术推广。

无充气经腋入路完全腔镜甲状腺手术的特征与优势是其能在临床上得以推广和应用的重要原因：①术后的腋纹瘢痕在上臂自然位置时可被完全覆盖，因此选择该项技术的患者对于切口愈合的满意度显著高于传统开放甲状腺手术；②术后颈前区吞咽功能的保护优于传统开放手术，主要原因是手术无须颈前颈阔肌皮瓣的分离也无须打开两侧带状肌之间的颈白线，因此在气管前区域产生瘢痕挛缩的程度小于其他颈前入路甲状腺手术，使得术后短期的颈前区疼痛感和长期的颈前吞咽不适感发生较少；③由于是侧面入路，容易显示及解剖喉返神经以及腺体上下极血管,利于解剖保护或血管处理;④由于手术是一个非正压术腔(无充气且术腔内安置吸引器),为术者提供了一个稳定的无气雾干扰的清洁手术空间,术者体验优于充气腔镜甲状腺手术。

但是尽管其有上述诸多优点,与传统开放甲状腺手术相比,无充气经腋入路完全腔镜甲状腺手术也有一定的不足之处:①从腋窝到颈部需要建立一个宽大的隧道,故建腔的过程需要大面积游离皮瓣,从而皮下的损伤更大,因此对患者的实际手术创面会较传统开放甲状腺手术更甚。②手术在建腔越过锁骨区域时,锁骨上神经可能受到损伤,国内的研究显示在技术稳定期锁骨上(下)麻木症状的发生率约为5.7%,然而传统颈前入路的开放甲状腺手术一般不存在这个问题。尽管如此,锁骨上(下)麻木症状的发生率可以通过积累更多的手术经验获得改善,通过术中主动解剖暴露锁骨上神经以保护术后该区域的感觉功能。③由于术野显露对于胸骨后以及前上纵隔清扫存在一定的盲区,因此该区域如果存在明显转移淋巴结患者不适用于该技术。④经腋窝入路完成对侧腺体及中央区淋巴结清扫是比较困难的。

综上所述,无充气经腋入路完全腔镜甲状腺手术经腋窝自然褶皱切口,避免了颈部瘢痕,经胸大肌、颈部自然间隙建腔,可较好地避免术后颈前下段的感觉异常及吞咽时皮肤联动异常。术式安全性较高,不需要充入CO_2,减少气体相关并发症的可能同时保障了术野稳定和清晰,是集安全性、肿瘤根治性及美容于一体的理想术式。该术式是较先得到国内外同行肯定并开展的甲状腺全腔镜手术方式之一和运用机器人手术系统辅助的甲状腺手术方式之一。

二、适应证与禁忌证

(一) 适应证

1. 需手术的甲状腺结节、腺瘤等良性病灶,最大径≤6cm(囊性可放宽至6~8cm)。

2. 需手术的甲状腺功能亢进患者,且甲状腺肿大不超过Ⅱ度的单侧甲状腺病变。

3. 分化型甲状腺癌(differentiated thyroid carcinoma,DTC)同时满足以下情况:①原发灶最大径<4cm;②无腺外侵犯或仅突破甲状腺前被膜的微小外侵病灶或微小侵犯胸骨甲状肌;③cN_0或cN_1且转移淋巴结无相互融合、固定。

一般推荐单侧腋窝入路行患侧甲状腺及淋巴结手术,同时进行对侧甲状腺手术可由经验丰富的医师实施,或选择双侧腋窝入路。

(二) 相对禁忌证

1. 过于肥胖或肌肉过于发达。

2. 颈、胸部畸形及锁骨畸形。

3. 肿瘤突破后被膜或肿瘤位置接近喉返神经入喉处。

4. 转移淋巴结较大、较多,易被膜外侵犯。

（三）禁忌证

1. 伴严重共病而无法耐受全身麻醉或常规手术体位者。

2. 既往有患侧颈部手术史、放射治疗史或热消融治疗史。

3. 实质性良性病灶较大（直径≥6cm），Ⅲ度肿大的甲状腺功能亢进，胸骨后甲状腺肿。

4. DTC 明显腺外侵犯，如侵犯喉返神经、喉、气管、食管等。

5. DTC 伴上纵隔淋巴结转移或转移淋巴结融合、固定。

6. 不良预后病理亚型的 DTC，未分化甲状腺癌。

7. 甲状腺肿瘤合并严重的甲状腺炎性疾病。

三、术前评估与准备

1. 实验室检查　血常规、血型、肝肾功能、电解质、凝血功能、甲状腺功能等检查。

2. 辅助检查　心电图检查、正侧位 X 线胸片、颈部彩色多普勒超声检查（包括甲状腺和颈部淋巴结）、电子鼻咽喉镜检查、颈部增强 CT 扫描、甲状腺细针穿刺细胞学检查等。

3. 术前医患沟通　术前谈话时术者应主动全面地讲解患者的病情、治疗选择和手术风险，着重讲解经腋窝入路腔镜甲状腺手术的基本常识、手术方法、注意事项、术前准备和可能的并发症，耐心、细致、详细地解答患者的各种提问，缓解患者术前的焦虑和恐惧，让患者建立起配合医师治愈疾病的信心。

4. 术前常规准备

（1）患者术前在医师或护士指导下练习有效的咳嗽、深呼吸（避免术后肺不张和肺部感染）以及仰卧位去枕伸颈活动（避免术后颈部不适）。

（2）针对可能存在排尿和排便困难的患者，术前加强排尿和排便训练。

（3）患侧腋窝区域备皮，术前充分休息。

（4）术前无需常规预防性使用抗生素。

四、手术所需器械

1. 腔镜甲状腺手术器械

（1）常规器械：腔镜吸引器、腔镜抓钳、腔镜分离钳、腔镜双极电凝、腔镜剪刀、腔镜持针器、电凝钩、超声刀，10mm 30°腹腔镜，5mm 穿刺器。

（2）特殊器械：带吸引孔的悬吊拉钩、悬吊支架。笔者发明了一套经腋窝入路多功能拉钩器械，不仅可以完成甲状腺切除，还可以满足下颌下腺、腮腺、乳腺肿瘤及上纵隔淋巴结清扫使用。

2. 开放甲状腺手术常规器械　长头电刀、止血钳、吸引器等。

五、手术操作步骤与技巧

为了简化手术步骤便于理解及记忆，笔者按照团队完成了 600 余例经验总结了"六步法"，并不断完善。该手术步骤总体思路从体位与切口设计、手术操作空间建立及腺体及淋巴结切除三大方面细化六个具体手术步骤（图5-1）。其中，体位及切口突出了利于腺体显露、利于手术操作、利于切口隐蔽。手术操作空间的建立突出了三步建立手术操作空间，并提出肌间隙、肌后缘、肌三角等重要解剖标志。腺体及淋巴结切除突出血管、神经先导的思路，率先显露、解剖保护重要结构，然后采取由下向上、由外向内的手术推进方向，喉返神经解剖采取先升后降的解剖策略达到既有利于重要结构保护，又有利于手术的彻底性。

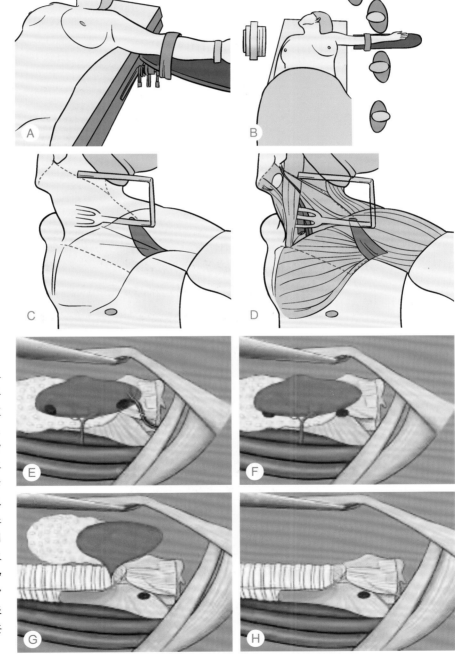

图5-1　"六步法"示意图
第一步. 手术体位与人员布局（A和B）。第二步. 手术操作空间的建立——"三部建腔"（C、D、E）。第三步. 喉返神经及下甲状旁腺的显露解剖保护、中央区淋巴结的清扫（G）。第四步. 上位甲状旁腺的识别与保护、下甲状旁腺的识别（E和F）。第五步. 甲状腺上极及血管的切断和喉上神经的识别与保护（F）。第六步. 喉返神经入喉处的处理、肿瘤的整体切除（H）。

（一）手术体位与切口设计

全身麻醉后，患者采取垫肩仰卧头轻度拉伸体位，头偏向健侧约 45°，患侧上肢自然外展
90°~180°（若水平直视下患侧锁骨高于甲状腺峡部，则适当调整上肢外展角度 >90°直至患侧锁骨
下移低于甲状腺峡部水平），显露患侧腋窝（图 5-2），做腋窝自然皱褶切口。以腋窝切口距乳腺约
两横指、腋前线略下方处作为 Trocar 的置入位置。常规消毒铺巾，沿术前设计做手术切口。切开
皮下脂肪层后助手将切口上缘拉至胸大肌外侧缘上端。

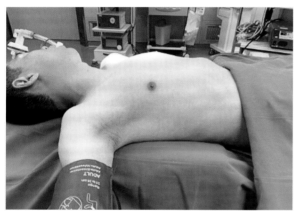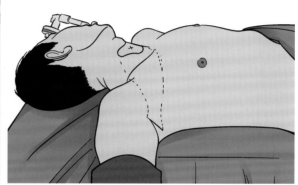

图 5-2　手术体位与切口设计

操作技巧及注意事项：

1. 选择腋窝皱褶线美观效果佳，一般选择第二腋纹，长 4~6cm，切口不宜超过腋前线，选择腋
前线操作手更方便但是不利于患者美观。

2. Trocar 待悬吊拉钩安置初期将皮瓣固定时再插入，插入点亦可根据实际情况及术者习惯具
体调整，该点离腋窝切口越远，器械干扰现象不明显，但穿刺点的美观效果越不理想。若该点离切
口越近，器械干扰现象会变得明显，而术后穿刺点则不明显。穿刺点应保持在胸大肌上方，避免了
肌肉阻挡器械操作过程。

（二）手术操作空间的建立

建立手术操作空间主要依靠"三步建腔法"：即拉起胸大肌表面皮肤——建胸壁腔，拉起胸锁
乳突肌或其胸骨头——建血管鞘腔及拉起带状肌——建甲状腺腔。

第一步：开始时以拉钩辅助，用长头电刀沿肌肉与皮下脂肪之间的间隙分离。分离的范围为
腋窝的切口两端，下界至胸骨上窝，上界至甲状腺锥状叶。分离时注意保留胸大肌肌膜的完整性
（图 5-3A）。当电刀无法继续分离皮瓣时，更换为悬吊拉钩并进行腔镜下分离操作（图 5-3B）。用电
凝钩或超声刀沿制订区域分离皮下隧道（图 5-3C），当分离至锁骨时注意保护颈丛神经的分支——
锁骨上神经（图 5-3D），以减少患者术后锁骨上区域的麻木。越过锁骨向深部向深面可显露出胸

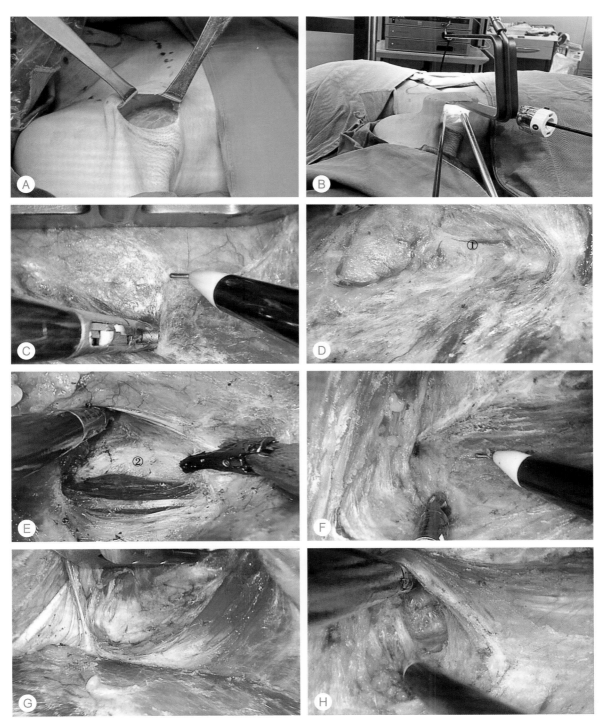

图 5-3　手术操作空间的建立

A. 显露胸大肌外侧缘；B. 操作器械的放置；C. 分离胸大肌皮瓣；D. 保护锁骨上皮神经；E. 定位胸锁乳突肌间隙；
F. 定位胸锁乳突肌后缘；G. 分离胸锁乳突肌间隙；H. 分离胸锁乳突肌后缘。
①锁骨上皮神经；②胸锁乳突肌间隙。

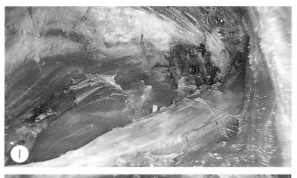

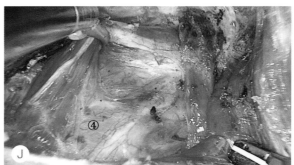

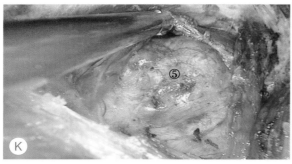

图 5-3（续）

I.解剖肩胛舌骨肌;J.显露带状肌外侧与肩胛舌骨肌交界的"肌三角";K.牵开带状肌显露甲状腺。

③肩胛舌骨肌;④颈内静脉;⑤甲状腺。

锁乳突肌肌束,少许分离显露胸锁乳突肌的后缘。自然显露或腔镜器械牵拉后显露胸锁乳突肌胸骨头和锁骨之间的黄白色自然肌间隙（图 5-3E）或肌后缘（图 5-3F）。顺自然间隙分离筋膜组织,移动悬吊拉钩拉起肌肉的胸骨头或（图 5-3G）肌后缘（图 5-3H）。

第二步:建腔后显露并游离肩胛舌骨肌及颈动脉鞘血管,肩胛舌骨肌为一重要解剖标志（图 5-3I）,肌肉下方为颈动脉鞘与带状肌。

第三步:沿带状肌外侧与肩胛舌骨肌交界形成的"肌三角"分离（图 5-3J）,显露甲状腺腺体（图 5-3K）。上界为甲状腺上极,下界为胸骨上窝,内侧界略越过甲状腺峡部至健侧腺体,外侧界为颈动脉内侧缘。肩胛舌骨肌保留与否根据术者的熟练程度、喜好或术野的暴露决定。通过"肌三角"寻找带状肌的外侧缘,分离带状肌深面直达显露深面腺体筋膜,拉钩前进拉起带状肌肉完成第三步建腔,并根据术前视野的暴露情况,适当松解并降低胸锁乳突肌两侧,最终完成手术操作空间的建立。

操作技巧及注意事项:

1. 越过锁骨时,皮瓣下方视野内无胸大肌,而是富含脂肪组织和筋膜的结缔组织。若过度向深面分离,可能会造成臂丛神经损伤及同侧上肢淋巴水肿,分离时可通过增加拉钩的拉力来显露分离间隙,注意胸大肌肌膜完整性的保护。

2. 部分患者胸锁乳突肌间隙不明显,须术中仔细分辨肌肉的走行差异来显露,或用分离钳适当进行不同层次分离寻找。部分患者间隙显露困难时,胸锁乳突肌后缘间隙相对解剖固定,可以选择后缘入路。

3. 分离胸锁乳突肌间隙,两侧分离的距离略大于拉钩宽度即可。向头侧分离时,需注意防止颈外静脉损伤,主动规避是最好的方法。

4. 带状肌由胸骨舌骨肌与胸骨甲状肌构成,将两层肌肉一同牵拉起分离,避免逐一分离带来更多的出血与创伤。

5. 肌后缘入路要注意后外方颈外静脉的保护。

（三）喉返神经及下甲状旁腺的显露解剖保护、中央区淋巴结的清扫

在气管食管沟中下区域薄层钝性分离,显露甲状腺下动脉以及深面与之垂直交叉关系的喉返神经。沿喉返神经走行向神经入喉处钝性分离表面组织,解剖游离保护神经(图 5-4A),并注意识别和保护甲状旁腺及血供(图 5-4B)。同期多点凝固甲状腺下动脉(图 5-4C)。神经解剖显露保护后,继续由下向上,由外向内分离颈动脉外侧缘的结缔组织,下界是胸廓入口,深面是食管肌层及部分椎前筋膜,中线为气管健侧外缘。沿上述边界,由下向上,由外向内将整体气管食管沟结缔组织向上向中线掀起并与原发灶连成一体(图 5-4D),如此完成气管前(图 5-4E)及气管食管沟中央区淋巴结的清扫。尽量靠气管处凝固甲状腺下动脉及其周围静脉,以确保甲状旁腺血供。胸廓入口处淋巴结显露较为困难,"筷子效应"严重,需腔镜器械与镜头位置不断调整与变化。利用

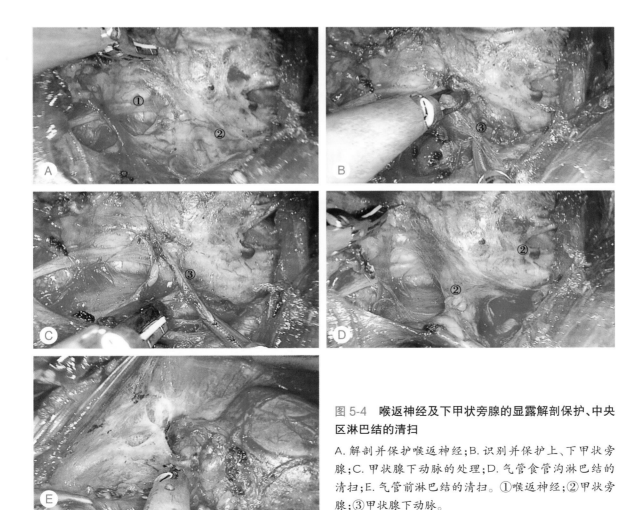

图 5-4　喉返神经及下甲状旁腺的显露解剖保护、中央区淋巴结的清扫

A. 解剖并保护喉返神经;B. 识别并保护上、下甲状旁腺;C. 甲状腺下动脉的处理;D. 气管食管沟淋巴结的清扫;E. 气管前淋巴结的清扫。①喉返神经;②甲状旁腺;③甲状腺下动脉。

器械提拉作用,将胸骨后淋巴结缔组织提出胸骨后视野盲区完成操作,从而清扫神经深面 6B 区淋巴结,喉返神经分离采用"先升后降"的原则,"先升"利于清扫神经深面淋巴结,然后分离下沉神经利于清扫神经浅面 6A 区淋巴结及脂肪结缔组织及气管前淋巴结,保护胸腺上端或胸腺舌叶,防止胸腺内异位甲状旁腺的误切或下甲状旁腺的血供损伤。同时也要注意胸腺下方的隐匿淋巴结。充分发挥拉钩牵拉"助手"的作用,让腺体及中央区组织悬吊形成一定张力,利于手术操作。通常下甲状旁腺解剖变异大,不容易保留。对于无法原位保留、无法保证良好血运或意外切除的甲状旁腺,果断采取甲状旁腺自体移植的策略,游离移植多选切口附近胸大肌内,并同时建议以不吸收缝线留长头标记,便于以后辨认及保护。术中辅助甲状旁腺识别与保护技术,增加甲状旁腺的识别与保护。

操作技巧及注意事项:

1. 术中亦可神经监测设备辅助识别和保护喉返神经。

2. 采用能量器械离断神经周围组织时,工作头应远离喉返神经,至少保留 3~5mm 的安全距离,低功率挡位更为安全,同时尽量保持用一个小的湿纱条隔离超声刀与邻近重要结构。

3. 胸廓入口处淋巴结清扫是经腋腔镜甲状腺手术的难点,因此,术前该区域 CT 等影像学评估尤为重要,利用器械提拉作用,将胸骨后淋巴结缔组织提出胸骨后视野盲区完成操作,操作时时刻警惕和观察喉返神经位置,避免神经的损伤。此处神经利用拉钩对神经牵拉上行的状态,先清扫神经深面 6B 区淋巴组织,然后将神经游离下降后再清扫神经浅面 6A 区淋巴结。否则该区域组织一旦清扫后,整体结构下降部分区域可能成为视野盲区。多使用能量器械低功率挡位,保证小血管的充分凝固。

4. 保证甲状腺下动脉凝固的断端位于手术视野内,以便于动脉回缩出血的处理。

5. 部分患者甲状腺下静脉分布于气管前组织深方,淋巴结清扫时可配合能量器械低功率挡位凝固血管。

(四)上甲状旁腺的识别与保护、下甲状旁腺的识别

上甲状旁腺位置相对固定,80%~85% 集中在以甲状软骨下角(或喉返神经与甲状腺下动脉交点上方 1cm)为圆心、半径为 1cm 的圆形区域内。将甲状腺上极腺体向外上方牵拉,显露和保护上甲状旁腺及其周围血管网(图 5-5A)。下甲状旁腺位置变异较大,大多数(约 80%)位于甲状腺下极与胸腺之间的区域,因此在淋巴结清扫前应首先判断与识别其位置。剥离颈动脉外膜,凝固甲状腺中静脉,显露中央区淋巴结清扫的外界(图 5-5B)。手术遵循肿瘤的整体切除(en-bloc resection),因此中央区淋巴结清扫会贯穿了整个手术过程。

操作技巧及注意事项:上甲状旁腺位置相对固定,力争原位保留。悬吊拉钩将腺体及中央区组织整体向上牵拉,可在视野中上区域寻找下甲状旁腺。

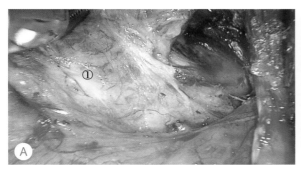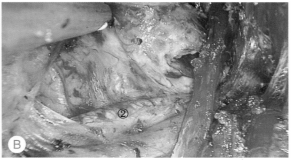

图 5-5　上甲状旁腺的识别与保护、下甲状旁腺的识别

A. 识别并保护上甲状旁腺；B. 剥离颈动脉外膜显露中央区淋巴结清扫外界。①甲状旁腺；②颈动脉。

（五）甲状腺上极及血管的切断和喉上神经的识别与保护

在腺体上极区域精细化被膜解剖在真假被膜之间分离，上极后外区域将上甲状旁腺以及邻近脂肪结缔组织分离保护。分离并完整显露甲状腺上极腺体，同时直达环甲间隙（图 5-6A）裸化上极血管（图 5-6B），多点凝固上极血管，此处先处理上极血管有助于减少后续手术的术中出血。钝性分离环甲间隙，显露并裸化单独处理甲状腺上极血管。超声刀紧贴腺体多点凝固血管，降低出血风险，避免血管深面紧贴进入环甲肌的喉上神经损伤（图 5-6C）。术中亦可神经监测设备辅助识别和保护喉上神经。

操作技巧及注意事项：

1. 确保在甲状腺真被膜浅面分离，主动寻找保护上甲状旁腺及邻近结缔组织。

2. 裸化上极血管可以减少能量器械处理时对深面环甲肌和喉上神经等重要结构的损伤。

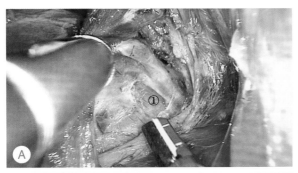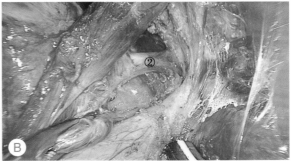

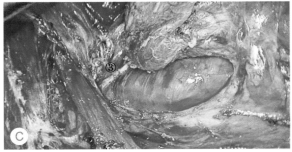

图 5-6　甲状腺上极及血管的切断以及上甲状旁腺和喉上神经的识别与保护

A. 显露环甲间隙；B. 裸化甲状腺上极血管；C. 识别并保护喉上神经。

①环甲间隙；②甲状腺上极血管；③喉上神经。

3. 对于上极解剖位置较高,腺体较大患者,若上极血管显露困难,可再向头侧分离少许带状肌(必要时可以切断)。向下牵拉甲状腺上极区腺体,利于上极血管的裸化与凝固。

4. 处理上极时,如果肩胛舌骨肌遮挡严重,也可以切除该肌。

(六)喉返神经入喉处的处理、肿瘤的整体切除

通过上述步骤后,腺体大体游离,仅剩下喉返神经入喉区域以及峡部和对侧腺体需要处理(图 5-7A)。对于入喉点甲状腺悬韧带区域的处理可考虑双极电凝再剪开的原则,使得最大限度减少热损伤、出血以及腺体的彻底切除(图 5-7B)。若采用能量器械操作,悬韧带尽量保证一次离断,多次离断可能会造成腺体残留。盐水纱条遮挡喉返神经入喉点,降低热损伤。若悬韧带处组织较为致密,也可用电凝钩逐层分离离断。顺腺体走行于头侧切除锥状叶和清扫喉前淋巴结(图 5-7C),最后实现肿瘤的完整切除(图 5-7D)。标本袋将肿瘤整体从腋窝切口中取出。

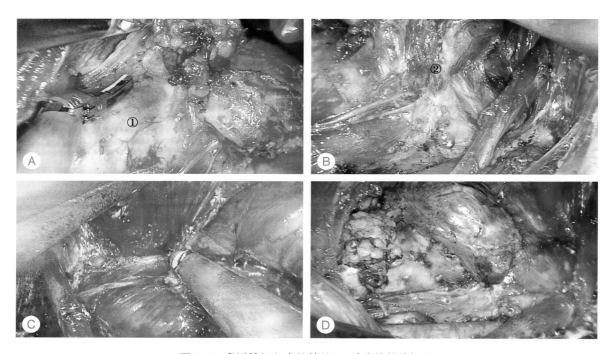

图 5-7 喉返神经入喉处的处理、肿瘤的整体切除

A. 甲状腺下极及峡部的处理;B. 喉返神经入喉点的处理;C. 甲状腺锥状叶及喉前淋巴结的处理;D. 原发灶及中央区淋巴结一并完整切除。①气管;②喉返神经入喉点。

操作技巧及注意事项:

1. 喉返神经入喉点处微小血管较多,组织致密,避免腔镜器械的过度分离造成出血。可用盐水纱条向下推挤神经,以此来显露间隙。

2. 部分患者悬韧带处可酌情残留少许腺体,保障术后嗓音功能及生活质量。

3. 尽管腋窝的手术操作空间较大,但避免直接将标本从腋窝的手术操作空间中取出,标本袋

的运输可以减少肿瘤或甲状腺腺体种植的发生率。

（七）结束手术

术区冲洗。充分止血,胸锁乳突肌、锁骨及锁骨上窝是容易渗血的部位。从腋窝切口安置术腔血浆引流管。分层缝合腋窝切口。腋窝、锁骨上、颈部予以加压包扎。

六、术后处理

术后适当补液,去枕平卧 6 小时,常规给予低流量吸氧,进行心电监护,床旁备气管切开包。术后复查甲状腺功能、甲状旁腺激素、电解质等指标,观察并记录患者的血压、脉搏、血氧饱和度等生命体征的变化。如无特殊生命体征的变化,6 小时后可改为低半坐卧位,有利于呼吸、循环。鼓励患者早期进行下床活动,减少坠积性肺炎等并发症的发生。术后 6 小时可以流质饮食。如术中考虑有神经损伤或者水肿,可给予雾化吸入,激素等对症处理。引流管置于低位,观察引流管液量、颜色及性质。术后 1~2 天若引流量 <10mL,或颜色淡黄色可以早期拔除引流管。拔管后注意观察患者呼吸情况,术后应着重观察患者有无声音嘶哑、饮水呛咳、手足麻木或抽搐等甲状腺手术的常见并发症。术后加强颈部康复锻炼,胸锁乳突肌下段区域可热敷、按摩及理疗等促进康复。门诊定期随访复查。

七、讨论与总结

与其他入路相比,无充气经腋入路完全腔镜甲状腺手术将手术切口隐藏于腋窝区域,减少了经胸乳等多孔入路可能遗留在胸壁等处的瘢痕,且通过一个沿腋窝褶皱的长切口完全能够置入所需的腔镜器械,减少了额外的辅助小切口,同时由于切口相对而言较大,利于体积较大的腺体取出。

1. 单孔腔镜操作的技巧　但是一个切口的单孔操作对主刀医师和持镜助手的配合默契程度要求较高,助手最好先通过一定时间的腹部单孔腔镜手术训练,才能与主刀医师在狭小的操作空间中默契配合,及时调整镜头的深度和方向,使主刀的操作器械始终位于前方,镜头在后方中央,避免操作中抓钳、镜头和超声刀来回碰撞影响操作。为了进一步提高操作的准确与方便,笔者的体会是需根据患者的体型和肿瘤的位置选择合适的切口位置和长度,不要过度追求小切口和隐蔽性。

2. 建腔操作的技巧　建腔过程中要找准层次,胸部应在胸大肌筋膜浅面,保留肌膜完整性,避免肌筋膜破坏导致出血影响视野。建议隧道到达颈部区域时,可在胸锁乳突肌和颈前带状肌浅面分离（即颈筋膜浅层深面）,分离后颈前静脉在皮瓣侧,通过拉钩牵拉形成所谓的"天花板"。整个建腔游离过程,须保证适当大小的通道以便操作,尽量在自然间隙间分离解剖,术中操作时一定小心谨慎,勿用钝性用力牵拉造成出血,最好采用超声刀或电钩边凝切边推进。注意胸锁乳突肌后缘颈外静脉分离保护。对于胸锁骨乳突肌间隙不明显或发育不佳者,可考虑肌后缘入路,避免过度分离寻找肌间隙导致的肌肉损伤,该入路对于血管鞘及空间的显露具有一定优势,并为腋窝入路颈部择区性颈淋巴结清扫提供手术入路参考。

3. 避免喉返神经损伤的技巧 手术操作过程中可能出现喉返神经损伤,除了减少对神经的钳夹和牵拉以外,尤其应该注意能量器械对神经产生的热损伤,建议超声刀的工作距离为 2mm 以上,并且激发时间控制在 3 秒以内的多次短激发的方式进行,解剖过程最好有神经监护仪探钳进行电位信号的确认,湿纱布及时降温处理。

4. 保护甲状旁腺的技巧 甲状旁腺的保护同样依靠对甲状腺被膜的精细化解剖,游离甲状腺时应紧贴甲状腺被膜,在凝固甲状腺上、下极的血管时遵循单个分别阻断,多点凝固,下动脉尽量在神经内侧凝固,注意尽量保留甲状旁腺血供。

5. 避免气管损伤的技巧 另外由于操作空间限制和器械的灵活度的影响,在分离 Berry 韧带时应尤为小心以免损伤或切破气管。笔者经验可采取双极电凝结合剪刀切开的方式避免热损伤。

上文在手术步骤中列举了经腋无充气完全腔镜甲状腺癌根治术的步骤以及操作中的技巧和注意事项。三步建腔法通过拉钩悬吊不同结构直至最后显露甲状腺,建腔过程中注意寻找筋膜间隙、肌肉间隙等,确保腔隙建立的正确层次,减少分离致使的创伤。切除甲状腺时以重要结构为导向,优先显露和处理甲状腺血管,减少后续手术出血,接近着主动显露喉返神经、气管、食管等术区解剖结构。重要结构显露保护后由下向上、由外向内,从胸骨上凹向内上方向清扫中央区淋巴结及脂肪结缔组织,将原发病灶腺体以及中央区清扫淋巴结一并完整切除,遵循了肿瘤的根治及无瘤原则;腔镜的放大作用使手术更加精细化,重要结构的识别、解剖与保护更有优势;主刀医师与扶镜助手默契配合的是保障手术顺利进行的重要保障。然而,对于清扫胸骨后区淋巴结存在视野盲区,术前推荐增强 CT 和/或彩超评估中央区尤其是胸骨后是否存在肿大淋巴结。此外,该方法对于处理对侧腺体以及中央区淋巴结是比较困难的,因此推荐适用于单侧癌变没有高危因素的患者。

希望通过手术步骤的归纳及总结,并分析每个步骤中注意事项,为此项技术的开展和推广提供参考与帮助。

(李 超 郑传铭 雷尚通)

参 考 文 献

[1] YOON J H, PARK C H, CHUNG W Y. Gasless endoscopic thyroidectomy via an axillary approach: experience of 30 cases [J]. Surg Laparosc Endosc Percutan Tech, 2006, 16 (4): 226-231.

[2] ZHOU Y, CAI Y, SUN R, et al. Gasless transaxillary endoscopic thyroidectomy for unilateral low-risk thyroid cancer: Li's six-step method [J]. Gland Surg. 2021, 10 (5): 1756-1766.

[3] KIM M J, NAM K H, LEE S G, et al. Yonsei experience of 5000 gasless transaxillary robotic thyroidectomies [J]. World J Surg, 2018, 42 (2): 393-401.

[4] STANG M T, YIP L, WHARRY L, et al. Gasless transaxillary endoscopic thyroidectomy with robotic assistance: A high-volume experience in North America [J]. Thyroid, 2018, 28 (12): 1655-1661.

[5] 中国抗癌协会甲状腺癌专业委员会. 无充气腋窝入路腔镜甲状腺手术专家共识(2022 版)[J]. 中华内分泌外

科杂志,2021,15(6):557-563.

［6］中国医师协会外科医师分会甲状腺外科医师委员会.甲状腺围手术期甲状旁腺功能保护指南(2018版)［J］.中国实用外科杂志,2018,38(10):1108-1113.

［7］中国医师协会外科医师分会甲状腺外科医师委员会.经口腔前庭入路腔镜甲状腺手术专家共识(2018版)［J］.中国实用外科杂志,2018,38(10):1104-1107.

［8］LI W,WANG B,JIANG Z G,et al. The role of thymus preservation in parathyroid gland function and surgical completeness after bilateral central lymph node dissection for papillary thyroid cancer:A randomized controlled study［J］. Randomized Controlled Trial Int J Surg,2019,65:1-6.

［9］TESHIMA M,OTSUKI N,MORITA N,et al. Postoperative hypoparathyroidism after total thyroidectomy for thyroid cancer［J］. Auris Nasus Larynx,2018,45(6):1233-1238.

［10］黄璐,李超,蔡永聪,等.术中甲状旁腺识别与保护技术的研究进展［J］.中华全科医师杂志,2019,18(1):78-81.

［11］中国医师协会外科医师分会甲状腺外科医师委员会.甲状腺及甲状旁腺手术中神经电生理监测临床指南(中国版)［J］.中国实用外科杂志,2013,33(6):470-474.

［12］中国医师协会外科医师分会甲状腺外科医师委员会.甲状腺外科能量器械应用专家共识(2017版)［J］.中国实用外科杂志,2017,37(9):992-997.

［13］CHABRILLAC E,ZERDOUD S,FONTAINE S,et al. Multifocal recurrence on the transaxillary robotic thyroidectomy incision［J］. Eur Ann Otorhinolaryngol Head Neck Dis. 2020,137(1):59-60.

［14］HARACH H R,CABRERA J A,WILLIAMS E D. Thyroid implants after surgery and blunt trauma［J］. Ann Diagn Pathol. 2004,8(2):61-68.

［15］BENINATO T,KLEIMAN D A,SCOGNAMIGLIO T,et al. Tract recurrence of a follicular thyroid neoplasm following transaxillary endoscopic thyroidectomy［J］. Thyroid,2012,22(2):214-217.

［16］周雨秋,李超,蔡永聪,等.无充气经腋完全腔镜下胸锁乳突肌后缘与胸锁乳突肌间隙入路治疗甲状腺乳头状癌的比较［J］.中华外科杂志,2021,59(6):1-5.

第六章

经胸乳入路完全腔镜甲状腺手术

扫码观看　手术视频

一、概述

　　经胸前入路包括经胸乳入路和完全乳晕入路两种,是最经典、适应证最广、技术最成熟的入路,也是腔镜手术中目前公认的首选入路。其中,经胸乳入路(via chest breast approach)历史最为悠久,最早由学者 Ohgami 于 1998 年在日本国内提出,并于 2000 年在国际期刊公开报道。

　　与完全乳晕入路相比,经胸乳入路的"筷子效应"较小,手术视野角度更为宽阔,更适合腔镜甲状腺手术初学者操作。然而,由于经胸乳入路存在中间切口易瘢痕增生、低领上衣无法遮盖手术瘢痕等缺陷,目前在女性患者中较少应用,多用于男性或者颈侧区淋巴结清扫的病例。

　　本节以胸乳入路为例,阐述胸前入路腔镜甲状腺的手术过程。

二、适应证与禁忌证

(一) 适应证

1. 患者有强烈的美容要求。

2. 各种良性甲状腺疾病,包括甲状腺功能亢进、结节性甲状腺肿和甲状腺良性肿瘤,单个肿块大小≤6cm。

3. 甲状腺乳头状癌,肿瘤大小≤2cm。

4. cN_0 或 cN_{1a} 不合并淋巴结外侵犯。

（二）相对适应证

对于有相当操作经验的术者，可适当扩大适应证如下。

1. 甲状腺良性肿瘤>6cm或Ⅲ度肿大的甲状腺功能亢进，考虑可采用分片切除技术。

2. cN_{1b}，无淋巴结囊变或融合，且锁骨下方无转移淋巴结。

3. 腔镜甲状腺手术的再次手术（单侧甲状腺术后，追加对侧腺叶切除或颈侧区清扫），且原手术区无复发迹象并无须再次手术探查。

（三）禁忌证

1. 患者无美容需求。

2. 既往有颈部手术史或放射治疗史。

3. 甲状腺髓样癌或未分化肿瘤。

4. 转移淋巴结囊变或融合固定。

5. 局部晚期肿瘤（不包括带状肌侵犯），伴神经、气管、下咽或食管侵犯，以及颈部淋巴结广泛转移。

6. 胸骨后方或上纵隔有淋巴结转移。

7. 凝血功能障碍、不能耐受全身麻醉等全身手术禁忌证。

三、术前评估与准备

1. 实验室检查　血常规、血型、肝肾功能、电解质、凝血功能等检查。完善降钙素和癌胚抗原检查，排除甲状腺髓样癌。术前评估甲状腺激素相关全套检查（包括各种抗体水平），明确有无桥本甲状腺炎和甲状腺功能亢进。

2. 辅助检查　心电图检查、胸片（正侧位）、双侧甲状腺及颈部淋巴结彩色超声检查、电子鼻咽喉镜检查、甲状腺细针穿刺细胞学检查、*BRAF*基因V600E突变检测等。术前常规完善颈部CT增强扫描，以评估肿瘤位置及淋巴结转移情况。对于碘对比剂过敏的患者，颈部增强MRI可作为替代检查。对于甲状腺功能亢进患者，可通过甲状腺核素显像来鉴别原发性和继发性甲状腺功能亢进。此外，对于既往有胸部整形手术史或假体植入史的患者，建议行胸部CT或MRI检查。

3. 术前医患沟通　术前谈话时术者应主动全面地讲解患者的病情、治疗选择和手术风险。充分了解患者职业、婚姻等社会背景，以评估患者美容需求。着重讲解经胸乳入路甲状腺腔镜手术的基本常识、手术方法、注意事项、术前准备和可能的并发症。

4. 术前常规准备

（1）患者术前在医师或护士指导下练习有效的咳嗽、深呼吸（避免术后肺不张和肺部感染）以及仰卧位去枕伸颈活动（避免术后颈部不适）。

（2）针对可能存在排尿和排便困难的患者，术前加做排尿和排便的训练。患侧腋窝区域备皮，术前充分休息。

（3）术前无须常规预防性使用抗生素。

（4）对于甲状腺功能亢进患者，为尽可能降低术中出血和围手术期甲状腺危象风险，应在内科治疗基本控制甲状腺功能亢进症状后，口服复方碘溶液 10~14 天。

（5）当腺体大小超过 130mL 时，腔镜手术难度较大，手术中途转开放风险较高，不建议初学者尝试。此种情况下，建议术前联系放射介入科，行甲状腺上、下动脉栓塞，以减少出血。

四、手术所需器械

1. 内镜手术器械　30°内镜、穿刺器、腔镜甲状腺手术拉钩、神经监护气管导管、腔镜神经分离钳、电凝钩、超声刀、无创抓钳、分离钳、单极电凝线、可视剥离器、注水针、内镜用组织剪、内镜用吸引器、双极电凝钳、双极电凝线等（图 6-1）。

2. 常规甲状腺手术器械　弯头蚊式钳、小弯止血钳、中弯止血钳、持针器、剪刀、吸引器头、刀柄、尺子等。

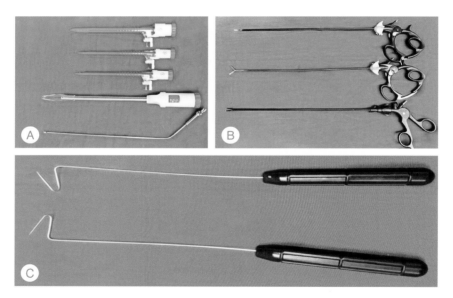

图 6-1　腔镜甲状腺手术专用器械

A. 自上至下依次为 10mm Trocar、2 个 5mm Trocar、可视剥离器、注水针；B. 自上至下依次为分离钳、无创抓钳、神经分离钳；C. 腔镜甲状腺专用拉钩。

五、手术操作步骤与技巧

（一）手术体位与切口设计

全身麻醉后，患者体位取人字位，仰卧，肩部垫枕，枕部垫头圈，保持颈部轻度过伸位。双下肢外展成角 45°~60°，并用绷带妥善固定。将患者双臂内收于身体两侧，固定。常规消毒铺巾，消毒范围上达下唇,外至上臂中部及腋中线,下至脐水平。

经胸乳入路的两侧切口长度约 6mm,中间切口长度 12mm。如腺体体积较大,预期标本取出困难,可适当延长中间切口长度至 15mm。左侧切口在左乳晕 10 点到 11 点位置,右侧切口在右乳晕 1 点到 2 点位置,中间切口位于两乳头连线中点偏右(通过乳沟隐藏,图 6-2)。

操作技巧及注意事项:

1. 对于男性患者,切口可以选择第 3 或第 4 肋间横切口。

2. 腔镜腺叶切除和中央区淋巴结清扫,为实现更好的美容效果,可选择完全乳晕入路;而腔镜侧外颈区清扫,胸乳入路是优选的入路。

3. 腔镜再次手术,原则上使用原切口建腔。

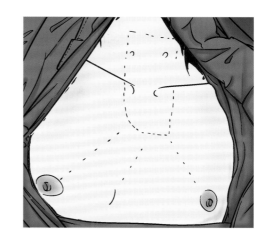

图 6-2　手术切口设计

(二) 手术空间的建立与维持

手术空间的建立主要由 3 个步骤组成,包括注射膨胀液、皮下穿刺和颈前区游离(图 6-3)。

1. 注射膨胀液　膨胀液的主要成分是生理盐水、肾上腺素和罗哌卡因。肾上腺素的作用是收缩血管,减少穿刺过程中隧道出血;罗哌卡因的作用是降低术后疼痛感。膨胀液配制方法为先将 10mL 10% 肾上腺素加入 500mL 生理盐水配制肾上腺素稀释液,然后抽取 70mL 肾上腺素稀释

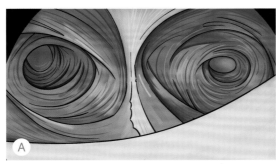

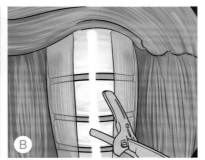

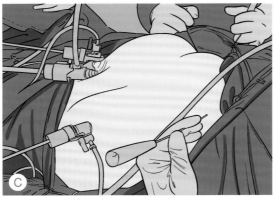

图 6-3　手术空间的建立与维持

A."鼻孔状"皮下隧道;B. 手术空间;
C. 混合空间维持法。

液,并加入 30mL 罗哌卡因(225mg),配成膨胀液。使用专用注水针,从中间切口经皮下穿刺至胸骨角上方,用纱布球压住胸骨上窝(防止膨胀液渗入颈前区),进而注射膨胀液,一边注水,一边退注水针。

2. 皮下穿刺 使用专用可视剥离器,自 12mm 切口处在直视下向胸骨角方向推进,经过胸骨角后,对准左侧胸锁关节推进,然后将分离器退至胸骨角,对准右侧胸锁关节再次进行分离。从 12mm 切口置入 10mm Trocar,导入腔镜后可以看见"鼻孔状"隧道。从左侧切口,经皮下用 5mm Trocar 向右胸锁关节方向穿刺,层次为皮下组织和乳腺之间潜在间隙,进而导入电凝钩,适当分离"鼻中隔"和右侧皮下组织。然后,采用相同方法置入右侧 5mm Trocar(全乳晕入路穿刺方向与主 Trocar 平行,而胸乳入路穿刺方向对准左侧胸锁关节)。

3. 颈前区游离 经右侧 5mm Trocar 导入腔镜吸引器,用吸引器撑开皮瓣,继续使用电凝钩分离皮下组织,直至显露双侧胸锁乳突肌和胸骨上窝脂肪组织。然后,使用超声刀继续游离颈前区皮瓣。手术空间的上界是甲状软骨下缘,下界是胸骨角,外侧界是胸锁乳突肌胸骨头外缘。

手术空间的维持,使用"混合空间维持法",即采用腔镜甲状腺专用拉钩和 CO_2 气腹显露手术野。为减少气腹相关并发症,建腔初期可设置 CO_2 压力为 3mmHg,流量 3L/min。随着空间的增大,气腹压力可逐渐调至 6~8mmHg,流量调到最大。腔镜甲状腺专用拉钩可以用 2~4 个,位置和方向根据手术需要调整。

操作技巧及注意事项:

1. 为了减少能量器械在游离颈前区皮瓣时产生过多雾气,膨胀液注射范围不应超过胸骨上缘,可在注射过程中用纱布球紧压胸骨上窝,防止膨胀液向上弥散。此外,在可视剥离器皮下分离结束,置入主 Trocar 前,要及时用纱布卷将腔隙内膨胀液自切口挤出。

2. 在进行皮下穿刺时,为避免出现"假隧道",应争取一次性穿刺成功,避免来回反复进行皮下穿刺。

3. CO_2 气腹的主要并发症包括高碳酸血症或皮下气肿等。研究表明,CO_2 压力高于 10mmHg 时容易出现上述并发症。因此,建议手术过程中控制 CO_2 气腹不超过 6~8mmHg。

4. 为避免皮肤损伤,初学者建腔时应严格遵循"宁深勿浅"的原则,分离层次深达肌筋膜前方,做到"上黄(颈阔肌)下红(肌肉)"。特别需要注意的是,在甲状软骨下缘附近,皮下脂肪较少,应格外注意建腔层次,做好皮肤的保护。一个简单判别正确层次的方法是观察带状肌肌膜表面,此处不应残留任何脂肪组织。

(三)离断甲状腺峡部,显露气管

气管是腔镜甲状腺手术的航标,而离断峡部和显露气管则是腔镜甲状腺的第一步。及早显露气管,可以预防发生气管损伤、食管损伤和喉返神经(recurrent laryngeal nerve,RLN)损伤等严重并发症。

空间建立后,可以使用超声刀或电凝钩切开颈白线。在环状软骨水平,患侧胸锁乳突肌外侧缘,用 18G 粗针刺穿皮肤后,紧贴胸锁乳突肌表面置入上位拉钩(钩尖朝上),进而显露腺体。先在甲状腺峡部下方离断最下血管和纤维脂肪组织,显露气管,进而离断甲状腺峡部,游离 Berry 韧带,显露环甲间隙。此时,可单独切除喉前组织(包括锥状叶和 Delphian 淋巴结)送检,这样能更好地显露环甲肌,便于后续喉上神经监测和保护(图 6-4)。

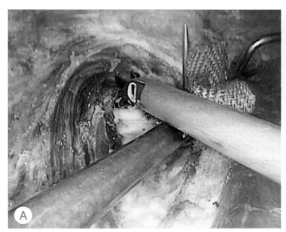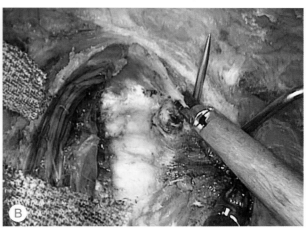

图 6-4　显露气管

A. 离断甲状腺峡部;B. 打开环甲间隙。

操作技巧及注意事项:

1. 腺叶切除时,尽可能和甲状腺峡部一并切除。单侧腺叶切除,靠健侧离断峡部。双侧甲状腺切除时,在中间离断峡部,便于钳夹牵拉甲状腺组织。

2. 显露环甲间隙时,无损伤抓钳往外下方牵拉甲状腺组织,超声刀功能刀头要远离环甲肌。

3. 甲状腺峡部特别肿大者,为改善后续操作视野,可先单独切除峡部。

4. 由于操作空间限制,为防止环甲肌和甲状软骨损伤,应避免在离断峡部的同时切除喉前组织(包括锥状叶和 Delphian 淋巴结),建议在离断峡部打开环甲间隙后单独完成喉前组织切除的步骤。

5. 对于腔镜再次手术追加对侧腺叶切除的情况,由于初次手术在做单侧腺叶切除过程中往往已经切除甲状腺峡部,气管与胸骨甲状肌粘连,常规操作极其容易损伤气管,故气管的显露和保护是至关重要的。在手术操作中,可以切除部分胸骨甲状肌先显露腺体,然后从甲状腺下极和气管之间的潜在间隙逐渐打开 Berry 韧带,从而显露气管。

(四)游离外侧被膜,显露颈总动脉

用无创抓钳向内侧牵拉甲状腺,拉钩牵开带状肌,超声刀离断甲状腺中静脉,显露颈总动脉。使用神经监测技术时,可在颈动脉外侧。迷走神经走行区域,检测 V1 信号(图 6-5)。

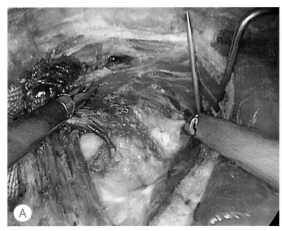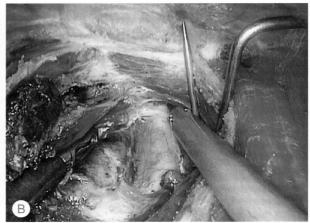

图 6-5　**显露颈动脉**

A. 离断甲状腺中静脉；B. 显露颈动脉。

操作技巧及注意事项：

1. 甲状腺中静脉往往较粗，使用超声刀需注意移行切割凝固。

2. 灵活使用腔镜甲状腺专用拉钩。通过旋转、移动等操作，调节拉钩位置和用力方向，达到充分暴露手术野的目的。

（五）离断甲状腺上动脉

分别沿颈动脉内侧和环甲间隙，向上分离甲状腺上极外侧和内侧，显露上极血管。喉上神经的保护，通常采用"回避法"，可使用腔镜神经分离钳监测和分离喉上神经（见下文"操作技巧及注意事项"）。超声刀紧贴腺体多点移行切割凝固甲状腺上动脉前支。甲状腺上动脉后支可以仅做凝固暂时不切断，留作后面处理（图 6-6）。

操作技巧及注意事项：

1. 喉上神经的保护有直视法和回避法，两种方法。直视法即采用神经分离钳，定位、分离、暴露出明确的喉上神经后，在直视下保护喉上神经。回避法是在离断甲状腺上动脉前，用 3.0mA 刺激电流在准备离断的位置探测，明确无环甲肌收缩或肌电信号，然后分次凝固离断上极血管。

2. 离断甲状腺上极时，需注意后方颈动脉的保护。超声刀对颈动脉壁造成的严重热损伤可能导致术后形成假性动脉瘤，一旦破裂出血，危及患者生命。在操作过程中，应通过旋转超声刀头，使超声刀的功能面尽量远离颈动脉。

（六）处理甲状腺下极，显露喉返神经

用无创抓钳向上牵起甲状腺下极，用超声刀紧贴甲状腺离断下级血管丛，将腺叶逐渐向上翻起。在操作过程中，需要注意保护下甲状旁腺，A 型下甲状旁腺建议自体移植，而 B 型下甲状旁腺

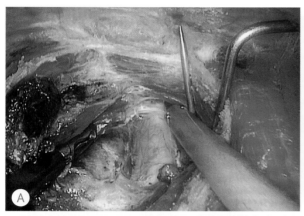
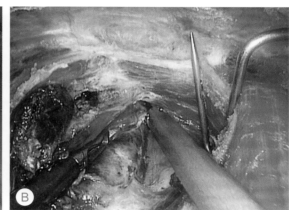
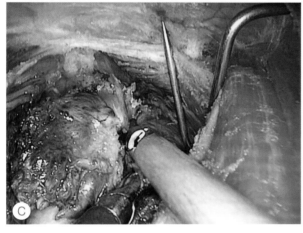

图 6-6　离断甲状腺上动脉

A. 游离甲状腺上极外侧；B. 游离甲状腺上极内侧；
C. 离断甲状腺上动脉前支。

在保证清扫彻底的前提下可考虑原位保留（图 6-7）。

使用分离钳游离甲状腺下 1/3 腺体，显露 RLN，推荐用神经分离钳提前定位 RLN 及其走形。找到 RLN，测 R1，进而采用"神经隧道法"，向上分离显露 RLN，直至入喉点。

操作技巧及注意事项：

1. 在分离 RLN 过程中，可将蓝色干纱条带置于 RLN 表面用于保护神经，避免超声刀的热灼伤。

2. 操作过程中，可能会遇到甲状腺下极血管出血，切忌使用超声刀盲目止血，可使用蓝色纱条填塞止血。

3. 使用超声刀时需要注意保持功能刀头一侧保持与 RLN 3mm 以上距离。

4. 靠近入喉点附近，往往存在横行血管，卡压 RLN，此时应避免过度牵拉腺体，引起 RLN 的机械性损伤。

（七）彻底离断甲状腺上极，保留上甲状旁腺

用无创抓钳，向外上方牵拉甲状腺，可在 RLN 入喉点的外上方暴露上甲状旁腺。此时，可用超声刀或双极电凝紧贴腺体表面进行离断，直至将上极完全离断（图 6-8）。

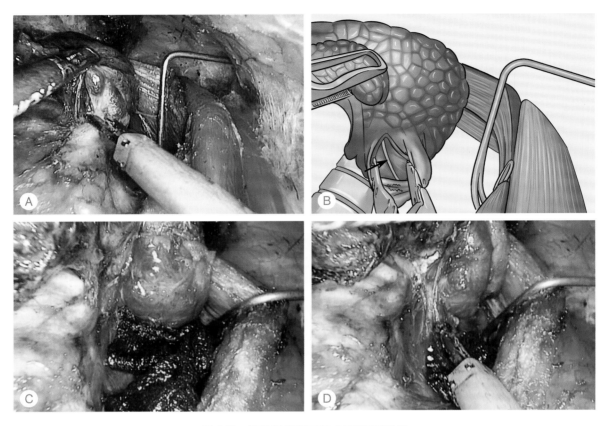

图 6-7　处理甲状腺下极,显露喉返神经

A. 离断甲状腺下极血管;B. 游离 RLN(箭头所示);C. 用纱带保护神经;D. 显露入喉点。

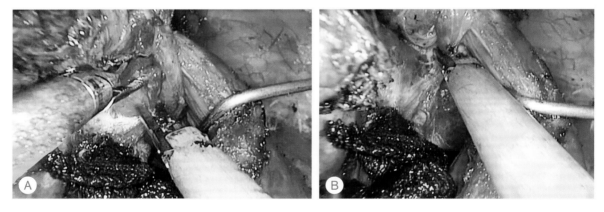

图 6-8　保护上甲状旁腺,完整切除腺叶

A. 紧贴腺叶操作,保护上甲状旁腺;B. 离断上动脉后支,切除腺体。

操作技巧及注意事项：

1. 在保护上甲状旁腺时，双极电凝是优选的能量器械。

2. 必要时可保留部分甲状腺真被膜，以避免甲状旁腺血供受损。

3. 可采用纳米碳甲状旁腺负显影技术更好地保护甲状旁腺。

4. 如发现淤血的甲状旁腺，可使用 7 号针头刺破甲状旁腺包膜，或使用腔镜剪刀原位剪破其包膜。

5. 如出现甲状旁腺原位保留血供不佳，或无法原位保留的情况，尽早自体移植。

6. 建议使用牢固的腔镜专用标本袋取标本。用医用手套制作的简易标本袋在取标本过程中有可能破损并导致肿瘤种植。

（八）清扫中央区淋巴结（以左侧为例）

左侧中央区淋巴结清扫的内侧界是气管右缘水平，外侧界是左颈总动脉。为更好地暴露手术野，需要在原有 1 个上位拉钩的基础上，紧贴锁骨上缘和胸锁乳突肌表面，再置入 1 个钩尖朝下的下位拉钩（图 6-9）。

1. 分离左中央区内界和外界，清扫气管前方淋巴结　使用下拉钩将左侧带状肌牵开，上拉钩则推开右侧带状肌，暴露气管前方淋巴脂肪组织。从气管右缘水平，用超声刀切开气管前方淋巴及脂肪组织，并用无创抓钳向左侧牵引，超声刀充分游离气管前间隙，打开中央区内侧界。然后，使用上拉钩在 RLN 入喉点前方向内上方推开气管，左手持无创抓钳将组织向外侧牵拉，再用超声刀沿颈动脉表面逐层切开淋巴脂肪组织，显露左侧颈动脉。

2. 全程游离 RLN，对中央区淋巴结做彻底清扫　左手持无创抓钳向外下方牵拉淋巴脂肪组织，右手持腔镜直角钳从 RLN 入喉点附近自上向下分离 RLN 上段。再使用分离钳或神经监测钳，自下向上游离 RLN 下段，直至上、下段 RLN "会师"。然后将 RLN 前方淋巴结和气管前方淋巴结一并切除。需要注意的是，如需做右侧中央区淋巴结清扫，需注意清扫右侧 RLN 后方淋巴结。清扫结束后，检查神经完整性，复测 R2、V2。

操作技巧及注意事项：

1. 在清扫气管前方淋巴结，打开内侧界时，应避免牵拉过度，导致损伤健侧 RLN。

2. 如胸腺对手术野遮挡明显，可一并切除。

3. RLN 表面往往有丰富的横行的小静脉，在游离 RLN 过程中，这些小静脉极有可破裂出血，此时可采用蓝色纱条填塞压迫，吸引器吸尽积血，彻底辨清 RLN 走形后再处理出血，切忌用超声刀盲目止血导致 RLN 损伤。

4. 需仔细检查清扫标本，寻找可疑下位甲状旁腺，必要时经术中冰冻病理学检查明确后自体移植（图 6-10）。

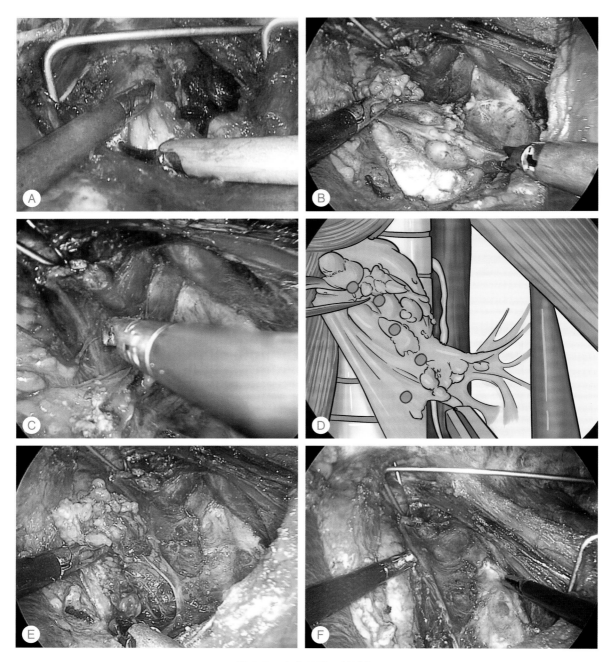

图 6-9　中央区淋巴结清扫

A. 清扫气管前淋巴结；B. 显露颈动脉；C. 游离 RLN 上段；D. 显露 RLN 下段；E. 全程显露 RLN，清扫神经前方淋巴结；F. 复测 V2、R2。

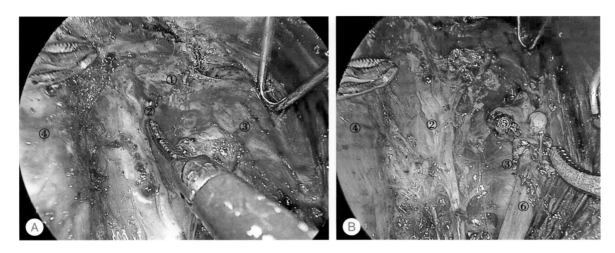

图 6-10　术中见重要解剖结构

A.喉返神经入喉点附近解剖结构;B.喉返神经与下甲状旁腺的解剖。①上甲状旁腺;②喉返神经;③颈动脉;④气管;⑤下甲状旁腺;⑥胸腺。

(九) 结束手术

术区冲洗,充分止血,缝合颈白线,经胸前切口放置颈部引流管 1 根,外接负压吸引装置。缝合手术切口。

六、术后处理

术后适当补液,给予雾化吸入、化痰、抑制胃酸等对症治疗,必要时颈胸部加压包扎(可采用专用的颈胸加压带),预防静脉性出血。术后第 1 天,常规给予心电监护,低流量吸氧,床旁备气管切开包,观察并记录生命体征变化。术后 6 小时可进食半流质,改低半坐卧位。术后第 2 天,复查血常规、炎症相关指标、甲状旁腺激素、电解质等指标,鼓励患者早期进行下床活动,并做好防跌倒宣教,减少坠积性肺炎等并发症的发生。如术中考虑有神经损伤或者水肿,可给激素等对症处理。术后 1~2 天若引流液颜色转清,且无淋巴漏迹象,可予拔除引流管。拔管后 2 小时内,密切注意观察患者是否出现颈部肿胀,以及呼吸情况。术后 2 周内避免后仰,2 周后加强颈部功能锻炼。术后 1 个月门诊首次随访复查。

七、讨论与总结

总体来说,相比其他入路,经胸乳入路腔镜甲状腺手术具有相对广泛的适应证,以及较好的美容效果,是目前腔镜甲状腺手术初学者的首选入路。

1. 经胸乳入路腔镜甲状腺手术的学习曲线大概是 27~60 例不等。桥本甲状腺炎、甲状腺功能亢进、Ⅲ度甲状腺肿以及甲状腺癌 cN_1 期的病例,应列为初学者的相对手术禁忌。笔者的经验是,在手术中使用神经监测技术,有助于初学者熟悉在腔镜视野下辨识 RLN,以及纠正不良操作习惯,缩短学习曲线。对于有条件的医院,应配备神经监测气管导管和神经监护仪,并规范化应用神经监测技术。

2. 入路的选择上,经胸乳入路是初学者的首选入路。随着技术的成熟,推荐选择完全乳晕入路,美容效果更佳。对于颈外侧区的择取淋巴结清扫,应选择经胸乳入路。

经胸乳入路腔镜甲状腺手术的基本术式是甲状腺腺叶切除和中央区淋巴结清扫。然而,其不仅仅局限于这两个常规手术操作。有经验的术者甚至可以开展腔镜下颈侧区淋巴结清扫和腔镜再次手术这样的非常规术式。需要指出,完全腔镜下颈侧区淋巴结清扫操作难度较大,容易出现颈内静脉破裂出血、空气栓塞、淋巴漏等并发症,故目前尚不作为常规术式。对于基层医院,颈外侧区清扫应首选开放手术。对于有条件的单位,操作者在熟练掌握腺叶切除和中央区淋巴结清扫的基础上,可以选择合适的病例逐步开展腔镜下颈侧区淋巴结清扫术。

3. 神经、甲状旁腺等精细结构的保护中,腔镜因具有放大作用,故相比传统开放手术有明显的优势。操作过程中须保持超声刀激发时,功能刀头保持与神经、甲状旁腺等重要解剖结构有至少 2~3mm 的操作间隙。如需要使用超声刀进行钝性分离,建议在超声刀离断组织后充分冷却刀头后再进行后续分离操作。在甲状旁腺或 RLN 附近进行精细切割或止血操作时,建议使用普通双极电凝+剪刀的组合,或使用带有切割功能的特制腔镜双极电凝,能更好地避免重要解剖结构受到热损伤。

4. 在手术并发症方面,术后出血的防治是重点。同样,操作过程中需要注意能量器械的使用。在使用超声刀离断甲状腺上、下动脉,以及甲状腺中静脉时,建议采用移行切割凝固的方法。此外,腔镜甲状腺术后出血,多来自颈前的小静脉或隧道。手术结束前,常规冲洗创面,并让麻醉医师鼓肺,可提高颈胸部静脉的静脉压,可便于发现潜在的出血点,及早干预以避免术后二次手术止血。拔除 Trocar 后,常规使用吸引器负压吸引形成腔内负压,然后检查隧道内口附近有无鲜血,便于发现隧道出血,必要时可使用双极电凝处理隧道内出血,或在颈部和胸部加压包扎。缝合颈白线时,切忌将颈白线完全缝闭,建议在颈白线下段留 1cm 左右的缝隙。甲状腺窝内的出血可通过这个缝隙流到颈前的操作空间里,降低窒息风险。与此同时,颈部会早期出现"面包形"隆起,便于发现血肿,早期腔镜再次处理。

(王　勇　张茅林)

参 考 文 献

[1] 王平,燕海潮. 腔镜甲状腺手术系列报道之手术空间的建立与维持[J]. 中国普通外科杂志,2016,25(11):1531-1535.

[2] 王平,燕海潮. 腔镜下全乳晕入路甲状腺腺叶切除的方法——王氏七步法[J]. 中国普通外科杂志,2017,26(5):541-546.

[3] 王平,燕海潮. 胸前入路腔镜下颈部中央区淋巴结清扫的步骤[J]. 中国普通外科杂志,2017,26(11):1371-1374.

［4］OHGAMI M，ISHII S，ARISAWA Y，et al. Scarless endoscopic thyroidectomy：breast approach for better cosmesis［J］. Surg Laparosc Endosc Percutan Tech，2000，10（1）：1-4.

［5］HAICHAO Y，YONG W，PING W，et al. "Scarless"（in the neck）endoscopic thyroidectomy（SET）with ipsilateral levels Ⅱ，Ⅲ，and Ⅳ dissection via breast approach for papillary thyroid carcinoma：a preliminary report［J］. Surg Endosc，2015，29（8）：2158-2163.

［6］中国医师协会外科医师分会甲状腺外科医师委员会. 甲状腺围手术期甲状旁腺功能保护指南（2018 版）［J］. 中国实用外科杂志，2018，38（10）：1108-1113.

［7］李开富，康骅，王亚军，等. 经胸乳晕腔镜甲状腺手术的临床应用及学习曲线研究［J］. 实用医学杂志，2017，33（015）：2514-2516.

［8］中国医师协会外科医师分会甲状腺外科医师委员会. 甲状腺及甲状旁腺手术中神经电生理监测临床指南（中国版）［J］. 中国实用外科杂志，2013，33（6）：470-474.

［9］中国医师协会外科医师分会甲状腺外科医师委员会，中国研究型医院学会甲状腺疾病专业委员会，海峡两岸医药卫生交流协会海西甲状腺微创美容外科专家委员会，中国医学装备协会外科装备分会甲状腺外科装备委员会. 经胸前入路腔镜甲状腺手术专家共识（2017 版）［J］. 中国实用外科杂志，2017，37（12）：1369-1373.

第七章

全乳晕入路腔镜甲状腺手术

扫码观看　手术视频

一、概述

　　传统经胸乳入路的两个操作孔分别位于左右乳晕边缘,而观察孔通常位于两乳头连线中点偏右一横指处。但由于胸骨前区皮下组织致密,位于胸骨前的观察孔切口术后易导致较为明显的瘢痕增生或瘢痕疙瘩,对于瘢痕体质患者尤其严重,因此美容效果仍不理想。于是,2005年王存川等在经胸乳入路的基础之上进行了进一步改良,将位于胸骨前的观察孔位置右移,放置到右侧乳晕的内侧缘,发展形成了全乳晕入路(bilateral areola approach)。该入路所有切口均位于双侧乳晕边缘,因乳晕周围色素沉着,相较于传统经胸乳入路的瘢痕更为隐蔽,患者接受度更高。但由于这种入路方式缩小了操作孔和观察孔之间的距离,易导致操作器械和观察镜相互影响,给术中操作带来一定困难,对术者提出了更高的要求。本章在参考国内外学者手术方法及相关专家共识的基础上,结合笔者团队长期积累的经验,主要介绍全乳晕入路腔镜甲状腺手术(endoscopic thyroidectomy via bilateral areola approach)的操作步骤和技巧,以期对广大同行学习和掌握该术式提供一定的帮助。

二、适应证与禁忌证

(一) 适应证

1. 患者有美容需求。

2. 良性肿瘤的最大直径≤4cm,部分可适当放宽至6cm。

3. Ⅱ度肿大以下的甲状腺功能亢进。

4. 分化型甲状腺癌,肿瘤最大径应≤2cm。

5. 术前影像学检查(彩超、CT、MRI)提示颈侧区无淋巴结转移,Ⅵ区可有可疑淋巴结转移,但没有融合、固定,且转移淋巴结直径≤2cm。

6. 肿瘤没有侵犯邻近器官,无胸骨后病灶。

(二) 禁忌证

1. 患者无美容需求。

2. 肌肉发达的男性或过于肥胖患者。

3. 分化型癌,肿瘤最大径 >2cm。

4. Ⅲ度肿大的甲状腺功能亢进。

5. 既往有颈部手术史或放射治疗史。

6. 甲状腺未分化癌或髓样癌。

7. 肿瘤侵犯腺体外组织及淋巴结包膜外侵犯等情况,颈部Ⅰ区、Ⅴ区淋巴结转移,胸骨后、锁骨下或上纵隔淋巴结转移或淋巴结存在囊性变或坏死者。

8. 凝血功能障碍或不能耐受全身麻醉者。

三、术前评估与准备

1. 实验室检查　血常规、血型、肝肾功能、电解质、凝血功能、甲状腺功能、甲状旁腺激素、感染标志物、癌胚抗原、降钙素等。

2. 辅助检查　甲状腺及颈部淋巴结彩超、甲状腺细针穿刺细胞学检查、*BRAF* 基因 V600E 突变检测、颈部增强 CT 检查、电子鼻咽喉镜检查、心电图检查、胸部 CT 或 X 线检查等。

3. 术前医患沟通　术前与患者家属沟通告知病情及现有治疗方案、优缺点、手术风险。在患者充分知情下做出手术方案的选择。

4. 术前常规准备

(1) 患者术前在医师或护士指导下练习有效的咳嗽,深呼吸(避免术后肺不张和肺部感染)以及仰卧位去枕伸颈活动(避免术后颈部不适)。

(2) 针对可能存在排尿和排便困难的患者,术前加做排尿和排便的训练。

(3) 术区备皮,术前充分休息。

(4) 术前无须常规预防性使用抗生素。

四、手术所需器械

1. 常规腔镜器械　10mm 的 30° 腔镜系统、CO_2 气腹机系统、腔镜下能量器械(直径为 5mm)、10mm 的 Trocar 1 套、5mm 的 Trocar 2 套、电凝钩、吸引器、无创带锁扣抓钳、分离钳、持针器等。

2. 特殊腔镜器械 注水器、皮下分离器或者可视剥离器、甲状腺专用拉钩 4 只、神经监测多功能分离钳等 (图 7-1)。

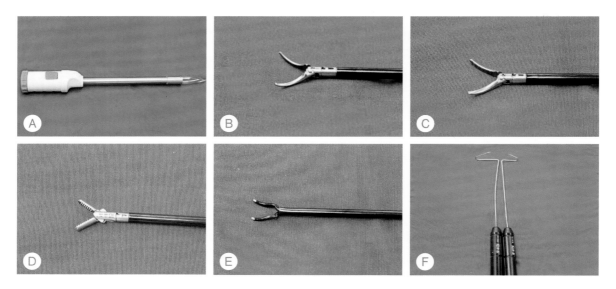

图 7-1 **特殊器械**

A. 可视皮下分离棒；B. 单极精细分离钳；C. 单极分离钳；D. 无损抓钳；E. 神经探测钳；F. 甲状腺专用拉钩。

3. 常规开放手术器械 止血钳、组织钳、持针器、剪刀、刀柄、卵圆钳等。

五、手术操作步骤与技巧

（一）手术体位、手术布局与切口设计

1. 全身麻醉后，患者体位取人字位，仰卧，肩部及颈部垫枕，保持颈部轻度过伸位。头保持正中无偏移，双上肢紧贴两侧腰部，充分暴露颈部，双下肢外展形成约 80°~100° 夹角。头架平患者下颌水平，常规术区消毒铺单 (图 7-2A)。

2. 手术布局 将超声刀主机、电刀主机、电动吸引器及中心负压吸引器置于患者右侧，神经监测仪置于患者左侧朝向术者，腔镜主机显示屏置于患者头侧，洗手护士及器械台位于患者左侧，器械台紧贴患者左下肢放置。主刀医师位于患者双下肢之间，第一助手位于患者右侧扶镜，第二助手根据手术需要于患者左、右颈侧拉钩。

3. 切口设计 观察孔选取右乳 2 点到 4 点方向做长约 12mm 的环乳晕切口，操作孔选取双乳 11 点方向做长约 6mm 的环乳晕切口 (图 7-2B)。

操作技巧及注意事项：

1. 患者背部及颈部需垫高，保证颈部轻度过伸位。

2. 患者双下肢外展适度，保证主刀医师可以保持舒适的站立体位，便于手术操作。但应该注意角度不可过大，以免引起会阴部牵拉损伤。

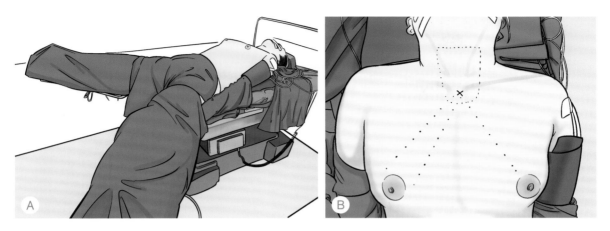

图 7-2　**手术体位与切口设计**

A. 手术体位示意；B. 切口设计。

（二）手术腔隙的建立

1. 注入膨胀液　取切口位置与胸骨柄中上部（见图 7-2B 中标记"×"处）连线为 Trocar 隧道体表投影，注入含有肾上腺素和罗哌卡因的膨胀液。

2. 建立 Trocar 隧道　通过可视剥离器钝性分离皮下组织，先建立观察孔隧道，剥离器越过胸骨柄后沿双侧胸锁关节方向继续剥离。将剥离器退出至胸骨上窝水平，再依次置入操作孔 Trocar，于胸骨上窝处"会师"。再将剥离器退出，更换 10mm Trocar。左侧 5mm Trocar 连接电动除烟装置，10mm Trocar 连接气腹管。

3. 建立术腔　设置气腹机参数（压力为 6mmHg，流量为 20L/min），Trocar 从左至右分别置入吸引器、腔镜镜头和电凝钩。锐性分离皮下组织，分离过程中，左手持吸引器向上挑起颈部皮肤，维持一定张力，一是便于分离，二是保护皮肤。显露双侧胸锁乳突肌后，改用超声刀继续分离，上界至甲状软骨上缘，外界至双侧胸锁乳突肌外侧缘。于颈前皮瓣做两针丝线悬吊，使用混合空间法维持手术空间（图 7-3）。

操作技巧及注意事项：

①对于乳晕较小的患者，可采用改良全乳晕切口，沿乳晕外扩 5mm 左右，保证操作孔和观察孔保持一定距离，避免"筷子效应"影响术中操作。对于未生育女性，妊娠后乳晕范围会扩大，后期亦能覆盖切口，达到很好的美容效果。应注意切开皮肤深度勿过深，以免损伤乳腺导管。②膨胀液为 200mL 生理盐水加入肾上腺素 1mg 及罗哌卡因 100mg 配制而成，膨胀液中的肾上腺素可以使血管收缩而减少出血。③Trocar 汇合处，利用电凝钩锐性分离，充分暴露汇合处，便于观察术野及进一步建腔。

（三）切除甲状腺

1. 显露甲状腺　先切开颈白线，切开颈白线可以使用超声刀或电凝钩。切开颈白线后完全显露甲状腺峡部。超声刀从下至上紧贴气管离断甲状腺峡部，10mm Trocar 放入长度 5cm 左右的

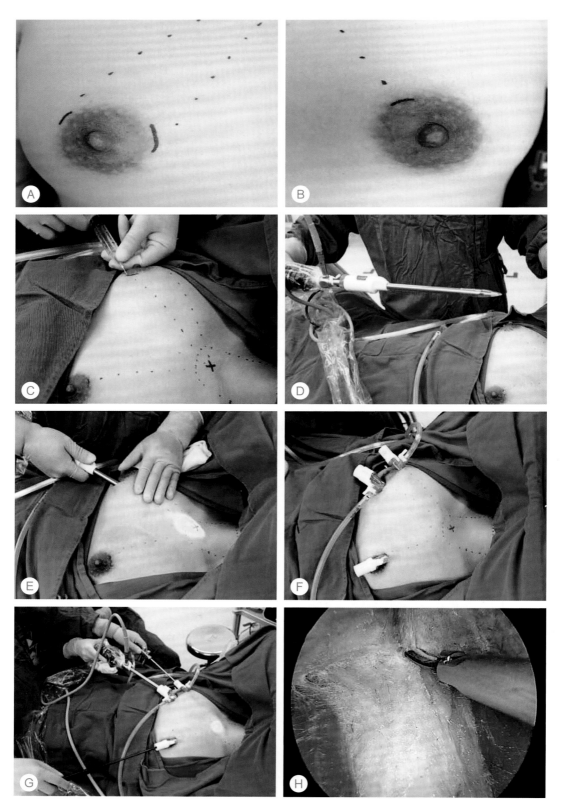

图 7-3 手术腔隙的建立

A.右侧乳晕切口;B.左侧乳晕切口;C.皮下注射膨胀液;D.可视皮下剥离器;E.剥离隧道;F.置入Trocar;G.置入腔镜器械;H.超声刀剥离皮瓣。

蓝色自制纱条及大小约 2cm×2cm 的小纱块一张。同时使用 5 号的注射针头,于甲状腺峡部水平平胸锁乳突肌外侧缘皮肤刺入扩皮,置入甲状腺拉钩拉开颈前带状肌。将患者头部向健侧旋转 30°~45°,便于更好地暴露患侧腺叶。

2. 显露颈总动脉　将甲状腺向内侧牵引,拉钩拉开带状肌,分离甲状腺与周围粘连,显露颈总动脉,探测 V1 信号并记录。

3. 离断甲状腺下极　向外上牵引甲状腺组织,紧贴甲状腺下极腺体凝固切断甲状腺下极血管。

4. 离断甲状腺上极血管　向外下牵引甲状腺,拉钩牵拉带状肌,充分显露甲状腺上极,沿环甲间隙“无血管区”向上分离显露甲状腺上极血管,使用神经监测仪定位喉上神经并加以保护,紧贴甲状腺依次凝闭甲状腺上极血管,即“脱帽法”。

5. 离断 Berry 韧带　将甲状腺向外上方牵拉,于气管壁内侧与甲状腺间使用神经监测仪初步定位喉返神经位置。精细分离钳分离气管壁与甲状腺间组织及筋膜,显露喉返神经,使用神经监测仪探测 R1 信号并记录。用 5cm 小纱条覆盖隔离保护喉返神经,超声刀逐渐离断 Berry 韧带。操作过程中,应紧贴甲状腺精细解剖,保留上位甲状旁腺(图 7-4)。

操作技巧及注意事项:

1. 打开颈白线使用超声刀时要注意超声刀的功能刀头朝上,避免气管损伤。同时避免损伤环甲肌。

2. 对于桥本甲状腺炎患者,离断甲状腺峡部时易出血,应于甲状腺峡部下极找到甲状腺与气管间隙,离断时需完全离断,以减少术中出血。

3. 离断甲状腺上极血管时,超声刀不宜过深,防止损伤颈总动脉或交感干。若上极过高,显露困难,可切断部分胸骨甲状肌。

4. 离断甲状腺下极血管时不宜太深,防止误伤被牵拉起的喉返神经,可使用神经监测仪初步定位神经。

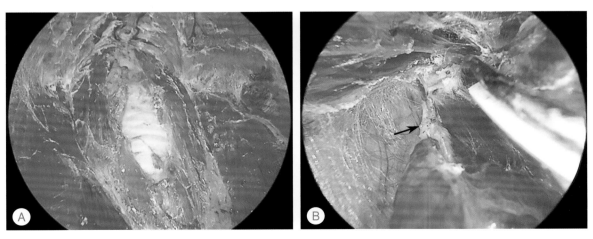

图 7-4　甲状腺叶切除

A. 离断甲状腺峡部,显露气管;B. 显露甲状腺上极血管(箭头所示上极血管)

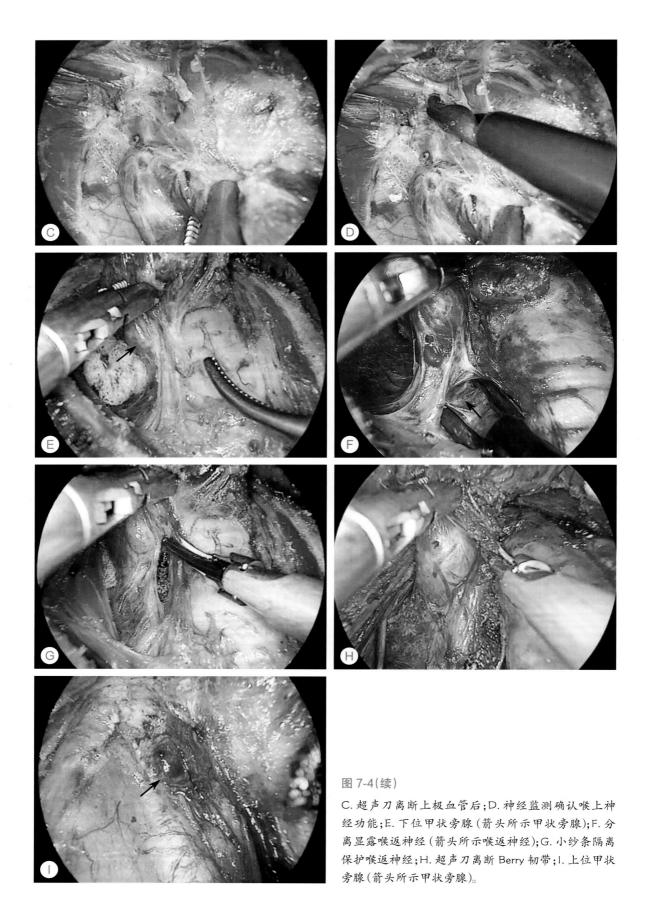

图 7-4(续)

C. 超声刀离断上极血管后;D. 神经监测确认喉上神经功能;E. 下位甲状旁腺(箭头所示甲状旁腺);F. 分离显露喉返神经(箭头所示喉返神经);G. 小纱条隔离保护喉返神经;H. 超声刀离断 Berry 韧带;I. 上位甲状旁腺(箭头所示甲状旁腺)。

5. 显露喉返神经时需钝性分离喉返神经周围组织,若分离过程中出现出血,可使用 2cm×2cm 纱块填塞压迫止血。使用能量器械时应该保证与喉返神经有足够的安全距离。

6. 纱条宜采用深色纱条,可提高在术野中的辨识度。

7. 牵拉甲状腺勿太暴力,防止神经牵拉损伤。

8. 术中遇见神经与甲状腺下动脉分支血管交叉处时,应轻柔操作,避免神经卡压伤。

(四) 中央区淋巴结清扫

暴露中央区术野后,通过"三步法"完成中央区淋巴结清扫(图 7-5)。

1. 暴露中央区术野　使用 5 号注射针头于锁骨上 2cm 处平胸锁乳突肌外侧缘刺破皮肤扩皮,置入甲状腺拉钩拉开带状肌,上位拉钩可推移对侧带状肌,以充分暴露气管前淋巴结。

2. "三步法"之第一步——切除气管前组织　向上提起气管前淋巴结及组织,使用超声刀离断下极组织。内侧界至对侧气管前,下界至头臂干水平,必要时可切除遮挡视野的胸腺组织,便于进行淋巴结清扫。

3. "三步法"之第二步——解剖外侧界,显露颈总动脉　向内上提拉中央区淋巴结及组织,超声刀沿术侧带状肌边缘离断中央区组织,甲状腺拉钩逐层跟进拉开带状肌及胸锁乳突肌,直至暴露外侧颈总动脉。沿颈总动脉表面向上游离至甲状腺下动脉水平,切记不可超过颈总动脉外侧缘以及切离过深,以免损伤迷走神经及交感干。

4. "三步法"之第三步——显露喉返神经,保护下位甲状旁腺　调整上位甲状腺拉钩,将气管推向健侧,下位拉钩向外侧拉开带状肌,呈"一拉一推"状态,以便更好暴露术野。用神经监测仪探测 R2 信号并记录,从下往上,隧道式分离显露喉返神经,清除淋巴结及脂肪组织。将中央区淋巴结及组织整块切除。对于右侧中央区淋巴结清扫,可分步进行,即先清扫神经前方淋巴结,再清扫神经后方淋巴结。注意清扫淋巴结过程中,使用纱布条隔离保护或保证超声刀距离神经 3mm 以上的安全距离,以免造成喉返神经热损伤。中央区淋巴结清扫完毕后探测并记录 V2 信号,确认神经信号良好。对于胸腺内甲状旁腺,应予以保留胸腺进而保护甲状旁腺。对于术中无法保留或误切的甲状旁腺应第一时间进行移植。

操作技巧及注意事项:

1. 两拉钩刺入点位置应距离适当,距离过小会导致拉钩间"打架",距离过大会导致视野暴露不佳。

2. 清扫中央区下界时,若遇胸腺组织遮挡,可切除胸腺组织,但需注意胸腺内型甲状旁腺的保护。

3. 解剖外侧界时,不要越过颈总动脉外侧缘,防止损伤迷走神经及交感神经干。

4. 上界不宜超过甲状腺下动脉水平(除非甲状腺下动脉水平以上有明显淋巴结转移),以免影响上位甲状旁腺血供。

5. 甲状腺拉钩向对侧推移气管时,切不可挤压喉返神经。

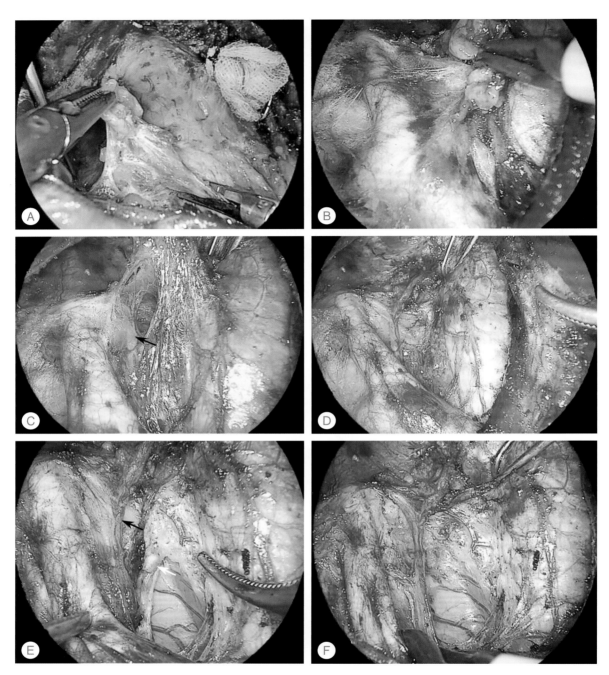

图 7-5　中央区淋巴结清扫

A. 切除气管前淋巴结及组织(解剖下界);B. 显露颈总动脉(解剖外侧界);C. 分离显露喉返神经(箭头所示喉返神经);D. 清扫神经前方淋巴结后;E. 清扫神经后方淋巴结(黑色箭头所示喉返神经,白色箭头所示神经后方淋巴结);F. 中央区淋巴结清扫结束后术野展示。

（五）切除喉前组织及锥状叶

将甲状腺拉钩向外上方牵拉带状肌,暴露锥状叶,将喉前组织及锥状叶向上提起,沿甲状软骨向上游离,完整切除喉前淋巴脂肪组织及锥状叶(图7-6)。

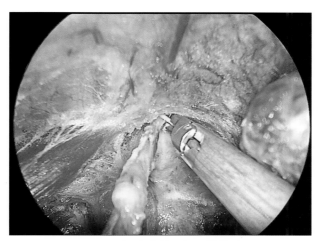

图7-6　切除喉前组织及锥状叶

操作技巧及注意事项:过程中应注意功能刀头朝上,避免功能刀头损伤甲状软骨。

（六）取出标本并检查

1. 取出标本　由中间 Trocar 置入标本袋,将切除的标本装袋取出,若标本过大,难以取出可分次取出或使用卵圆钳适当扩大观察孔隧道。

2. 寻找病灶及甲状旁腺　取出标本于生理盐水中清洗,寻找病灶位置并标记,仔细寻找腺体及中央区组织中有无甲状旁腺。

操作技巧及注意事项:

1. 标本取出应注意取出后检查标本及标本袋完整性,以免组织残留。

2. 怀疑恶性肿瘤的标本过大不宜取出时,不可切碎标本组织,严格遵循无瘤原则,可适当扩大隧道以便顺利取出标本。

（七）移植甲状旁腺

将血供不佳或切除标本中找到的甲状旁腺立即切碎匀浆后,与1~2mL生理盐水混合后注射于胸锁乳突肌或三角肌内,可采用多点注射法。

操作技巧及注意事项:甲状旁腺移植首选健侧胸锁乳突肌,将甲状旁腺匀浆后多点注射法移植于胸锁乳突肌,亦可移植于三角肌。

（八）冲洗及止血

1. 使用 1 000mL 以上温灭菌蒸馏水反复冲洗术腔及隧道,同时嘱麻醉医师膨肺（通常 30cm H_2O,维持 30 秒）,增加胸腔压力,从而增加中心静脉压,利于发现隐蔽出血点。

2. 从中间 Trocar 置入 2 张 2cm×15cm 纱布条,蘸干残余冲洗水,再次检查是否存在活动性出血,可使用超声刀或双极电凝止血。

3. 检查 Trocar 隧道及乳晕切口是否有活动性出血。

操作技巧及注意事项:发现出血点后可使用超声刀、单极或双极电凝止血,入喉处出血靠近神经时可使用双极电凝止血或直接纱布压迫止血,使用能量器械时应注意与喉返神经保持足够安全距离。

（九）切口缝合

1. 颈白线缝合 由 10mm Trocar 置入 3-0 圆针免打结可吸收缝线缝合带状肌,下方留余约 2cm 不予缝合,若出现术后出血,血液可从此处排出至皮下,减轻气管压迫,为急诊手术争取时间。气管旁置入高负压引流管于乳晕切口引出并固定。

2. 乳晕切口缝合 使用 4-0 可吸收线行皮下及皮内缝合。

操作技巧及注意事项:

1. 带状肌缝合注意针距和边距,不可缝合过宽或过窄,组织量适中,避开颈前静脉。

2. 缝合前应将头置于正中位置。

（十）包扎及处理

颈部拉钩穿刺孔予以消毒后敷贴覆盖,不予缝合,约术后 1 周可自行愈合,乳晕切口可采用生物胶水封闭或敷贴覆盖。

操作技巧及注意事项:乳晕切口较小,可不予加压包扎,仅敷贴覆盖伤口即可。

六、术后处理

常规给予低流量吸氧、心电监护、床旁备气管切开包。观察并记录患者的血压、脉搏、血氧饱和度等生命体征的变化。术后应着重观察患者有无声音嘶哑、饮水呛咳、手足麻木或抽搐等甲状腺手术的常见并发症,并对症处理。注意观察引流及术区皮肤变化情况,有无活动性出血、颈部肿胀等。鼓励患者早期下床活动,减少深静脉血栓形成、坠积性肺炎等并发症的发生。术后 6 小时可以进流质饮食。常规给予雾化、祛痰止咳等对症处理。引流管一般术后留置 2~3 天,引流量 <30mL,无活动性出血及乳糜样引流液可拔除引流管。拔管后注意观察患者呼吸情况,颈部有无肿胀等。若拔管后出现颈部皮下积液,可在超声引导下行抽液处理,一般均能好转。出院后门诊定期随访复查。

七、讨论与总结

（一）优点与局限性讨论

1. 优点　相较于传统开放手术和经胸乳入路腔镜甲状腺手术，全乳晕入路的所有手术切口均位于双侧乳晕边缘，隐蔽性好且不易导致严重的瘢痕增生，因此美容效果更佳，尤其适用于乳晕范围较大的女性患者（图 7-7）。而对于乳晕较小的患者，仍可考虑采用改良全乳晕切口，将切口沿乳晕外扩 5mm 左右，保证操作孔和观察孔保持一定距离，利于手术操作。尤其对于未生育女性，妊娠后乳晕范围会扩大，后期亦能覆盖切口，达到良好的美容效果。

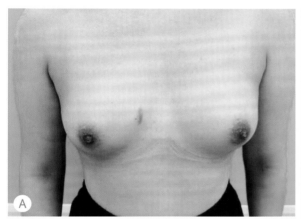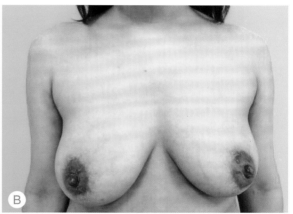

图 7-7　胸乳入路（A）与全乳晕入路（B）术后切口对比

2. 局限性　但相比于经胸乳入路，全乳晕入路的局限性主要在于其对术者操作带来的不便：由于操作孔和观察孔距离过近，术中操作钳和观察镜容易相互影响。同时因为观察孔右移，也容易导致手术画面偏移，与开放手术或传统经胸乳入路的视野有一定差异，为寻找相关解剖标志带来了一定的困难。但随着术者经验的长期积累，以及与助手的不断磨合，这些困难都能很快克服。尤其对于已有丰富经胸乳入路手术经验的术者，这种转变和适应过程会更加顺利。因此，笔者建议初学者可先熟练掌握经胸乳入路后，再逐渐过渡至全乳晕入路。

（二）适应证和禁忌证讨论

对于全乳晕入路腔镜甲状腺手术的适应证和禁忌证，本文主要参考了《经胸前入路腔镜甲状腺手术专家共识（2017 版）》，术者需严格把握手术指征。但随着手术技术的不断提高和手术设备的不断发展，术者也可根据自身技术水平作适当调整。比如为了降低肿瘤种植转移等风险，"共识"建议良性肿瘤最大直径需小于 4cm，但对于部分高水平中心，可适当放宽指征。又如肌肉发达的男性或过于肥胖的女性，可能会增加手术难度和术后并发症发生率，但也只是相对禁忌。而针对颈侧方淋巴结清扫，虽然有少部分高水平中心已开始开展选择性颈侧区淋巴结清扫，并初步证实其安全性和有效性,但目前仍然缺乏充足的临床证据支持,因此笔者倾向于处理上更为保守,不作为常规推荐。无论怎样,我们都应严格遵循"治病第一,功能保护第二,美容第三"的原则,基于目前的临床证据,术前充分考虑患者意愿,评估患者情况,权衡手术利弊。

（三）手术操作细节讨论

笔者在参考国内外学者手术方法的基础上,总结了团队多年来积累的经验和体会。

1. 在分离皮下隧道过程中,使用可视皮下分离棒可帮助寻找正确的层次,缩短建腔时间。在剥离皮瓣时,正确的层次在颈浅筋膜与颈深筋膜之间,把握"宁深勿浅"的原则,避免颈部皮肤烫伤。

2. 在离断甲状腺峡部时,以气管为标志,分离甲状腺与气管间隙,使用超声刀从下至上离断,减少出血。离断过程中注意功能刀头朝上,避免气管损伤。

3. 切除甲状腺时,首先离断甲状腺下极血管,将甲状腺下极向上抬起,再分离甲状腺侧方肌肉及组织,显露颈总动脉。使用神经监测仪探查 V1 信号并记录。在处理甲状腺上极血管时,应充分暴露甲状腺上极,尤其对于甲状腺右叶切除来说,左侧操作孔与观察孔距离近,抓钳与镜头容易"打架",所以充分暴露术区尤为关键,一旦甲状腺上动脉出血,对于止血将变得更加困难。在分离显露甲状腺上极血管时,可沿"无血管区"分离内侧间隙,同时使用神经监测仪定位喉上神经并加以保护。在离断上极血管时,应紧贴甲状腺依次分支凝闭离断,以避免损伤喉上神经,即"脱帽法"。同时应注意超声刀勿过深,以免损伤颈总动脉或交感干。

4. 在处理 Berry 韧带时,对于喉返神经的保护至关重要,分离时先用探测仪初步定位神经位置及走形,探测 R1 信号并记录。沿神经走形使用精细分离钳进行隧道式分离,出现出血时可使用纱布块压迫止血。在使用能量器械时,应与神经保持足够安全距离或使用纱布条隔离保护。若术中遇到喉返神经较细,在分离喉返神经与甲状腺下动脉分支血管交叉处时,应轻柔操作,不可使用纱布条暴力填塞隔离,以免神经受到卡压导致功能损伤。此类功能损伤往往都是可逆的,大部分数分钟后即可恢复。

5. 处理 Zuckerkandl 结节往往是手术中的难点,尤其对于甲状腺右叶来说,Zuckerkandl 结节相对较大较深,且和神经关系密切。对于初学者神经损伤往往发生在此处,所以应精细分离,超声刀可采用多次短激发的方式进行,达到"小口慢吃"的效果,解剖过程中可使用神经监测仪进行电位信号确认。对于确实难以切除的 Zuckerkandl 结节,可策略性地保留微量组织,以保护神经功能。

6. 对于上位甲状旁腺的保护,在处理神经入喉处以后,应更加注重精细化被膜解剖,所有的操作应紧贴甲状腺进行,此时往往能够发现背侧的上位甲状旁腺。在确认甲状旁腺后,应注意使用分离钳进行分离,主要是为了避免超声刀的热量损伤甲状旁腺的供应血管,若血供破坏,甲状旁腺保留则没有意义。

7. 在中央区清扫时,采用"三步法"进行,首先解剖下界,下至头臂干水平,由至健侧气管前。

再解剖外侧界,即颈总动脉外侧缘,解剖时不要越过颈总动脉外侧缘,以免损伤迷走神经及交感干。然后采用上下拉钩一推一拉地配合充分暴露术野。对于右侧中央区淋巴结清扫,可分次进行,先清扫神经前方淋巴结,再清扫神经后方淋巴结。在清扫淋巴结过程中应注重整块切除,而不是"摘樱桃式"地摘取淋巴结。在清扫结束后应再次确认 V2 信号并记录。

8. 术前彩超及 CT 评估颈部血管对手术也至关重要,尤其对于无名动静脉。因手术入路的先天限制,若出现无名动静脉的损伤,血管回缩,加上视野受限、操作困难,无法充分止血,可能导致中转开放手术。同时术前影像学评估还有利于喉不返神经情况的预判。

小结　腔镜甲状腺手术的要点和难点在于控制出血,保护喉返、喉上神经,保护甲状旁腺以及规范彻底的淋巴结清扫。注重手术中的每一个细节,才能保证手术安全和手术质量。希望通过以上分享对广大同行学习和掌握该术式提供一定的帮助。

(张　帆　邵　聪)

参 考 文 献

[1] 王存川,胡友主,杨景哥,等. 完全乳晕入路内镜甲状腺切除术 1 例报告[J]. 中国内镜杂志,2009,15(6):670-671.

[2] NG W T. Endoscopic thyroidectomy in China [J]. Surgical Endoscopy,2009,23(7):1675-1677.

[3] 中国医师协会外科医师分会,甲状腺外科医师委员会,中国研究型医院学会甲状腺疾病专业委员会,等. 经胸前入路腔镜甲状腺手术专家共识[J]. 中国实用外科杂志,2017,37(12):1369-1374.

[4] 王平. 完全腔镜治疗甲状腺疾病的适应证及手术技巧[J]. 中国普外基础与临床杂志,2013,20(09):971-975.

[5] 王平,燕海潮. 腔镜甲状腺手术系列报道之手术空间的建立与维持[J]. 中国普通外科杂志,2016,25(011):1531-1535.

[6] 王平,燕海潮. 腔镜下全乳晕入路甲状腺腺叶切除的方法——王氏七步法[J]. 中国普通外科杂志,2017,26(5):541-546.

[7] 王平,燕海潮. 胸前入路腔镜下颈部中央区淋巴结清扫的步骤[J]. 中国普通外科杂志,2017,26(11):1371-1374.

[8] DAQI Z,QINGFENG F,GIANLORENZO D,et al. Intraoperative neural monitoring in endoscopic thyroidectomy via bilateral areola approach [J]. Surg Laparosc Endosc Percutan Tech,2018,28(5):303-308.

[9] LI Z Y,WANG P,WANG Y,et al. Endoscopic lateral neck dissection via breast approach for papillary thyroid carcinoma:a preliminary report [J]. Surg Endosc,2011,25(3):890-896.

第八章

经舌下前庭入路腔镜甲状腺手术

扫码观看　手术视频

一、概述

经舌下前庭入路腔镜甲状腺手术（transoral endoscopic thyroidectomy via sublingual and vestibular approach）最早由 Witzel 等于 2008 年提出,该技术之前亦称为经口底入路或者经口舌下入路,他们在尸体标本及实验动物模型上进行了该技术的尝试,表明经舌下前庭入路技术具有一定的可行性。2009 年,来自德国莱比锡的 Thomas Wilhelm 医师等首次报道了经舌下前庭入路技术在 8 例甲状腺手术的临床应用,标志着甲状腺外科步入了"经口时代"的大门。2011 年 11 月笔者团队将该项技术引入国内。与其他腔镜甲状腺手术入路相比,经口腔镜甲状腺手术虽然起步较晚,但其历经十余年的迅速发展,已成为甲状腺外科医师及患者的重要选择之一。据报道,经口腔镜甲状腺手术在全球的推广范围多达 79 家中心;目前,在全球范围内估计已有超过 3 000 例经口腔镜甲状腺手术病例。经口腔镜甲状腺手术目前主要分为三类:经口腔前庭入路、经舌下前庭入路及经颏下前庭入路,以经口腔前庭入路为主流。2018 年,我国发布了《经口腔前庭入路腔镜甲状腺手术专家共识（2018 版）》。与之相比,经舌下前庭入路目前推广则较为局限。有部分学者认为经舌下前庭入路的中转开放率、并发症发生率等较高导致该技术未能得到广泛的推广。笔者团队进行了经舌下前庭入路腔镜甲状腺手术的前期探索,发现该术式操作难度较大,改为开展经口腔前庭入路腔镜甲状腺手术。2019 年 8 月,笔者在积累了较多经口腔前庭入路腔镜甲状腺手术技术经验的基础上,再次开展经舌下前庭入路腔镜甲状腺手术。因此,本文以"七步法"为例详细地介绍经舌下前庭入路腔镜甲状腺手术的手术步骤、技巧及注意事项,旨在促进经舌下前庭入路腔镜甲状腺手术的进一步推广。

经口入路与其他入路的腔镜甲状腺手术相比的优势在于:①在众多入路中,经口入路手术操作中所需解剖路径最短,因而不会造成较大面积的皮瓣分离;②经口入路手术视野"自上而下",术中操作时不会因解剖结构(如胸骨、锁骨)的阻挡出现盲区,有利于中央区淋巴结的清扫;③仅口腔黏膜三个小切口即可完成手术,术后患者的颈部皮肤完全无瘢痕;④无须增加切口可完成双侧手术。经口腔前庭入路腔镜甲状腺手术是目前最为普遍的经口腔镜甲状腺手术方式,然而,此手术中需在口腔前庭黏膜正中做一长 2.0cm 的横行切口并进行皮瓣分离以建立手术空间,建腔过程中容易损伤颏神经分支,术后患者常主诉下唇及下颏皮肤麻木感;同时标本经观察孔取出,受限于切口大小及颏部形态,最大径 >4cm 的良性甲状腺结节标本取出时受到颏下骨性结构的限制,此时标本易受挤压破裂,或者需扩大正中切口,进一步增加了颏神经损伤的概率。在经舌下前庭入路手术中无需在口腔前庭分离下唇皮瓣,不会引起术后颏部皮肤的水肿;且经舌下前庭入路的观察孔位于舌下正中线,从而减少由口腔前庭正中切口所引起的颏神经末梢损伤的可能性;由于中间切口两侧的口底肌群为软性结构,较大的标本亦可从该切口取出。

总而言之,经舌下前庭入路经口腔镜甲状腺手术具有良好的可行性和安全性,且美容效果显著。与口腔前庭入路经口腔镜甲状腺手术相比,该术式不会引起患者术后因颏神经损伤导致的长时间的下颌部皮肤麻木感。

二、适应证与禁忌证

(一) 适应证

有较强美容需求的患者且符合以下条件。

1. 如为良性结节,最大径≤4cm;对于囊性为主的良性结节,在有条件的中心可以适当放宽指征。

2. 分化型甲状腺癌,肿瘤直径≤2cm,且无颈侧区淋巴结转移或者全身远处器官转移。

3. Ⅱ度以下肿大的原发性甲状腺功能亢进。

4. 最大径 ≤4cm 的胸骨后甲状腺肿。

(二) 禁忌证

1. 因口腔局部条件可能致术中操作受限、感染风险系数增高者,如口腔局部感染、口腔畸形等。

2. 甲状腺髓样癌和未分化癌。

3. 合并严重的甲状腺炎性疾病。

4. Ⅲ度肿大的甲状腺病变。

5. 肿瘤靠近喉返神经入喉处或较大肿瘤位于甲状腺上极。

6. 既往有颈部手术史、消融治疗史或颈部放射治疗史。

7. 有其他器官或系统并发症不能耐受手术创伤或全身麻醉者。

三、术前评估与准备

1. 实验室检查 血常规、肝肾功能、甲状腺功能、电解质、凝血功能、血型等。

2. 辅助检查 甲状腺细针穿刺组织细胞学检查、*BRAF* 基因 V600E 突变检测、颈部彩超检查、颈部增强 CT 扫描、纤维/电子鼻咽喉镜、心电图检查、胸片(正侧位)等。

3. 术前医患沟通 术前谈话应详细告知患者及家属目前病情、治疗方案及相关手术风险。介绍经舌下前庭入路腔镜甲状腺手术基本方法、相关术前准备及可能出现的并发症、术后注意事项等,使其对病情及手术有初步了解。

4. 术前常规准备 患者术前在医师或护士指导下进行术前功能锻炼(包括颈部、肺部等)。术前 1 天在超声引导下行患侧纳米碳混悬注射液注射以负显影甲状旁腺。术前 30 分钟可预防性使用一代、二代头孢菌素静脉滴注。

四、手术所需器械

1. 常规内镜器械 神经监护气管导管、电凝钩、超声刀、甲状腺专用腔镜钳式双极电凝(图 8-1A)、腔镜用喉返神经解剖钳、腔镜用吸引器、腔镜用持针器、免气腹外拉钩支架(图 8-1B)、腔镜甲状腺拉钩、5mm 的 30° 腔镜镜头、加长型甲状腺专用 Trocar(1 个 5mm 金属 Trocar,2 个 5mm 普通 Trocar)等。

2. 常规开放手术器械 长镊、Allis 钳、直钳、弯蚊式钳、持针器、尺子、橡皮筋等。

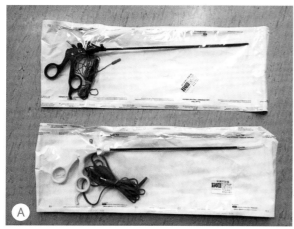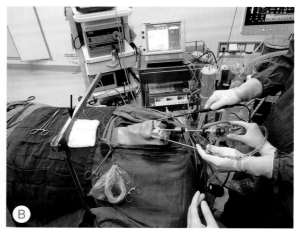

图 8-1 特殊器械

A. 甲状腺专用腔镜钳式双极电凝(下);B. 免气腹外拉钩支架(黑色箭头处,可用麻醉头架自制简易拉钩替代)。

五、手术操作步骤与技巧

(一) 手术体位与手术布局

选用经口带神经监测的气管导管插管诱导全身麻醉。当全身麻醉建立后,患者取仰卧位,肩下及颈部加垫,使头颈部处于轻度的过伸位置(图 8-2A)。术者站在患者的头侧,助手站在患者头部左侧,显示器放在患者身体的右侧。使用医用手术贴膜将气管导管固定于患者头部右侧,贴膜下缘达上唇水平面(图 8-2B)。

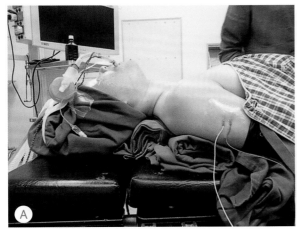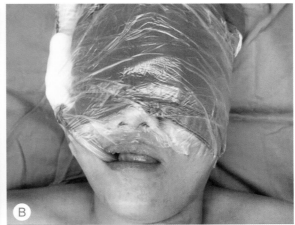

图 8-2　手术体位
A. 垫高肩部;B. 固定气管导管。

操作技巧及注意事项:

1. 肩部垫高,使头部处于轻度后伸体位,并注意避免颈部悬空。

2. 应将气管导管尽量往患者右侧口角偏移并固定,注意使用软性材质(纱布等)将气管导管的锐利部分与面部隔开,避免气管导管的尖锐处压迫患者面部,特别是眼球。

(二) 分离空间,切开颈白线

手术采用经舌下前庭入路,不注射生理盐水和肾上腺素等。采用三孔法,于口底黏膜正中,舌系带前方,舌下腺导管开口间(图 8-3A)做一 1cm 纵形切口(图 8-3B),剪刀钝性分离(图 8-3C),从口底颏舌骨肌、下颌舌骨肌和二腹肌前腹之间穿出至颈前(图 8-3D),建立置管通道及部分空间,置入 5mm Trocar(图 8-3E),注入 CO_2 气体,压力维持在 4mmHg。小空间建立后,置入 5mm 30°腔镜,然后在口腔前庭,两侧尖牙外侧,避开颏神经分支置入 5mm Trocar(图 8-3F、G),插入抓持器械及电钩或超声刀,在直视下分离颈阔肌平面以下的疏松结缔组织,向下至胸骨上窝,向两侧至胸锁乳突肌前缘,并切开颈白线。

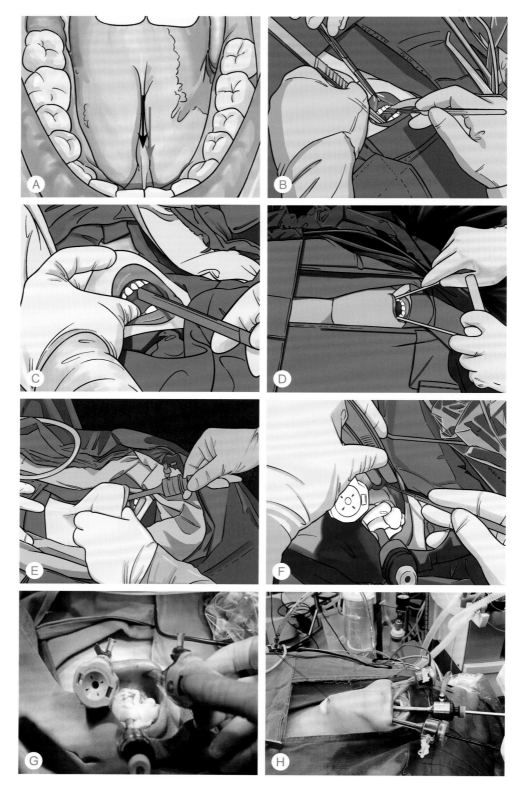

图 8-3　手术腔隙的建立

A. 舌下切口示意图（红色箭头处）；B. 舌下 10mm 纵向切口；C. 长弯剪刀由舌下切口处经口底正中线捅向舌骨；D. 长弯剪刀 90° 翻转后钝性撑开出第一空间；E. 置入第一个 5mm Trocar；F. 避开颏神经分支置入 5mm Trocar；G. 三个 Trocar 分布图；H. CO₂ 气腹联合颈部丝线悬吊图。

操作技巧及注意事项：

1. 观察孔 Trocar 周围用盐水纱布包绕以固定 Trocar，以保护患者口唇及牙齿；扶镜助手在扶镜过程中注意不可用力压迫患者上颌切牙。

2. 在建腔过程中，应密切关注患者生命征变化情况。特别是在颈前静脉破裂出血的情况下，及时关注患者心率变化情况，以判断有无 CO_2 气体栓塞，建议常规使用呼末二氧化碳监测。

3. 建腔过程中建议将颈前静脉放置于"地板"上，即将颈前静脉与颈阔肌游离，放置于带状肌前方，若颈前静脉破裂出血，有利于及时充分止血；建腔过程中，如将颈前静脉放置于"天花板"上，即将颈前静脉不与颈阔肌游离，放置于颈阔肌的深面，虽然有利于术中快速识别颈白线，但当颈前静脉破裂出血时，不利于及时止血。

4. CO_2 气体压力不宜过大，可采用气腹联合颈部皮肤丝线悬吊的方法（图 8-3H）。

5. 手术空间的建立对于经口腔镜甲状腺的初学者来说是第一个难点，应加以重视。

（三）（定边界）分离甲状腺，切除喉前淋巴结及甲状腺峡部

分离患侧甲状腺和带状肌之间的间隙，显露并使用超声刀切断甲状腺中静脉，随后置入腔镜甲状腺拉钩（图 8-4A），充分显露甲状腺外侧组织，直至暴露患侧颈总动脉，此为外侧界（图 8-4B），并测得喉返神经 V1 信号。随后，自上向下，持电凝钩依次切除喉前淋巴结（图 8-4C），打开气管前间隙，并持超声刀于气管前方离断甲状腺峡部（图 8-4D），此为内侧界。

操作技巧及注意事项：

1. 无腔镜甲状腺拉钩的单位，可采用 3-0 可吸收缝线替代，将带状肌牵拉悬吊以显露手术空间。

2. 左手持分离钳夹持喉前淋巴结，右手使用电凝钩自上向下将其切除，继续使用电凝钩向下打开并进入气管前间隙，随后可使用超声刀离断甲状腺峡部以界定内侧界。

（四）（扯吊带）切断甲状腺上极，寻找并保护上甲状旁腺

夹持甲状腺上极并向上向前提拉，分离甲状腺与气管间隙，显露出环甲间隙，随后向头侧游离甲状腺上极，探查寻找喉上神经（图 8-5A），显露并梯次凝固甲状腺上动脉前支，离断甲状腺上极。寻找上甲状旁腺并精细解剖原位保留（图 8-5B）。

操作技巧及注意事项：

1. 若甲状腺上极位置高或肿瘤位于上极致上极暴露困难，建议切断部分胸骨甲状肌以利显露甲状腺上极。

2. 上甲状旁腺位置相对固定，争取将其原位保留。

3. 助手持腔镜甲状腺拉钩，应与主刀医师形成良好配合，以帮助显露甲状腺上极、保护喉上神经及甲状旁腺。

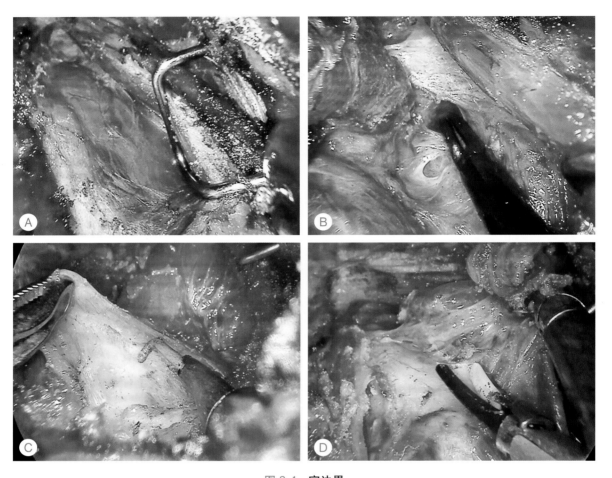

图 8-4　定边界

A.置入腔镜甲状腺拉钩；B.外侧界为颈总动脉，测得 V1 信号；C.切除喉前淋巴结；D.离断甲状腺峡部。

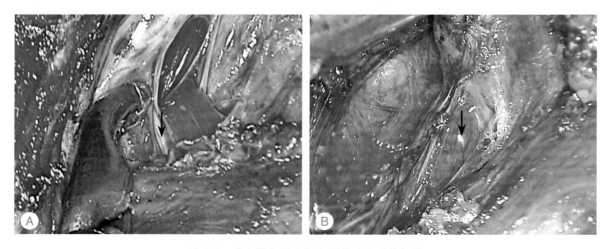

图 8-5　喉上神经外支与上甲状腺旁腺的保护

A.识别并保护喉上神经外支（箭头所示左侧喉上神经外支）；B.识别并保护上甲状旁腺（箭头所示左侧上甲状旁腺）。

（五）（去韧带）寻找喉返神经入喉处，切断 Berry 韧带，移除甲状腺

妥善保护好上甲状旁腺后，在 Berry 韧带附近寻找喉返神经入喉处，可以使用神经探钳或者探针探测喉返神经的大致位置，然后钝性分离周围组织，直至暴露喉返神经（图 8-6A）。在直视喉返神经的状态下，使用专用的腔镜双极电凝或超声刀，小心地离断 Berry 韧带（图 8-6B）；随后，提起患侧甲状腺，将其离断，并使用标本袋将患侧甲状腺取出。在此过程中，注意识别下甲状旁腺。

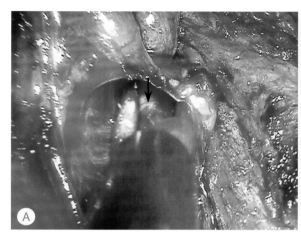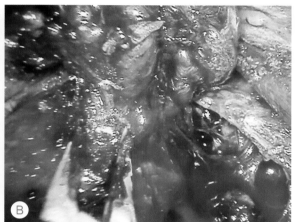

图 8-6　**暴露喉返神经、切断 Berry 韧带**

A. 暴露喉返神经（黑色箭头处）；B. 离断 Berry 韧带。

操作技巧及注意事项：

1. 此步骤为经口腔镜甲状腺手术中的关键步骤，如能顺利切断 Berry 韧带、保护喉返神经，则未游离部分的甲状腺的操作相对容易。对于经口腔镜甲状腺手术的初学者来说，这是第二个难点，更是重中之重。

2. 离断 Berry 韧带时可使用专用的腔镜双极电凝，其与开放的双极电凝类似，接触面较小，可避免损伤喉返神经。

3. 无腔镜双极电凝的单位，使用超声刀离断 Berry 韧带时，但应将功能面远离喉返神经，并保留 3mm 以上的安全距离。

（六）保护下甲状旁腺

寻找下甲状旁腺，判断能否原位保留，如果不能原位保留则用剪刀剪下保存在冰盐水中备自体移植（图8-7）。如果能原位保留，则游离甲状旁腺及其相应的血供，存放在要清扫的中央区之外。

操作技巧及注意事项：

下甲状旁腺位置变异较大，应重点关注，特别是甲状腺下极与胸腺之间的区域，若无法判断无法原位保留，应及时用腔镜剪刀剪下置于冰盐水中备进一步行甲状旁腺自体移植术。

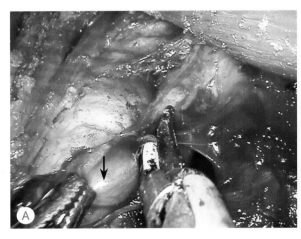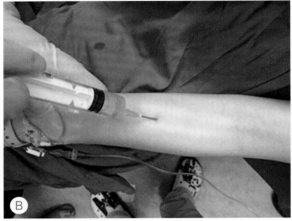

图 8-7　保护下甲状旁腺

A. 原位保留右侧下甲状旁腺（黑色箭头处）；B. 甲状旁腺自体移植（左前臂）。

（七）中央区淋巴结清扫

在保护好下甲状旁腺后，先游离暴露喉返神经（图 8-8A）。随后，在颈总动脉表面切开结缔组织，确定中央区淋巴结清扫的外界。在气管的对侧缘切开结缔组织，确定内侧缘。向着喉返神经平面分离神经前方的脂肪结缔组织，清扫左侧中央区淋巴结或右侧的喉返神经前方淋巴结。若是右侧还需继续清扫喉返神经后方淋巴结（图 8-8B）。

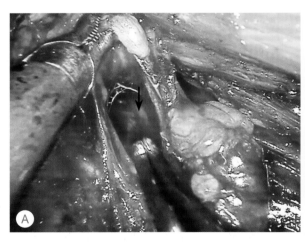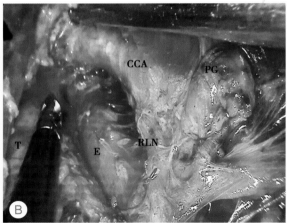

图 8-8　中央区淋巴结清扫

A. 游离喉返神经（黑色箭头处）；B. 中央区淋巴结清扫完成图（右侧），其中 T 为气管，E 为食管，RLN 为喉返神经，CCA 为颈总动脉，PG 为甲状旁腺。

操作技巧及注意事项：

1. 应对喉返神经进行充分的游离，左侧做喉返神经前方的分离即可，右侧要做喉返神经 360° 的游离。

2. 在清扫过程中注意勿损伤第五步所保留的下甲状旁腺。

（八）冲洗，缝合白线，放引流管，缝闭切口

以 1 000mL 以上的温热蒸馏水冲洗手术区域。3-0 可吸收倒刺线用以缝合颈白线。使用一次性使用引流管，引流管自颏下区域穿出（图 8-9A）。随后，4-0 可吸收线用于缝闭舌下及前庭切口。手术完成后，颈部无须进行加压包扎。

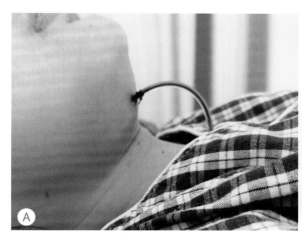 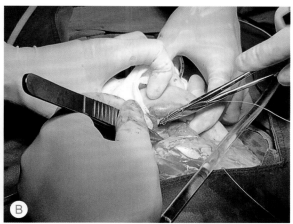

图 8-9　引流管及舌下切口缝合

A. 引流管自颏下区域穿出；B. 缝闭舌下切口。

操作技巧及注意事项：

1. 充分冲洗手术区域以观察有无活动性出血，避免术后出血、二次手术的可能。

2. 理论上，缝合舌下切口时有可能出现潜在的并发症是误缝闭舌下腺和下颌下腺的共同开口，致使腺体开口堵塞。因此应加以注意避免该可能并发症的出现（图 8-9B）。

3. 若手术超过 3 小时需加用一组抗生素（同术前）。

六、术后处理

手术结束后，患者移送至麻醉复苏室，待患者清醒，生命体征平稳后，转送病房。去枕平卧 6 小时，常规给予低流量吸氧，进行心电监护，床旁备气管切开包。术后 6 小时可以进流质饮食，餐后以替硝唑漱口液漱口。鼓励患者早期进行下床活动，减少坠积性肺炎等并发症的发生。术后适当补液，使用一组抗生素（同术前）。常规给予雾化吸入，一日两次；若术中考虑有神经损伤或者水肿，可给予激素等对症处理。注意观察引流管液量，颜色及性质。术后 1~2 天若引流量 <20mL，颜色淡黄色可予拔除引流管。术后应着重观察患者有无呼吸困难、声音嘶哑、饮水呛咳、手足麻木或抽搐等甲状腺手术的常见并发症。术前有甲状腺功能亢进的患者，术后应继续服用复方碘溶液，并根据甲状腺功能情况逐渐减量至停用。术后 1 个月于门诊定期随访复查。护士指导颈部康复锻炼。对于恶性肿瘤患者，给予促甲状腺素（thyroid stimulating hormone，TSH）抑制治疗。

七、讨论与总结

经前庭入路腔镜甲状腺手术作为目前推广最为广泛的经口腔镜甲状腺手术,其根治效果及美容效果得到普遍认可。

1. 术后下颌皮肤麻木感问题　据报道,行该术式的大部分患者术后会出现下颌皮肤麻木感,持续时间为3~12个月。而笔者团队开展的98例经舌下前庭入路腔镜甲状腺手术均只有1~2周两侧操作孔相应区域的下颌皮肤麻木感。通过分析,笔者团队认为造成该差异的原因可能是在经舌下前庭入路手术中无须在口腔前庭分离下唇皮瓣,不会引起术后颏部皮肤的水肿;且其观察孔位于舌下,从而减少由口腔前庭正中切口所引起的颏神经末梢损伤的可能性。所以,患者术后下颌皮肤麻木感主要是因为操作孔Trocar对局部软组织的挫伤造成的,这种局部软组织的挫伤造成的麻木感持续时间较短,约为1~2周。

2. 选用腔镜的直径要求　经舌下前庭入路手术只能使用5mm的腔镜,相对视野清晰度差一点,另外扶镜难度大,对扶镜助手要求也比较高。因此,寻求清晰度较高的5mm腔镜、主刀和扶镜助手良好的配合有助于经舌下前庭入路腔镜甲状腺手术的发展和推广。

3. 手术并发症方面　根据笔者团队经验总结如下。

(1)CO_2气体栓塞:如腔镜手术中损伤导致静脉破裂,在较大的气体压力作用下,CO_2可持续被吸入损伤的静脉中,此时若不及时处理则可能引起CO_2气体栓塞,危及患者生命。笔者所在中心的98例舌下前庭入路病例中,早期探索阶段曾出现2例(2/81,2.47%)CO_2气体栓塞,而近期的17例病例无该并发症出现。笔者认为造成此差异的可能是由于在早期探索阶段手术中CO_2气体压力过高所致,而在近期的17例病例手术中CO_2气体压力由8mmHg降为4mmHg,并结合颈部皮肤丝线悬吊以增加手术空间。根据早期阶段2例抢救成功病例及后续调整的经验,笔者提出以下建议:①主刀医师应充分熟悉术中相关的解剖结构,特别是颈前静脉、颈内静脉等易损伤处,尤其是在建腔过程中建议将颈前血管置于"地板"上,一旦血管破损出血,有利于快速止血;②将CO_2气体压力调整为4mmHg,并结合颈部皮肤丝线悬吊;③术中密切监护,争取早期准确识别CO_2气体栓塞并加以处理。

(2)术后颈部感染:目前,经口腔镜甲状腺手术出现术后颈部感染的案例报道相对较少,在早期探索阶段曾出现6例(6/81,7.41%)术后颈部皮肤感染,而近期未出现该并发症。我们认为造成此差异的根本原因在于早期探索阶段手术过程中前半阶段病例未常规放置引流管,而近期的17例病例术后均常规放置引流管。其次,经口腔镜甲状腺手术将开放甲状腺手术的Ⅰ类切口转变为Ⅱ类切口,且口腔中菌群较多,亦提高了术后感染可能性。根据本中心开展的经舌下前庭入路手术的经验,笔者认为术前应常规预防性使用抗生素、高度重视术后手术区引流,并且注意手术前、后的口腔清洁,如使用替硝唑含漱液,以预防术后颈部皮肤感染的出现。

此外,舌下腺和下颌下腺在解剖学上共同开口于舌下阜。因此,手术缝合时,理论上有可能将该共同开口缝闭致腺体的开口堵塞,引起相关症状。本中心的所有经舌下前庭入路病例均未出现该并发症,即便如此,缝合时应予重视以避免该潜在并发症的发生。

当然,其他在开放甲状腺手术和其他入路腔镜手术可能出现的与甲状腺切除有关和淋巴结清扫相关的手术并发症,如喉返神经或者喉上神经损伤、甲状旁腺损伤等,均有可能发生。

（吴国洋　傅艺龙）

参 考 文 献

[1] WITZEL K,VON RAHDEN B H,KAMINSKI C,et al. Transoral access for endoscopic thyroid resection [J]. Surg Endosc,2008,22(8):1871-1875.

[2] WILHELM T,METZIG A. Video. Endoscopic minimally invasive thyroidectomy:first clinical experience [J]. Surg Endosc,2010,24(7):1757-1758.

[3] 傅锦波,陈清贵,罗晔哲,等. 经口入路腔镜下甲状腺切除手术五例经验[J]. 中华普通外科杂志,2012,27(4):279-281.

[4] ZHANG D,PARK D,SUN H,et al. Indications,benefits and risks of transoral thyroidectomy [J]. Best Pract Res Clin Endocrinol Metab,2019,33(4):101280.

[5] DUEK I,DUEK O S,FLISS D M. Minimally invasive approaches for thyroid surgery-pitfalls and promises [J]. Curr Oncol Rep,2020,22(8):77.

[6] 王平,吴国洋,田文,等. 经口腔前庭入路腔镜甲状腺手术专家共识(2018版)[J]. 中国实用外科杂志,2018,38(10):1104-1107.

[7] LIU E,QADIR K A,NIU J,et al. Natural orifice total transtracheal endoscopic thyroidectomy surgery:first reported experiment [J]. J Laparoendosc Adv Surg Tech A,2015,25(7):586-591.

[8] 吴国洋,林福生. 经口入路腔镜技术在甲状腺癌治疗中的应用及操作技巧[J]. 国际外科学杂志,2018,45(12):793-796.

[9] 吴国洋,傅锦波,罗烨哲,等. 经口入路腔镜甲状腺切除术 37 例[J]. 中华普通外科杂志,2014,29(1):32-34.

[10] 苏远航,汤治平,丁自海,等. 经口内镜甲状腺切除术及颈部淋巴结清扫术的人体标本手术实验研究[J]. 中华外科杂志,2013,51(6):552-555.

[11] ZHANG D,CARUSO E,SUN H,et al. Classifying pain in transoral endoscopic thyroidectomy [J]. J Endocrinol Invest,2019,42(11):1345-1351.

[12] MIN S K,KIM J H,LEE S Y. Carbon dioxide and argon gas embolism during laparoscopic hepatic resection [J]. Acta Anaesthesiol Scand,2007,51(7):949-953.

第九章

解剖颏神经的改良经口腔前庭入路腔镜甲状腺手术

扫码观看 手术视频

一、概述

从 20 世纪 90 年代中期开始,甲状腺的微创治疗方法的发展经历了许多考验和磨难。这一过程也带来了一个新时代的转变,从传统的开放式甲状腺切除术,转向一种更精细的技术。2011年,我国学者吴国洋将 Wilhelm 教授的经口入路甲状腺手术引入国内。同年,暨南大学的王存川教授在结合下颌骨正前方的颏部区域的解剖学特点,将经口底的观察窗转移至口腔前庭,在 2011年开展了第一例手术,于 2014 年在国际上报道了其 12 例手术经验。该种手术方式的提出,标志着经口腔前庭入路腔镜甲状腺手术时代的到来。经口腔前庭的入路方式,有效避免了口底肌肉损伤,同时得到了较好的手术操作入路。传统的三孔式经口腔前庭手术入路,置入双侧小 Trocar时,是以颏孔作为参考点来有效避免颏神经的损伤,但因为缺乏颏区解剖结构的系统性学习,术后出现下唇和/或颏部周围的麻木和/或感觉异常。随访中发现,有些病例持续的时间较长,考虑手术中存在颏神经的损伤。同时,该术式改变了传统的入路方式,操作空间受限,学习曲线较长,该术式并未得到有力的推广。近年来,随着医学的进步和器械的发展,手术操作中面临的困难逐步得到有效的解决;社会的发展也促进了患者对于肿瘤术后生活质量的追求。2017 年,笔者团队提出了解剖颏神经的改良经口腔前庭入路腔镜甲状腺手术(modified thyroidectomy of mental nerve dissection which in transoral endoscopic via an oral vestibular approach),通过术中对颏神经的主动解剖来保护颏神经,从而有效地减少了术后颏部的麻木和感觉异常,降低了颏神经受损的发生率。

二、适应证与禁忌证

（一）适应证

1. 属于瘢痕体质或有腔镜美容手术要求者。

2. 考虑肿块为良性，且最大直径≤6cm。

3. 彩超分级 TI-RADS 5 级或肿块细针穿刺考虑分化型甲状腺癌者，肿块最大直径≤2cm，无包膜外侵犯。

4. 甲状腺肿大为Ⅱ度及其以下。

5. 口腔无脓肿、黏膜无溃疡、颈前皮肤完整。

（二）禁忌证

1. 既往头颈部手术史、放射治疗史或上纵隔放射治疗史。

2. 全身状况差，不能耐受全身麻醉手术。

3. 术前评估甲状腺癌肿块包膜外浸润，伴有颈外侧淋巴结转移，神经、气管侵犯或远处转移征象。

4. 口腔解剖结构异常、佩戴口腔矫治器者。

5. 临床未控制的 Graves 病。

三、术前评估与准备

1. **甲状腺评估** 完善头颈部检查，口腔结构有无畸形、有无义齿、牙套等，体格检查、颈部彩超以及甲状腺薄层 CT，评估甲状腺病灶大小、性质、位置、与周围组织关系，有无包膜外浸润、与气管有无粘连、颈外侧淋巴结有无转移等。

2. **全身状况评估** 术前完善三大常规、肝肾功能、电解质、凝血功能、甲状腺功能全套、胸片、心电图。有其他系统疾病既往史（心血管系统、呼吸系统、消化系统等），完善相关检查评估有无手术禁忌证。Graves 病的患者，心率应控制在 90 次/分以下、基础代谢率≤20% 以下。

3. **术前准备**

（1）术前与患者及家属详谈该种手术方式的优缺点，以及与传统开放手术的异同之处。得到患者及家属的充分理解及同意，签署手术知情同意书。

（2）术前一天开始使用漱口水（主要成分氯己定）漱口，3 次/天，保持口腔干净；有牙结石、烟斑的患者术前行洁治。

（3）术前 30 分钟静脉滴注抗生素预防感染，手术时间超过 3 小时者，术中静脉滴注一次抗生素。

四、手术所需器械

1. 常规内镜器械 30°高清腔镜镜头、冷光源等;腔镜专用穿刺棒、5mm 一次性螺纹 Trocar 两个、10mm 金属 Trocar 一个、无损伤抓钳(大、小两种)、分离钳、持针器、电凝钩、长柄超声刀、负压吸引器两套、普通外科全方位拉钩、电刀以及常规开放手术所需器械。

2. 其他物品 无菌保护套、一次性闭合高负压引流系统、盐水垫、小纱块、棉球、10mL/50mL 注射器、3-0 和 5-0 可吸收手术缝线、常规 4 号丝线、一次性使用泵用输液管、尺子(精确度 1mm)、标记笔、温蒸馏水、生理盐水、络合碘、膨胀液(即将 1mg 的盐酸肾上腺素注射液加入 500mL 的生理盐水)。

五、手术操作步骤与技巧

(一) 手术体位与术中准备

经口气管插管麻醉,术前半小时肌内注射抗胆碱药物(如戊乙奎醚 0.01mg/kg),用于减少呼吸道尤其是口腔前庭和气道的分泌物。患者垫肩仰卧位。防水贴膜保护眼睛,防止暴露性结膜炎。常规消毒,包头,铺单。

将气管导管固定于靠近麻醉机的一侧口角,以丝线固定。安装全方位拉钩,用于悬吊皮瓣和牵开带状肌。用络合碘消毒口腔黏膜 3 次,带套筒的塑料吸引器头吸净咽腔的分泌物及消毒液,放置纱块于口腔,覆盖舌体。拉开下唇,显露口腔前庭,于下唇系带的唇侧段悬吊丝线一根打结,用于标记下唇中点。

操作技巧及注意事项:

1. 麻醉和手术医师术中应密切观察通气和氧合状况,监测气道压力,及时发现气管导管受压或移位。

2. 导管的固定时,避免缝合过浅,术中引起脱管。

3. 减少口腔内消毒液的残留,避免术后引起的刺激性咳嗽及误吸。

(二) 切口设计

电刀沿口腔前庭中间距离牙龈边缘 1~1.5cm 处做 5~10mm 的横形黏膜连续切口,用蚊式钳紧贴黏膜下方向两端近乎水平朝下的方向分离,逐渐切开黏膜,向两端分别延长 2~2.5cm,到达第一、第二前磨牙之间对应的前庭沟黏膜。注意观察颏神经及分支。颏神经走行较为表浅,多数情况下,切开黏膜可以显露颏神经的内侧支。在下颌骨下缘正中点横向切开 5mm(不超过 1cm,避免放置观察窗口的 Trocar 后出现松动和漏气),暴露下颌骨骨膜面(图 9-1)。

操作技巧及注意事项:

1. 在向两端延长切口过程中,注意避免显露口唇黏膜下方的腺泡组织,如果显露,则表示切

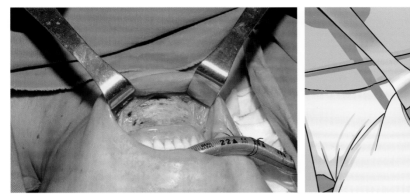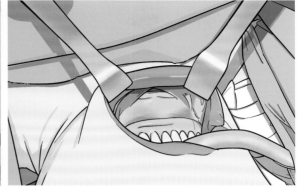

图 9-1　**切口设计**

口位置太高,应向牙龈缘侧靠近。

2. 如果在黏膜下未发现颏神经走行,要避免过度向两端延伸切开黏膜,造成黏膜不必要的损伤,因为有些患者颏神经位置较深,隐藏在肌肉层内,不易辨认。

3. 在辨认颏神经的位置及走行的前提下,离断颏部的部分肌肉,使下唇下降,直至露出下颌骨下缘正中点,即可基本消除颏部的生理弯曲。

（三）建立皮下隧道

抽取现配的膨胀液,用 10mL 注射器自下颌骨下缘正中点切口刺入,越过下颌骨下缘,在颏下三角区域内注射 5~8mL 膨胀液,以减少术中出血。用腔镜穿刺棒自下颌骨下缘中点切口刺入,越过下颌骨表面,沿皮下组织进行穿刺,经过舌骨至喉结水平,退出至下颌骨下缘中点,再向垂直于双侧胸锁乳突肌的方向,分别向外侧刺入 5cm,从而形成三个皮下隧道。退出穿刺棒,用组织剪伸入中间的腔道,剪刀的关节平对下颌骨下缘中点,在腔道内张开剪刀,使三个皮下隧道汇合成一个大的腔隙。建立皮下隧道（图 9-2）。

操作技巧及注意事项：

1. 在越过下颌骨下缘时,速度不能过快,需要用左手示指和中指顶住颏部,对穿刺棒形成阻挡作用,避免出现穿刺棒穿刺过深而刺入喉腔的情况。

2. 穿刺过程中要及时调整深度,如果出现橘皮征,则说明穿刺过浅。

（四）置入 Trocar 的位置

中间选择直径 10mm 的 Trocar 置入,于口腔前庭中线左右两侧约 2.5cm,前庭沟距唇缘 1cm,在清晰辨认颏神经及分支的前提下,于颏神经附近或者神经分支之间选择小 Trocar 的置入位点,采用小弯钳进行钝性分离。避开颏神经,置入 5mm 的一次性螺纹 Trocar。因为没有螺纹的 Trocar 没有足够的摩擦力,手术中容易产生松动。紧贴骨面,越过下颌骨下缘,于喉结水平与大 Trocar 会合。连接气腹机,注入 CO_2 气体,选择大流量,压力维持在 6~8mmHg（图 9-3）。

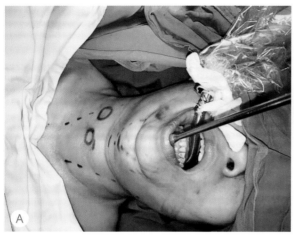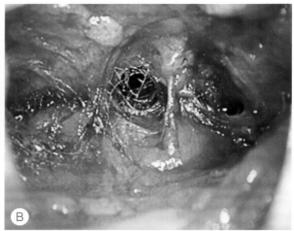

图 9-2　建立皮下隧道

A. 穿刺棒的置入；B. 皮下腔隙建立。

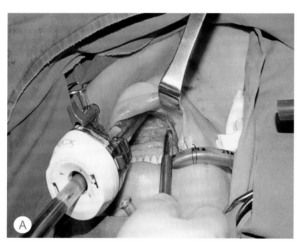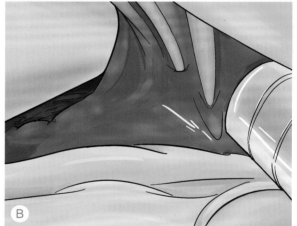

图 9-3　Trocar 置入位置及其与颏神经的解剖关系

A. Trocar 置入位置；B. Trocar 与颏神经的解剖关系，黄色所示为右侧颏神经及分支。

操作技巧及注意事项：

1. 建腔的早期相对是比较困难的一个阶段，操作空间小、层次不清、容易起雾导致视野不清，这也是经口甲状腺腔镜手术学习曲线较长的一个原因。

2. 可以采用电钩或超声刀沿颈阔肌深面进行组织分离，在分离过程中需要注意对层次的辨认，避免出现皮肤破损。

3. 皮瓣分离的范围：下方达胸骨切迹，两侧越过胸锁乳突肌内侧缘。

（五）皮瓣的悬吊

平对双侧耳垂平面安装全方位拉钩支架，高出患者锁骨头水平面约 25cm 固定。采用 3-0 带针可吸收手术缝线悬吊颈前皮瓣于全方位拉钩支架上（图 9-4）。

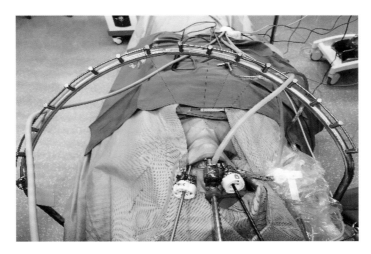

图 9-4　全方位拉钩支架的使用及皮瓣的悬吊位置

操作技巧及注意事项：

1. 悬吊的位点应该选择颈部皮瓣最凹陷的位置，相当于喉结上方一横指处。

2. 悬吊是为了有更好的操作空间，所以在选择悬吊点时，可根据术中具体情况进行调节。

（六）甲状腺峡部及锥状体叶的处理

可以采用电钩切开颈白线。对于初学者可以在找到正确的颈白线后改为超声刀进行切除，非功能刀面朝下，这样可以有效保护甲状腺峡部，尤其针对合并桥本甲状腺炎，可以起到有效的保护作用。分离颈白线时，要越过喉结，为锥状叶的切除，甲状腺上极的显露做准备。用 3-0 或者 4-0 带针可吸收线悬吊带状肌，从术侧颈部皮瓣的皮肤面，相当于胸锁乳突肌前缘平对峡部上缘刺入，接针后翻开胸骨甲状肌的深面，平对峡部上缘，尽可能靠近带状肌的外侧缘进针，从带状肌表面穿出，再穿出皮瓣，将术侧带状肌外翻悬吊在全方位拉钩支架上，充分显露甲状腺及中央区。在甲状软骨板表面找到锥状叶，用无创抓钳提拉锥状叶，用电钩或者超声刀将锥状叶自最远端进行切除，同时清扫双侧环甲肌之间的喉前淋巴结。越过环状软骨，分离出峡部和气管之间的气管前间隙。用超声刀非功能刀面朝下，或将腺体挑起，远离气管面，进行峡部的离断（图 9-5）。

操作技巧及注意事项：

1. 切开颈白线时，切忌切得过深，因为有损伤甲状腺腺体引起出血，或者甲状软骨板破损的可能性。

2. 胸骨甲状肌紧贴甲状腺被膜，在分离带状肌，暴露甲状腺腺叶时，需要防止损伤甲状腺真被膜，避免出血和渗出。

3. 1mL 注射器抽取淋巴结示踪剂，排气后再更换新的长针头，在腺叶外下方非病灶处刺入，针头刚刚越过真被膜即可进行注射，刚看到有黑染就要停止注射（注射量为 0.05~0.1mL），并进行回抽。注射完的针头需要在肌肉面擦拭干净，避免在皮肤上留下印记。如果注射点出血或者漏出淋巴结示踪剂，就可以用小纱条压迫注射点。

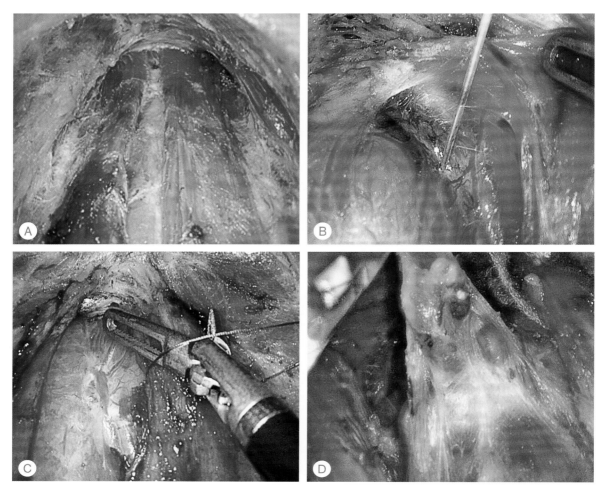

图 9-5　淋巴结示踪剂的注射及峡部、锥状叶的处理

A. 分离带状肌；B. 淋巴结示踪剂显影；C. 带状肌的悬吊；D. 锥状叶及喉前淋巴结处理。

（七）上极的处理

处理完甲状腺峡部和锥状叶之后，超声刀离断甲状腺上极和环甲肌之间的血管，显露环甲间隙。离断部分胸骨甲状肌，使甲状腺上极得以充分暴露。钳夹甲状腺上极，超声刀于甲状腺的表面，凝固切断甲状腺上动脉。向下提拉上极，增加环甲间隙的宽度，辨认和探查喉上神经，避免损伤。离断甲状腺上极周围的血管和筋膜，充分游离甲状腺上极。离断的过程中，需要仔细辨认甲状腺与周围组织之间的边界，紧贴腺体的同时，又不能引起真被膜的破损，避免出血和渗液。甲状腺上动脉的处理必须妥善到位，凝固时间过短或者凝固血管不彻底完整，都可能导致甲状腺上动脉的出血，动脉压力较大，出血量大，短时间内可造成视野区域的血液集聚，一旦出血，动脉发生回缩，止血的难度就会很高，这也是术中中转开放的重要原因（图 9-6）。

操作技巧及注意事项：

1. 在进行凝固的过程中，充分显露甲状腺上动脉，尽量争取甲状腺上动脉的裸化处理，进行

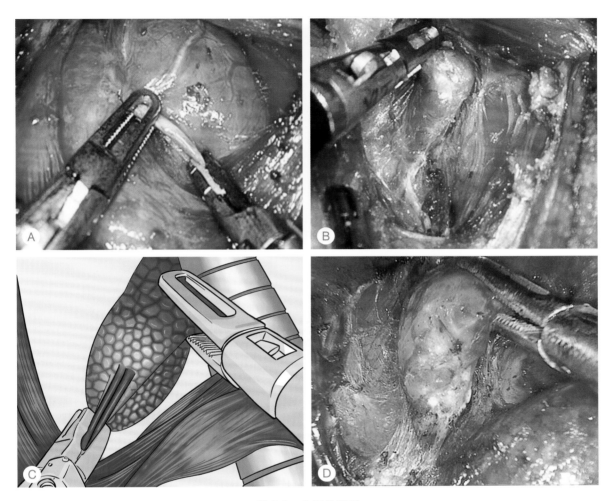

图 9-6 **上极的处理**

A. 右侧甲状腺上动脉分支的凝固;B."脱帽法"切除甲状腺上极;C. 左侧甲状腺上动脉的凝固;D."脱帽法"完整剥离甲状腺上极。

单纯的血管凝固,这样也可避免钳夹过多的组织导致喉上神经的损伤以及腺体的残留。

2. 采用两点凝固法,第一个凝固位点选择在甲状腺上动脉的近心端,根据血管的粗细大小,用超声刀的 MIN 按钮激发 3~6 次,再将超声刀向远心端移动 2mm,进行血管的凝固和离断。

(八)保护上甲状旁腺

甲状腺上极血管离断后,上极活动度增大,采用"脱帽法"继续进行甲状腺上极的处理。变换无创抓钳钳夹甲状腺的位置,随着上极游离度的增加,将无创抓钳调整至甲状腺上极的更上端,使上极得以更好地显露,逐步凝固甲状腺上极周围血管及筋膜组织,完整切除甲状腺上极,甲状腺上极完整分离后,常常可以在甲状腺背面平对环甲肌下缘显露上甲状旁腺。在淋巴结示踪剂的负显影效果下,甲状旁腺的辨认会更加清晰(图 9-7)。

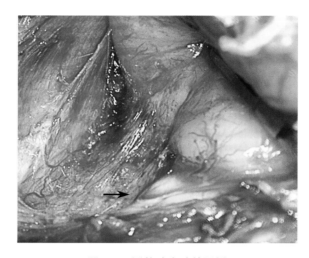

图 9-7 甲状腺旁腺的显露

箭头所指为左侧上甲状旁腺。

操作技巧及注意事项：

1. 上甲状旁腺的位置较恒定，周围伴有丰富的滋养血管，尽可能地进行原位保留。

2. 在分离过程中不能盲目离断，应遵循边分离边凝固的原则。

（九）喉返神经的显露解剖保护

离断甲状腺中静脉及外侧的筋膜血管，暴露颈总动脉，用神经监测探钳确认迷走神经信号。将甲状腺向对侧翻开，用无创抓钳向前上顶推甲状腺上极，即可构建出一个三角形的解剖区域（彭氏三角区）。用分离钳进行小心分离，逐渐扩大组织间隙。用神经探钳探查神经信号，常可以很快确定喉返神经的位置。沿着神经走行分离出神经的隧道，将隧道外侧的筋膜及血管进行凝固、切断。分离出神经的全程。也可以在颈总动脉的下端内侧进行神经的探查。找到神经后，再沿着神经逐渐向上分离（图 9-8）。

操作技巧及注意事项：

彭氏三角区（Peng's triangle）的定义为：第一条边为甲状腺的背侧边界线，第二条边为气管的边缘线，第三条边为上提的外侧筋膜。

（十）下甲状旁腺的显露和解剖保护

在分离神经的过程中，需要注意观察和辨认下甲状旁腺的位置，下甲状旁腺的原位保留相比上甲状旁腺难度有所增加。原因之一是下甲状旁腺的位置变异较大，其次是下甲状旁腺的血供比较复杂，并且血管走行距离比较长。在进行中央区淋巴结的清扫时，甲状旁腺的血供系统容易遭到破坏。所以在进行中央区淋巴结清扫，处理外侧边界，显露颈总动脉时，注意观察甲状腺下动脉的主干及分支情况，辨认甲状旁腺的位置及血供，根据位置及血供的不同，来决定下甲状旁腺保留的方案（图 9-9）。

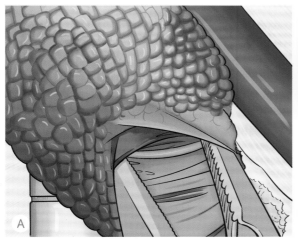
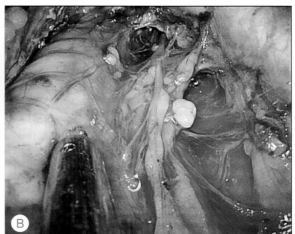
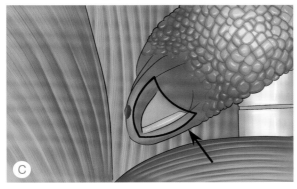

图 9-8　喉返神经解剖

A. 构建"彭氏三角"分离喉返神经；B. 喉返神经的全程显露；C. "彭氏三角"的构建（黑色三角区域），箭头所指为喉返神经入喉处。

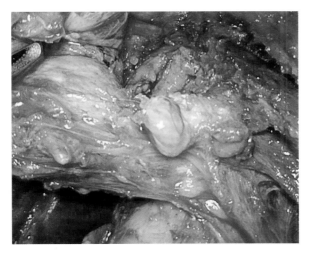

图 9-9　下甲状旁腺的显露和血供保护

操作技巧及注意事项：

1. 下甲状旁腺位置不恒定，在辨认时可结合淋巴示踪剂腺营技术进行辨认保护。

2. 为了防止热损伤，使用超声刀分离甲状旁腺周围组织时，需要远离甲状旁腺，功能刀头朝外。

3. 如果甲状旁腺无法完整保留，或者血供欠佳，则需要进行自体移植。

（十一）中央区淋巴结清扫

对于中央区淋巴结的清扫,应该做到在保护喉返神经、喉上神经和甲状旁腺功能的前提下彻底清除淋巴脂肪组织。在有术前穿刺的组织细胞学检查结果确诊或影像学可疑淋巴结转移情况下,通常笔者采取淋巴结与甲状腺腺叶整体切除方式。离断甲状腺峡部前,将喉气管前淋巴结连同锥状叶一并向下游离,离断峡部后,沿健侧甲状腺最下静脉分离至胸腺上缘。沿带状肌深面自内侧向外侧进行分离,显露颈动脉鞘,并继续向下至无名动脉。沿喉返神经做"隧道式"分离,逐层离断"隧道"两侧纤维结缔组织,于椎前筋膜和食管肌层浅面将中央区淋巴结脂肪组织与甲状腺腺体一并整块切除。

操作技巧及注意事项:

1. 分化型甲状腺癌的预后良好,手术是其主要治疗方式,但其淋巴结转移发生较早,中央区淋巴结转移阳性率高。临床检查提示淋巴结阴性(cN_0)患者,颈部淋巴结隐匿性转移率高达61.2%~68.7%,这些隐匿性转移绝大多数发生在中央区淋巴结。根据NCCN甲状腺癌诊疗指南(2022年)和2012版CTA《甲状腺结节和分化型甲状腺癌诊治指南》分化型甲状腺癌推荐在尽量避免并发症的前提下行预防性中央区淋巴结清扫。

2. 现代甲状腺外科理念对于中央区淋巴结的清扫应追求在功能保护的前提下做到区域淋巴结脂肪组织在颈深筋膜深层筋膜套内"包裹性"切除。从解剖学角度认为中央区淋巴结清扫的边界:上平舌骨下缘,下至无名动脉上缘,外侧为颈总动脉内侧,深面至椎前肌膜和食管肌层浅面。对于单侧的清扫,内侧界应至健侧甲状腺最下静脉内侧的气管前,包括甲状腺峡部以下气管前、胸骨上窝以及带状肌与胸锁乳突肌间淋巴结(图9-10)。

（十二）标本的取出

甲状腺标本的取出需要经过中间的观察窗,将标本袋通过观察窗置入术腔,在腔镜下将标本

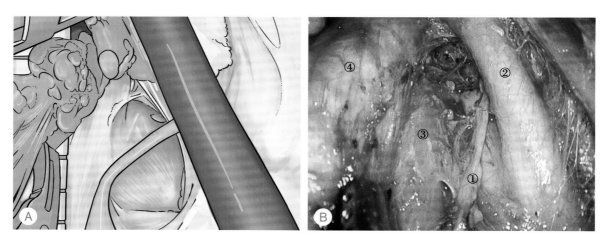

图9-10 中央区淋巴结清扫示意图和术中图

A.右Ⅵ区淋巴结;B.清扫后中央区结构:①喉返神经,②颈总动脉,③食管,④气管。

装入标本袋,辨认标本的长轴,将标本的长轴与气管平行。根据标本的大小,适当地扩大观察窗,可以用卵圆钳置入观察窗后,打开卵圆钳的关节,钝性扩大观察窗。必要时,用电刀在清晰辨认颏神经的前提下,离断颈部的肌肉,锐性扩大观察窗。如果还是不能取出,可以用组织钳钳夹标本已经取出的部分,在左手轻轻推挤标本的另一部分,常可以顺利取出。

操作技巧及注意事项:

1. 在标本取出的过程中,需要注意无瘤原则,防止标本袋的破损,标本的破溃可导致肿瘤的种植转移。

2. 如果是初步考虑肿物为良性,可以在标本袋中剪开肿块,吸出肿块内的囊液。也可将标本从中间处剪开,以便于标本的取出。

(十三) 放置引流

打开外侧小 Trocar 的通气阀门,将 500mL 左右的灭菌用水用 50mL 注射器通过通气孔注入术腔,腔镜下仔细检查术区,彻底止血。清点手术器械和止血纱条。采用一次性使用中心静脉导管包,在导管的管壁上隔 2cm 剪一个侧孔,根据单侧还是双侧全切,剪开 5~8 个侧孔,直到 10~15cm 刻度处。用穿刺针于颈部皮瓣无血管区域刺入术腔,通过针管置入金属导丝,退出穿刺针,在导丝的引导下置入已经准备好的导管,将之放置于甲状腺床及颏下三角区。固定导管于颈部皮肤,连接一次性闭合高负压引流瓶(400mL),进行术腔引流。退出 Trocar,在负压吸引状态下退出吸引器。取出口内小纱块,5-0 可吸收线缝合伤口,清点器械,结束手术(图 9-11)。

操作技巧及注意事项:

1. 注意预防伤口感染,在缝合口腔切口前,应予以稀释络合碘消毒口腔及前庭切口。

2. 颏下放置盐水垫,加压包扎,可有助于术后创面的贴合。

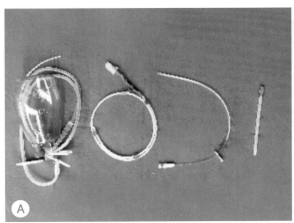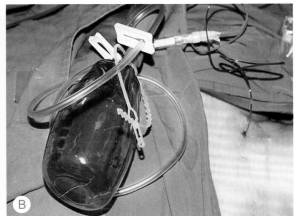

图 9-11　引流装置的使用

A. 单腔静脉穿刺装置,高负压引流;B. 引流位置的选择。

六、术后处理

1. 术后 2 小时用冰袋冰敷颈部及颏部的手术区域,减轻术后水肿和疼痛。

2. 术后 6 小时可进流食,餐后使用漱口水漱口,维持口腔清洁。

3. 术后 48 小时内预防性使用抗生素。

4. 术后 48 小时,可以拔除颈部引流管。予以头套加压包扎颏下区域,有利于术后的皮瓣贴合,防止局部积液的发生。

5. 4 天后即可拆除头套,出院后 1 周开始每天进行颈部仰头训练,每天三次,每次 5 分钟,这样可以有效地减少颈部皮下瘢痕挛缩引起的颈部牵拉感。

6. 术后 1 个月门诊复查评估:①评估甲状腺功能,调整左甲状腺素的用药量,根据术后病理结果,评估复发风险等级,调整 TSH 抑制治疗的控制范围;②颏区及下唇的麻木状态,可采用两点辨别觉进行评估;③颈部的牵拉感,采用吞咽试验进行评估;④引流口有无瘢痕,评估瘢痕的大小、颜色、弹性。

七、讨论与总结

经口腔前庭腔镜甲状腺手术在开展的初期会遇到一些困难,学习曲线相对来说会比其他腔镜入路长一些。在团队的合作下,我们针对手术开展过程中所遇见的问题,进行分析总结,寻找改善的措施,不断对手术方式及操作要点进行改进以及优化,从而提高手术效率,降低手术并发症,有效缩短学习曲线。能否顺利、持续性地开展该项技术,有几大要点需要关注。

1. 对于颏神经以及颏区局部解剖学习 既往的文献报道中,在进行 Trocar 置入点的选择时,缺乏解剖基础,易造成颏神经的受损;术后引起的颏区的麻木,无法判别是否由于手术引起的颏神经损伤。通过对手术的改进,在做口腔切口时进行颏神经的解剖显露,可以有效避免颏神经的损伤。早期开展该术式时手术适应证对于甲状腺腺体大小的选择是较为严格的,因为中央穿刺孔的大小限制了标本的取出,从而限制了手术适应证。经过解剖学研究,掌握颏神经的走行及分支情况,可以有效地在避免损伤颏区重要结构的损伤下,对中央穿刺孔进行扩大,从而解决由于标本过大无法取出而限制手术的开展问题。

2. 腔隙的建立 一个宽敞、无出血、解剖层次清晰的腔道,可以给手术创造有利的条件。腔镜手术改变了传统手术的显露方式,解剖入路从上至下,在建立皮下隧道之初没有标志性的解剖参照物,容易过浅分离皮瓣,或者穿刺过深造成颈前静脉的破裂出血。建腔初期,隧道空间小,出血造成术野的干扰,血液渗入组织间隙,导致解剖结构难以分辨,从而加重手术的难度。所以,对于初学者而言,建立一个干净,解剖边界到位的腔隙是手术成功的重要环节。切忌操作过于急躁,在无法辨认,操作盲区的情况下进行组织的切割,容易造成皮肤的烫伤和其他结构的损伤。

3. 甲状腺上极的处理是所有经口入路的操作要点——如何显露甲状腺上极和甲状腺上动脉的安全处理是下一步手术操作的关键之处 在实践中,笔者发现"脱帽法"进行甲状腺上极的逐层显露,是最为安全有效的手术方式,避免过多组织的钳夹凝固,可有效降低喉上神经的损伤。逐层分离的另一个优点是可以显露甲状腺上动脉,有效避免血管钳夹闭不全造成的出血。对于高位的甲状腺上极,可以离断部分带状肌,更加有利于操作区域的暴露,切记在术野的盲区进行甲状腺上动脉的离断,可能造成血管凝固不完全,从而导致出血,甲状腺上动脉压力较大,出血量多,发生凝固不完全的情况,中转为开放手术的风险较高。

4. 喉返神经的解剖和保护　随着器械的不断优化,神经监测仪的使用可以有效帮助喉返神经的显露。由于喉返神经存在变异性,笔者常选择在入喉处进行神经的探查和解剖,以构建彭氏三角区域,这一解剖学结构域刻缩小神经探查的范围,更加有利于神经的解剖和显露,神经周围具有丰富的营养血管。分离过程中操作动作轻柔,少量的出血可以用止血纱布进行压迫止血,不要过多使用超声刀进行止血,因其热传导性也可导致神经的损伤。

5. 腔镜视野下更加有利于甲状旁腺的辨别,结合淋巴结示踪剂显影可有效降低甲状旁腺的损伤　上甲状旁腺位置较为恒定,手术中多可进行原位保留。下甲状旁腺的保留一直是甲状腺手术的难点,其一是其解剖位置多变;其二是难以保障其血供,在进行甲状腺下动脉的凝闭时,辨别其分支情况,对于可疑的甲状旁腺组织的血管,尽量保障其完整性。

6. 中央区淋巴结的清扫要达到各个边界,这样可以保障淋巴组织的彻底性清除　在处理深部的淋巴组织时,采用逐层显露凝固法,甲状腺下极的静脉网较丰富,操作中若出现断端血管回缩,止血较为困难。

经口腔前庭入路腔镜甲状腺手术,经过不断的探究和优化,在达到肿瘤治疗的彻底性和安全性的同时实现了体表无瘢痕的良好美容效果,是一项值得推广的技术,可以为更多的患者带去福音。

（彭小伟　李　慧）

参 考 文 献

[1] 吴国洋,林福生.经口腔镜甲状腺手术的发展现状与思考[J].中华外科杂志,2016,54(11):819-822.
[2] WANG C,ZHAI H,LIU W,et al. Thyroidectomy:A novel endoscopic oral vestibular approach [J]. Surgery,2014,155:33-38.
[3] ANUWONG A,KETWONG K,JITPRATOOM P,et al. Safety and outcomes of the transoral endoscopic thyroidectomy vestibular Approach [J]. JAMA Surg,2018,153(1):21-27.
[4] TAE K,LEE DW,BANG HS,et al. Sensory change in the chin and neck after transoral thyroidectomy:Prospective study of mental nerve injury [J]. Head Neck,2020,42(11):3111-3117.
[5] LUNA-ORTIZ K,GÓMEZ-PEDRAZA A,ANUWONG A. Lessons learned from the transoral endoscopic thyroidectomy with vestibular approach(TOETVA)for the treatment of thyroid carcinoma [J]. Ann Surg Oncol,2020,27(5):1356-1360.
[6] Peng X,Li Z,Li H,et al. The clinical application of mental nerve dissection in transoral endoscopic thyriodectomy via an oral vestibular approach [J]. Surg Endosc,2020,34(1):153-158.
[7] WANG T,WU Y,XIE Q,et al. Safety of central compartment neck dissection for transoral endoscopic thyroid surgery in papillary thyroid carcinoma [J]. Jpn J Clin Oncol,2020,50(4):387-391.
[8] NGUYEN H X,NGUYEN H X,NGUYEN,H V,et al. Transoral endoscopic thyroidectomy by vestibular approach with central lymph node dissection for thyroid microcarcinoma [J]. J Laparoendosc Adv Surg Tech A,2021,31(4):410-415.
[9] Haddad RI,Bischoff L,Ball D. Thyroid Carcinoma,Version 2.2022,NCCN Clinical Practice Guidelines in Oncology[J]. J Natl Compr Canc Netw. 2022,20(8):925-951.
[10] 中华医学会内分泌学分会,中华医学会外科学分会内分泌学组,中国抗癌协会头颈肿瘤专业委员会,等,甲状腺结节和分化型甲状腺癌诊治指南[J].中华内分泌代谢杂志,2012,28(10):779-797.

第十章

无充气经口腔前庭入路腔镜甲状腺手术

扫码观看　手术视频

一、概述

随着经自然腔道腔镜手术技术的发展,经口入路腔镜甲状腺手术应运而生,相对其他完全腔镜手术入路,经口腔镜手术手术路径较短、术后体表无瘢痕,临床应用日趋广泛。但是相对于腔镜甲状腺其他手术入路,经口入路腔镜甲状腺手术建腔较难、操作空间较小、手术难度增大。为了维持操作空间,基本都采用 CO_2 充气或者联合悬吊的方法建腔。由于口腔与颏下组织血供丰富,CO_2 似乎更容易吸收,有引起皮下气肿、高碳酸血症、二氧化碳栓塞等风险。因此,采用无充气方法进行手术是更好的选择。但是由于手术难度较大,无充气经口入路腔镜甲状腺手术国内外文献报道仅有数篇。2013 年 Nakajo 率先报道 8 例无充气经口入路腔镜甲状腺手术,研究采用了经皮悬吊法、经口腔前庭单孔进行手术,但是该方法系单孔腔镜手术,器械容易相互干扰,手术难度较大,未能推广普及。2019 年 Park 报道了经口悬吊无充气经口腔镜甲状腺手术,研究采用了特制悬吊拉钩经口腔观察孔切口悬吊、经三孔的方法进行手术,避免了单孔手术的器械干扰。2020 年,赵敏健将经口悬吊拉钩进行重新设计改良,成功应用于无充气经口腔镜甲状腺手术中,取得了良好的效果。笔者所在中心自 2018 年底开始探索无充气经口腔镜甲状腺手术(gasless transoral endoscopic thyroidectomy vestibular approach),在王圣应的指导下研发了一种新的方法——经皮悬吊三孔法。经过数次改进,该技术日趋成熟,目前笔者已经顺利开展 200 余例,且术后无严重并发症发生。由于该方法采用克氏针经皮悬吊维持操作空间,无须购买特殊器械,简便易行,目前国内已经有数十家医院(包括不少基层医院)采用此方法进行手术,推广普及较好。现将该方法做一详细介绍。

二、适应证与禁忌证

由于无充气经口前庭入路腔镜甲状腺手术是一项新技术,其手术适应证和禁忌证可以参照充气经口腔镜甲状腺手术,在此不再赘述。目前,除完成常规甲状腺手术以外,笔者团队采用此项技术又完成了多项高难度技术尝试,包括无充气经口入路腔镜巨大甲状腺良性肿瘤切除(最大直径6.7cm)、无充气经口入路腔镜颈外侧淋巴结择区清扫(Ⅳ区、Ⅲ区、部分Ⅱ区)、无充气经口腔镜Ⅶ区淋巴结清扫。笔者团队的单中心经验表明,无充气经口腔镜手术适应证和禁忌证与充气经口腔镜基本等同。此外,由于采取无充气的方法,并且在观察孔切口增加了腔镜吸引器可以辅助手术操作,因此无须担心 CO_2 相关并发症,且手术烟雾排除迅速视野清晰,手术操作更加便捷。理论上,其适应证与安全性可能优于充气经口入路腔镜甲状腺手术。本章所总结仅代表笔者所在团队的单中心经验,尚需要多中心前瞻性的研究进一步验证。

三、术前评估与准备

1. 实验室检查　血常规、血型、肝肾功能、电解质、凝血功能、甲状腺功能等检查。

2. 辅助检查　心电图、胸片(正侧位)、颈部彩色多普勒超声检查(包括甲状腺和颈部淋巴结状态)、电子鼻咽喉镜检查、颈部增强 CT 扫描、甲状腺细针穿刺细胞学检查等。

3. 术前医患沟通　术前谈话主动全面地讲解患者的病情、治疗选择和手术风险,着重讲解经口入路甲状腺内镜手术的基本常识、手术方法、注意事项、术前准备和可能的并发症。耐心、细致地解答患者的各种提问,缓解患者术前的焦虑和恐惧,让患者建立起配合医师治愈疾病的信心。

4. 术前常规准备

(1)患者术前在医师或护士指导下练习有效的咳嗽、深呼吸(避免术后肺不张和肺部感染)以及仰卧位去枕伸颈活动(避免术后颈部不适)。

(2)针对可能存在排尿和排便困难的患者,术前加做排尿和排便的训练。

(3)围手术期应使用具有杀菌或抑菌功能的漱口液(如高浓度替硝唑)漱口,并预防性应用对口腔和皮肤定植菌敏感的抗生素。

四、手术所需器械

腔镜手术器械:10mm 直径的 30° 腔镜系统、皮下剥离棒、超声刀、电凝钩、普通电刀、分离钳、无损伤抓钳、持针器、腔镜吸引器头 1 个、腔镜剪刀 1 把、2 个 5mm 操作孔 TROCAR、1 个 12mm 观察孔穿刺器、2mm 克氏针自制皮肤悬吊拉钩 1 个(图 10-1)、克氏针自制腔镜甲状腺拉钩 1 个(图 10-1)、手术头架 1 个、无菌绷带 1 卷。

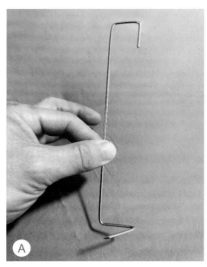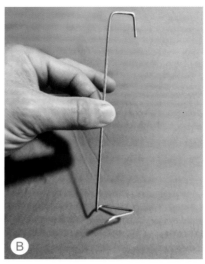

图 10-1　用 2mm 克氏针自制的拉钩

A. 腔镜甲状腺拉钩；B. 皮肤悬吊拉钩。

五、手术操作步骤与技巧

(一) 手术体位与切口设计

全身麻醉后,患者取仰卧颈过伸体位,经口插管气管内全身麻醉,气管导管固定于一侧口角。常规消毒铺巾,用稀释的聚维酮碘溶液消毒口腔。放置手术头架并套上无菌保护套用绷带固定,作为悬吊架使用。术者位于患者头侧,扶镜助手位于术者右侧。

首先在口腔前庭周围注入含有肾上腺素的膨胀液(1∶500 000 肾上腺素的生理盐水),以减少切口渗血。取三孔法经口腔前庭进行手术,观察孔位于下唇系带前方距离牙龈根部 15mm 处,两侧操作孔位于两侧第一前磨牙颊黏膜处(靠近唇侧)。

(二) 建立操作空间

观察孔为一屋顶样切口,先直视下用电刀分离,沿下唇口轮匝肌肌纤维方向分离,避免离断肌肉保护下唇功能,沿肌间隙分离找到下颌骨骨面,紧贴下颌骨游离到骨面转折处。用大号血管钳经观察孔隧道置入分离颏下皮瓣,寻找正确的分离层次,预建操作空间。再用剥离棒经观察孔切口置入分离颈部皮下间隙,扩大操作空间,皮下剥离棒可以用 8 号金属宫腔组织吸引管代替。经口腔切口置入 3 个穿刺器沿颈部皮下间隙在喉结平面汇合;中间观察孔穿刺器采用 12mm 穿刺器,去除 12mm 穿刺器底座及密封圈,敞开以利外界空气进入,操作孔穿刺器为 5mm 直径。将电钩塞入左侧操作孔穿刺器内分离,扩大左侧穿刺器附近操作空间。将电钩经观察孔切口塞入观察孔穿刺器旁间隙,进行分离以拓宽观察孔隧道,以利经观察孔放置腔镜吸引器及术毕取标本。将电钩置入右侧操作孔穿刺器分离,扩大右侧穿刺器附近操作空间。建腔全程使用腔镜吸引器负压吸引排烟并辅助显露。

（三）放置皮肤悬吊拉钩

在喉结附近稍分离皮瓣，将左右操作孔内的器械同时挑起皮瓣绷紧，经皮穿刺置入皮肤悬吊拉钩，用绷带固定于手术室头架上。继续拓展操作空间，建腔范围两侧需要显露胸锁乳突肌前缘，下界超过胸骨上窝。在胸锁乳突肌内侧缘注意颈前静脉的交通支，用超声刀凝毕，避免出血。建腔完毕后将腔镜吸引器经观察孔切口置入到观察孔穿刺器左边，持续负压吸引排烟（图 10-2 ）。

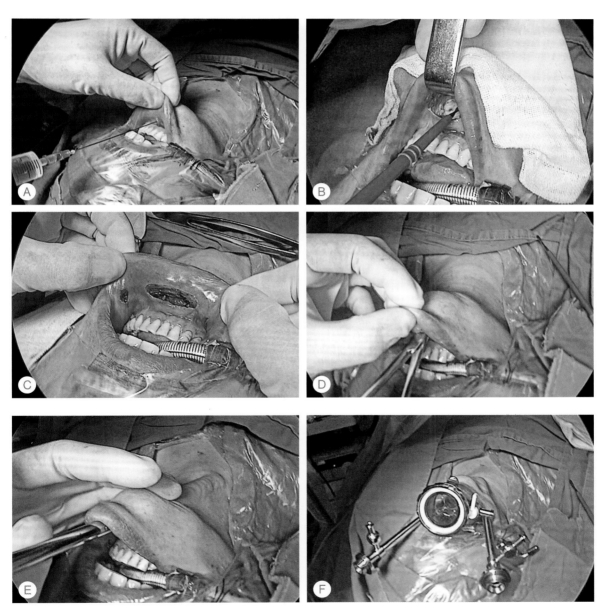

图 10-2　建腔步骤

A. 注射膨胀液；B. 建立观察孔隧道；C. 隧道建立完毕；D. 分离钳预建操作空间；E. 剥离棒预建操作空间；F. 放置穿刺器，去除观察孔穿刺器密封圈

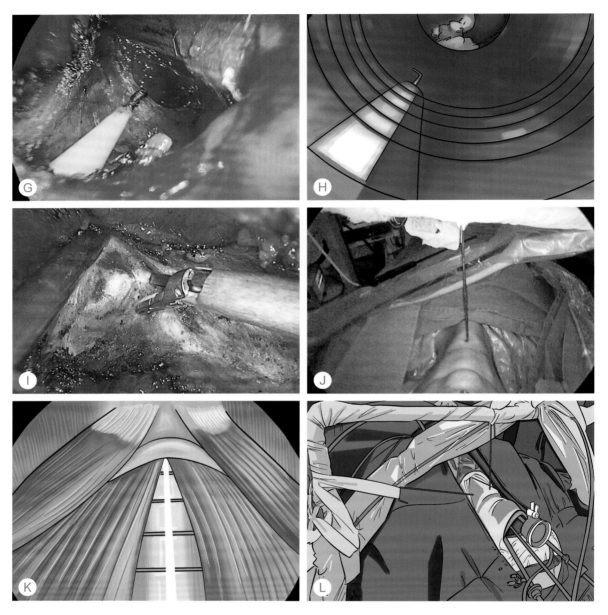

图 10-2（续）

G. 拓展左侧操作孔旁空间；H. 拓宽观察孔隧道；I. 拓展操作空间至喉结附近；J. 放置皮肤悬吊拉钩；K. 操作空间建立完成；L. 观察孔穿刺器左侧放置腔镜吸引器持续负压吸引，建腔完毕。

（四）整块切除甲状腺及中央区淋巴结

打开颈白线，分离带状肌，暴露患侧甲状腺腺叶，在腺叶中上部水平经皮穿刺置入腔镜甲状腺拉钩，尾端用无菌绷带固定于头架，用于向侧方牵引带状肌，扩展侧方操作空间。用超声刀在靠近环甲肌附近离断部分带状肌，充分分离显露甲状腺上极外侧，避开并保护颈总动脉及颈内静脉。在喉前清扫喉前淋巴结，解剖分离甲状腺锥状叶，离断甲状腺峡部。离断甲状腺悬韧带，进入环甲间隙，充分游离甲状腺上极，裸化上极血管，避开并保护喉上神经，用超声刀无张力离断甲状腺上极血管。紧贴甲状腺上极背侧向下分离,保护上甲状旁腺,在喉返神经入喉点显露确认神经走行并予保护,全程显露喉返神经。离断 Berry 韧带,清扫中央区淋巴结,寻找并保护下甲状旁腺,将甲状腺连同中央区淋巴脂肪组织整块切除。取下观察孔穿刺器,置入自制标本袋,将标本由观察孔完整取出。蒸馏水冲洗创面,术区放置引流管,经颌下颈前皮肤穿刺引出。可吸收缝线连续缝合,关闭口腔前庭切口。

六、术后处理

预防性应用抗生素,麻醉苏醒后,术后 6 小时即可进食,餐后漱口水漱口。建议术后 1 周内不要刷牙,避免影响口腔切口的愈合,其余注意事项同传统开放手术。

七、讨论与总结

1. 空间维持技巧　无充气腔镜手术需要有足够的手术操作空间,空间维持的方法有多种,如经口拉钩悬吊、克氏针经皮穿刺悬吊、经皮缝线悬吊等(如前所述)。经皮穿刺悬吊的目的在于形成稳定足够的手术空间,并且尽量减少穿刺带来的皮肤针眼。相对于经皮缝线悬吊,经皮穿刺悬吊有足够的拉力,空间大更稳定。那么如何减少悬吊的针眼呢?早期笔者开展此项技术时将 3 枚穿刺器汇合到颌下开始分离皮瓣建腔,建腔范围大,往往需要 2~3 根克氏针悬吊维持手术操作空间,后来,笔者发现真正的有效操作空间其实只限于甲状腺附近,颌下区域只是操作通道而已。因此,笔者改良建腔方法,将 3 枚穿刺器直接穿刺到喉结附近进行低位汇合,颌下无须大范围分离,也无须悬吊,用穿刺器就可以支撑皮瓣。此种方法避开了颌下分离步骤,缩小创伤,减少克氏针悬吊的数量,节省手术时间(图 10-3)。穿刺器汇合到喉结附近稍作分离就可以放置悬吊克氏针,在这个部位悬吊放置 1 根克氏针就能保证足够的甲状腺手术操作空间。

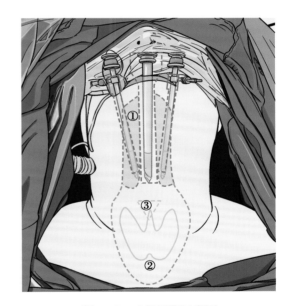

图 10-3　建腔透视示意图

将 3 枚穿刺器经皮下直接置入喉结附近汇合,从喉结附近开始建腔,可以缩小分离范围、减少放置克氏针悬吊数量。①无效操作空间;②有效操作空间;③皮肤悬吊部位(喉结附近)。

通过进一步研究,笔者发现单纯的克氏针经皮穿刺悬吊也存在不足之处:①可提供宽度空间,但纵深空间不够;②受力点集中在穿刺针眼附近,悬吊时间久了针眼内侧皮瓣会有压痕(图 10-4)。因此笔者设计了专用的用克氏针制作的皮肤悬吊拉钩。用这种特制拉钩悬吊受力面广,针眼处没有压痕并且只留 1 个针眼(克氏针经皮穿刺悬吊会留有 2~6 个针眼),美容效果更好(图 10-5)。此外,改良后的特制皮肤拉钩经皮穿刺悬吊可以根据手术需要调整拉钩方向,悬吊后

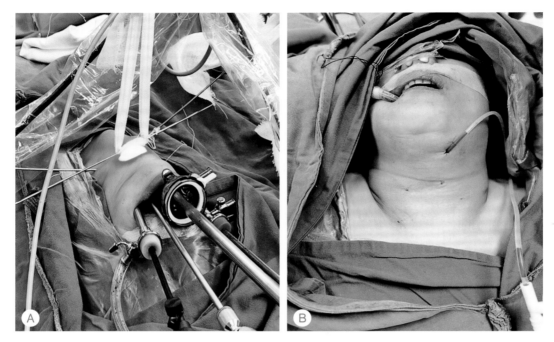

图 10-4　特制皮肤拉钩经皮穿刺悬吊法

A. 术中外观;B. 术后外观。该法简便易行,缺点在于没有纵深空间,针眼内侧有压痕。

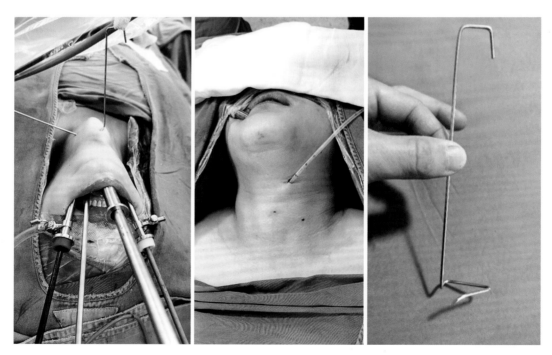

图 10-5　笔者团队用克氏针自制皮肤拉钩悬吊

有纵深空间,受力均匀,只有 1 个针眼。

操作空间有宽度与纵深,空间更大。此拉钩设计与普通腔镜甲状腺拉钩不同,置入后不会滑出,用1.5mm、2mm 克氏针可以自行制作,不需要特殊定制。

　　传统的腔镜甲状腺拉钩需要单独购买,并且需要助手把持。笔者团队用克氏针特制的腔镜甲状腺拉钩,尾端悬吊在手术头架上,无须助手把持,稳定性好,并且节约人力物力成本。此拉钩与建腔的皮肤拉钩形成全悬吊系统,让手术维持在一个稳定足够的空间顺利进行(图10-6)。

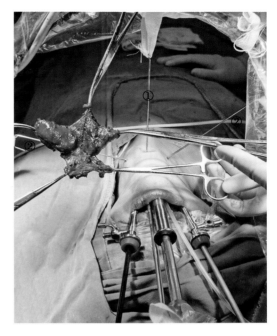

图10-6　采用全悬吊拉钩系统完成无充气经口腔镜甲状腺癌全切除联合双侧中央区淋巴结清扫
①该悬吊方法空间稳定足够,节约人力物力。皮肤悬吊拉钩;②腔镜甲状腺拉钩。

　　2. 烟雾排除技巧　清晰无烟的手术野是手术安全进行的保障。要及时清除手术操作过程产生的烟雾需要持续的负压吸引排烟。由于无 CO_2 充气,传统经口入路腔镜穿刺器设置有防漏气底座,手术空间较封闭,持续负压吸引会导致操作空间形成负压,空间塌陷影响手术操作,因此应该将封闭的操作空间改为开放式,让外界的空气进入手术腔内形成通畅的空气流通,避免对手术空间的影响。排除烟雾的方法有多种。

　　(1)无充气经口入路腔镜手术需要将观察孔穿刺器由传统的 10mm 直径换成 12mm 直径,并去除穿刺器密封圈底座,这样 10mm 腔镜镜头与 12mm 观察孔穿刺器间隙更大,经过以上改良后空气可以顺畅进入,无论多强的负压吸引,手术的空间维持稳定不会塌陷。

　　(2)传统的方法是将负压接操作孔穿刺器侧孔,但操作孔穿刺器在置入器械后空隙较小,负压吸引受限,时间久了穿刺器内形成的血痂影响排烟效果及器械的滑动。对此,笔者将排烟的方法进行改良,将腔镜吸引器通过观察孔放置在观察孔穿刺器左侧持续负压吸引。这种方法使用的腔镜用吸引器不仅可以用来排烟,还可以清除积血,增加一个器械相当于左手可以同时使用两个器械,减少术中切换器械。并且,在做中央区淋巴结清扫时,可以用腔镜吸引器推挤气管、挑起胸腺辅助显露中央区视野,进行更彻底的清扫(图10-7)。通常,单通道负压吸引可以满足手术排烟需求。但是有些手术室中心负压吸引负压不足,单通道负压吸引不够,这种情况建议采用双通道负压同时吸引。可以在观察孔穿刺器右侧放置负压吸引管,或者将负压再接一个通道到操作孔穿刺器侧孔上。这样可以达到更好的排烟效果。

　　(3)改良腔镜穿刺器:传统的腔镜穿刺器是为了充气腔镜手术设计的,在做无充气经口腔镜手术中存在弊端。因其内径较小,插入器械操作时气体流通量受限,不利于顺利排出烟雾。其次,传统穿刺器为了防止 CO_2 气体外漏,在穿刺器底座都设置有防漏气装置,从而使得穿刺器底座显著增粗,在腔镜甲状腺手术过程中容易互相干扰,不利于手术操作。为此笔者团队对传

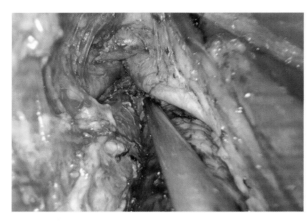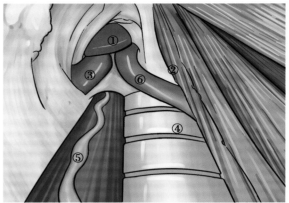

图 10-7 利用腔镜吸引器辅助显露,进行无充气经口入路腔镜Ⅶ区淋巴结清扫

①左侧无名静脉;②带状肌;③颈总动脉;④气管;⑤左侧喉返神经;⑥无名动脉。

统穿刺器进行了改良,设计了无充气经口腔镜手术专用 Trocar(图 10-8)。笔者去除了传统穿刺器臃肿的底座,将穿刺器进行瘦身,这样可以显著的减少器械之间的干扰;并且,观察孔与操作孔内径均增粗,增大了手术器械与穿刺器之间的空隙,改善了空气流通,便于及时排除手术中的烟雾并不会导致手术空间塌陷。进行以上改良之后,笔者团队顺利完成了一些更复杂的手术,包括无充气经口腔镜甲状腺癌颈外侧淋巴结活检手术,此项技术为笔者团队在全球首次报道(图 10-9)。

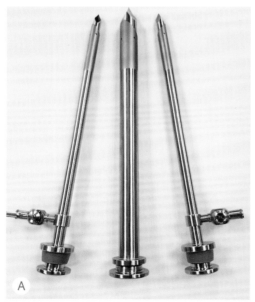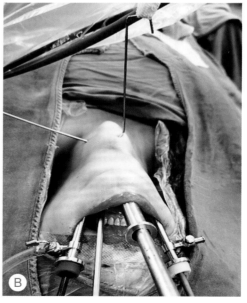

图 10-8 无充气经口腔镜手术专用 Trocar

其去除臃肿底座,减少了器械间干扰。同时扩大内径,使得气体流通量更好。

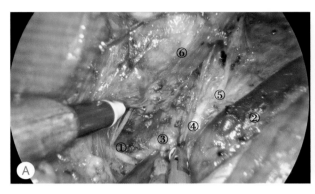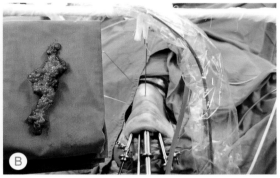

图 10-9　采用专用腔镜 TROCAR 进行免充气经口腔镜颈外侧淋巴结择区清扫

A.显露副神经,其中①副神经,②颈内静脉,③第2颈神经,④第3颈神经,⑤第4颈神经,⑥胸锁乳突肌;B.术毕效果。

3. 下唇功能保护技巧　颏神经是下牙槽神经的终末分支之一。它起于颏孔,分为三支或四支,分布于颏部皮肤和下唇黏膜。颏神经损伤会导致下唇麻木,是经口甲状腺切除术中一个非常值得关注的并发症。避免颏神经损伤及下唇功能的保护日益受到重视。缩小切口无疑是减少创伤的好办法,经口腔镜最大的切口主要是观察孔切口,受到直径 10mm 镜头的限制以及需要经观察孔取出手术标本,观察孔切口长度一般在 2cm 左右。在一些下颌过长的患者,由于腔镜镜头需要"翻山越岭"容易将观察孔切口撕开。一些巨大甲状腺肿瘤患者也面临着更大的观察孔切口取出标本,形成更大的下唇创伤。总结经验缩小下唇创伤,有以下几点体会。

(1)对于下颌过长的患者为了减少"翻山越岭",颈部应该避免过伸,并且,将观察孔切口移到靠近唇侧,这样可以降低"山峰"的高度。

(2)对于大的肿瘤取标本,尽量不要扩大观察孔切口,因为,下唇局部肌肉软组织疏松,延展性好,标本最难取出部位是在颏下,此处组织致密,因此,扩大颏下通道即可。采取这种方法,对于质地比较软的肿瘤,采取分娩式的方法可将直径5cm左右的肿瘤完整取出。我们最大取出直径6.7cm的良性肿瘤。而且观察孔切口并不大(图 10-10)。

(3)在不影响手术操作的前提下尽量缩小观察孔切口。无充气经口腔镜也可以采用 5mm 镜头进行手术,这样观察孔切口更小,术后患者舒适度更好。但是 5mm 镜头手术采用的都是 5mm 穿刺器,相对于 10mm 镜头采用的 12mm 穿刺器空隙小,进气受限。因此,采用 5mm 镜头进行无充气经口腔镜需要打开所有三枚穿刺器底座,并在观察孔穿刺器右侧放置引流管用来进气。这样持续负压吸引,空气流通性好,操作空间不会塌陷(图 10-11)。

综上所述,无充气经口腔镜手术无须特殊器械,操作流程简便易行;手术在无充气下进行,避免了 CO_2 相关并发症;由于可以持续大流量负压吸引,手术烟雾可以及时排除,视野清晰,减少术中擦镜头的频率;并且,增加一个腔镜吸引器器械辅助显露,减少器械切换,有利于复杂手术的开展。此项技术具有广阔的应用前景。

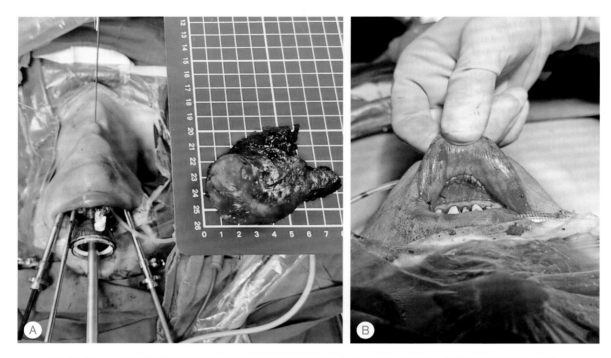

图 10-10　一位男性患者无充气经口腔镜完整取出直径 6.7cm 的肿瘤标本,术毕观察孔切口并不大。

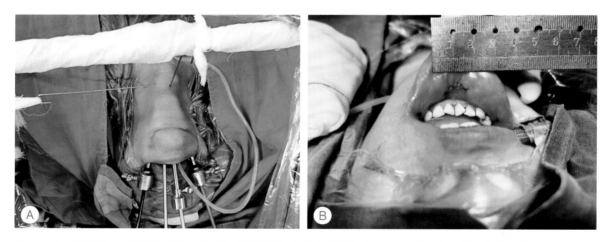

图 10-11　采用 5mm 镜头进行无充气经口腔镜手术,3 枚穿刺器均为 5mm 直径,为了增大进气流量,需要打开所有穿刺器底座,并在观察孔穿刺器旁边放置引流管增加进气通道。

(王圣应　方　静)

参 考 文 献

[1] WILHELM T, METZIG A. Endoscopic minimal-invasive thyroidectomy:first clinical experience [J]. Surg Endosc, 2010,24(7):1757-1758.

[2] FU J, LUO Y, CHEN Q, et al. Transoral endoscopic thyroidectomy:Review of 81 cases in a single institute [J]. J Laparoendosc Adv Surg Tech A,2018,28(3):286-291.

［3］RUSSELL J O,CLARK J,NOURELDINE S I,et al. Transoral thyroidectomy and parathyroidectomy - A North American series of robotic and endoscopic transoral approaches to the central neck［J］. Oral Oncol,2017,71：75-80.

［4］田文,费阳,郗洪庆.甲状腺手术中新技术的合理应用及展望［J］.中国实用外科杂志,2018,38（6）:600-604.

［5］ANUWONG A. Transoral endoscopic thyroidectomy vestibular approach：A series of the first 60 human cases［J］. World J Surg,2016,40（3）:491-497.

［6］WANG Y,ZHANG Z,ZHAO Q,et al. Transoral endoscopic thyroid surgery via the tri-vestibular approach with a hybrid space-maintaining method：A preliminary report［J］.Head Neck,2018,40（8）:1774-1779.

［7］KIM K N,LEE D W,KIM J Y,et al. Carbon dioxide embolism during transoral robotic thyroidectomy：A case report［J］. Head Neck,2018,40（3）:E25-E28.

［8］CHEN C M,HUNG I Y,LIU W C,et al. A great variation in the reported incidence of postoperative subcutaneous emphysema in trans-oral vestibular endoscopic thyroidectomy［J］. World J Surg,2017,41（10）:2647-2648.

［9］NAKAJO A,ARIMA H,HIRATA M,et al. Trans-Oral Video-Assisted Neck Surgery（TOVANS）. Trans-Oral Video-Assisted Neck Surgery（TOVANS）. A new transoral technique of endoscopic thyroidectomy with gasless premandible approach［J］.Surg Endosc,2013,27（4）:1105-1110.

［10］PARK J O,PARK Y J,KIM M R,et al. Gasless transoral endoscopic thyroidectomy vestibular approach（gasless TOETVA）［J］. Surg Endosc,2019,33（9）:3034-3039.

［11］赵敏健,刘黎明,余召师,等.撑开式拉钩在经口免充气单孔腔镜甲状腺手术中的应用［J］.中华普通外科杂志,2020,35（3）:257-258.

［12］方静,郑绪才,陈公仆,等.免充气经口腔镜甲状腺切除术 24 例分析［J］.中华内分泌外科杂志,2020,14（1）: 13-17.

第十一章

无充气经耳后发际入路腔镜下甲状腺手术

扫码观看　手术视频

一、概述

手术是分化型甲状腺癌的主要治疗方法,也是良性甲状腺疾病的主要治疗方式之一。由于分化型甲状腺癌死亡率低、预后好,因此甲状腺切除术后患者的生活质量被认为与疾病控制同等重要。传统的开放性手术不可避免地留下影响美观的颈部瘢痕。随着完全腔镜甲状腺手术的开展及逐步普及,越来越多患者在治疗疾病的同时获得了满意的美观效果。目前比较主流的完全腔镜甲状腺手术入路主要包括经口腔前庭入路、经腋入路、经前胸入路等。通过对不同术式特点的掌握和手术患者的严格筛选,完全腔镜甲状腺手术的安全性及有效性得到了广大专家学者的普遍认可。而无充气经耳后发际入路腔镜甲状腺手术(gasless endoscopic retroauricular thyroidectomy)虽然在国际上开展较晚和掌握人群较少,但该手术入路有一定的优势,适用于部分人群。本章节通过经验累积和文献回顾,着重介绍诊治过程中该术式的手术适应证和禁忌证、手术步骤、手术入路的优缺点等。

二、适应证与禁忌证

无充气经耳后发际入路腔镜甲状腺手术的适应尚未统一,根据术者熟练程度会有所扩大和缩小,国际学者推荐适应证和禁忌证如下。

(一) 适应证

1. 患者有强烈的美容要求。

2. 单侧甲状腺病变。

3. 结节最大径 <4cm 的良性肿瘤。

4. 最大径≤1cm 的甲状腺乳头状癌,且术前影像学检查未提示颈部淋巴结转移。

(二) 禁忌证

1. 甲状腺乳头状癌腺外侵犯和颈淋巴结转移。

2. 合并 Graves 病。

3. 既往有颈部手术史或放射治疗史。

4. 凝血功能障碍、不能耐受全身麻醉等全身手术禁忌。

三、术前评估与准备

1. 实验室检查　血常规、血型、肝肾功能、电解质、凝血功能、甲状腺功能等检查。

2. 辅助检查　心电图检查、正侧位 X 线胸片检查、颈部彩色多普勒超声检查(包括甲状腺和颈部淋巴结)、电子鼻咽喉镜检查、颈部增强 CT 扫描、甲状腺细针穿刺细胞学检查等。

3. 术前医患沟通　术前谈话主动全面地讲解患者的病情,治疗选择和手术风险。着重讲解经耳后发际入路甲状腺内镜手术的基本常识、手术方法、注意事项、术前准备和可能的并发症。耐心、细致地解答患者的各种提问,缓解患者术前的焦虑和恐惧,让患者建立起配合医师治愈疾病的信心。

4. 术前常规准备

(1)患者术前在医师或护士指导下练习有效的咳嗽,深呼吸(避免术后肺不张和肺部感染)以及仰卧位去枕伸颈活动(避免术后颈部不适)。

(2)针对可能存在排尿和排便困难的患者,术前加做排尿和排便的训练。

(3)患侧耳后发际区域备皮,术前充分休息。

(4)术前不常规预防性使用抗生素。

四、手术所需器械

内镜手术器械:体外悬吊拉钩拉钩、神经监护气管导管、手持式喉返神经刺激探针、电凝钩、超声刀、单极无创抓钳、单极分离钳、单极电凝线、内镜下组织剪、内镜用吸引器、双极电凝钳、双极电缆线、双极保护套、打结器、多器械导入套管装置、30°内镜等。

五、手术操作步骤与技巧

(一) 手术体位与切口设计

常规全身麻醉后消毒铺巾。患者头偏向健侧,保持自然体位,无须颈部过伸,该体位能为手术带来更多便利(图 11-1A)。手术切口从耳垂后份开始,沿耳郭后沟和发际向上延伸,约在耳郭上水平处向后弯曲,并继续向枕骨发际下沿(图 11-1B)。

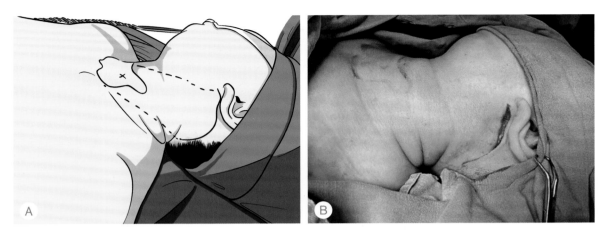

图 11-1　手术体位与切口设计

A. 手术体位与切口的设计；B. 做耳后隐蔽切口。

操作技巧及注意事项：

1. 在发际内侧 0.5cm 处切开头皮，因此术前备皮应包括发际线内至少 1cm 处的头皮区域。

2. 切口角度不宜过于狭窄，避免成角，以防止皮瓣末端皮肤坏死。

3. 翻皮瓣要保证厚度足够，避免皮肤损伤，注意保护皮瓣深面的耳大神经。

（二）手术操作空间的建立

切开皮肤、皮下及颈阔肌。分离颈阔肌皮瓣（图 11-2A），分离时沿胸锁乳突肌表面，保证颈阔肌位于上方，便于识别和保护耳大神经（图 11-2B）和颈外静脉。置入特制专利悬吊拉钩并开始建立手术腔隙。置入腔镜操作器械及 30°腹腔镜镜头（图 11-2C），沿乳突尖至锁骨方向分离皮瓣，仍然注意下方的耳大神经（图 11-2D）和颈外静脉（图 11-2E）。分离范围前至颈前正中，上至下颌下腺和下颌骨下缘，下至胸骨切迹水平。显露胸锁乳突肌前缘（图 11-2F）后置入侧方拉钩向外侧牵拉肌肉，暴露位于甲状腺外侧的颈动脉鞘和肩胛舌骨肌并分离肩胛舌骨肌。在肩胛舌骨肌下方，沿带状肌外侧缘（图 11-2G）与甲状腺腺体之间间隙分离直至显露一侧甲状腺腺体（图 11-2H），移动悬吊拉钩固定。

操作技巧及注意事项：

腔隙建立时耳大神经、颈外静脉和胸锁乳突肌为重要导航标志，均位于视野的下方，分离腔隙时方向略朝上，不仅能够保证间隙的明确，也能够减少额外的创伤与出血。

（三）甲状腺腺体切除及中央区淋巴结清扫

经耳后入路的操作顺序与经口腔前庭入路相似，无损伤抓钳夹住甲状腺上极腺体并侧向牵引，沿环甲间隙分离，裸化并结扎甲状腺上极血管。"脱帽法"处理上极，识别并保护上甲状旁腺及其血供。在喉返神经入喉点或侧面从气管食管沟间显露喉返神经。将甲状腺腺体向气管侧牵拉，精细化解剖腺体被膜，结扎甲状腺下动脉，识别保护下甲状旁腺，时刻警惕位于下方的喉返神经。离断

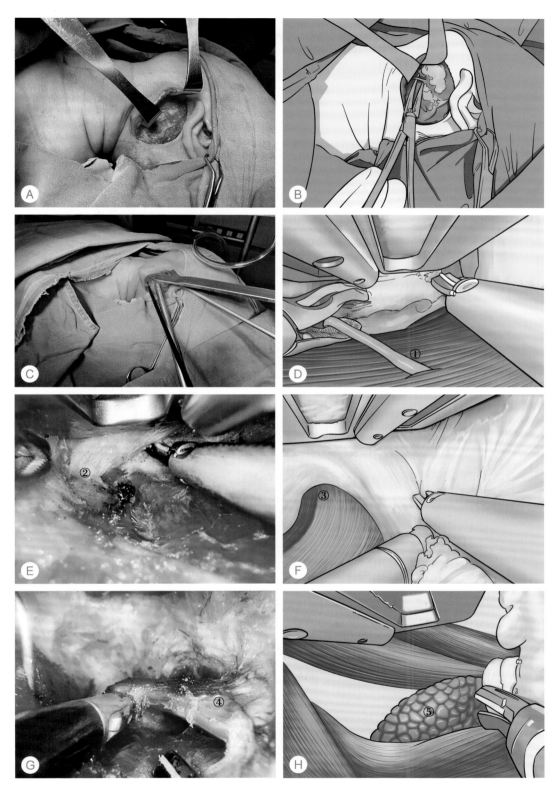

图 11-2　**手术腔隙的建立**

A. 体外分离皮瓣；B. 体外显露耳大神经；C. 单切口下腔镜操作；D. 腔镜下耳大神经的识别与保护；E. 颈外静脉的识别与保护；F. 胸锁乳突肌前缘的显露；G. 侧方分离带状肌；H. 显露甲状腺腺体。①耳大神经；②颈外静脉；③胸锁乳突肌；④带状肌；⑤甲状腺腺体。

甲状腺峡部,处理喉返神经入喉点,沿气管表面从上至下完整切除腺体。显露颈总动脉,沿规定区域从外至内,从上至下清扫中央区淋巴结及脂肪结缔组织(图11-3)。最后冲洗术腔,安置血浆引流管。

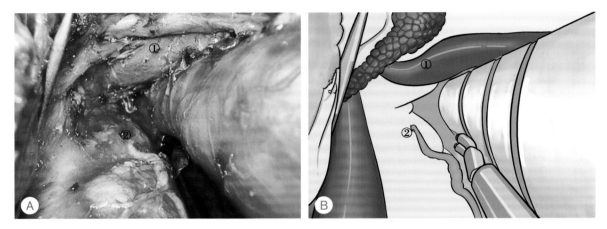

图 11-3　甲状腺腺体切除及中央区淋巴结清扫
①无名动脉;②喉返神经。

操作技巧及注意事项:

1. 淋巴结清扫至下方时,应着重辨认及保护胸腺组织,防止胸腺内甲状旁腺的误切。

2. 清扫中央区淋巴结时,于外侧缘显露颈总动脉时不可清扫过深,以防损伤迷走神经及交感神经干。进行甲状腺下缘清扫操作时,避免损伤无名动静脉而引发难以控制的大出血以及清扫位置过低导致胸膜损伤引起气胸发生。

六、术后处理

术后适当补液,去枕平卧 6 小时,常规给予低流量吸氧,进行心电监护,床旁备气管切开包。术后复查甲状腺功能、甲状旁腺激素、电解质等指标,观察并记录患者的血压、脉搏、血氧饱和度等生命体征的变化。如无特殊生命体征的变化,6 小时后可改为低半卧位,有利于呼吸、循环。鼓励患者早期进行下床活动,减少肺部坠积性肺炎等并发症的发生。术后 6 小时可以进流质饮食。如术中考虑有神经损伤或者水肿,可给予雾化吸入、激素等对症处理。引流管置于低位,观察引流管液量、颜色及性质。术后 1~2 天若引流量 <10mL,颜色淡黄色可以早期拔除引流管。拔管后注意观察患者呼吸情况,术后应着重观察患者有无声音嘶哑、饮水呛咳、手足麻木或抽搐等甲状腺手术的常见并发症。出院后颈部康复锻炼。术后于门诊定期随访复查。

七、讨论与总结

免充气经耳后发际入路腔镜甲状腺手术是 Terries 及 Singer 于 2011 年报道,对于单侧病变有一定适应证。该入路的创建初衷主要是为了减少经腋入路腔镜甲状腺手术对神经和血管的损伤,但随着该入路的不断探索,其独特的优势受到了广泛外科医师的关注。

（一）优势

1. 进行经耳后发际入路时，近乎垂直的视野显露使得头颈外科医师对解剖层次更为熟悉，手术切口至甲状腺的工作距离变短了，分离皮瓣面积更小了，手术时间缩短了，术后康复更快了。在一项尸体解剖研究中发现，经腋入路甲状腺腔镜手术区域比经耳后入路手术区域多达 38%。与其他入路相比，手术区域的缩小意味着更少的组织创伤，更早进行术后康复。

2. 分离皮瓣时对视野下方的耳大神经暴露好，大大减少建腔过程中神经损伤带来的术区麻木，也避免了其他入路如经腋入路时锁骨上神经损伤、臂丛神经损伤、上肢水肿或经口腔前庭入路颏神经损伤的潜在风险。皮瓣的分离位于胸锁乳突肌上方，建腔时层次清晰容易掌握，对肌肉的损伤相对较小，不会因患者的体型及皮瓣下方的脂肪含量影限制了该入路下的手术操作，尤其适用于肥胖或皮下脂肪层较厚的患者。

3. 经耳后发际入路同时也具备了经口腔前庭入路从上而下视野暴露，术中容易识别喉上神经分支，中央区淋巴结清扫相对优势较大，尤其是清扫低位淋巴结，操作时器械与血管平行，可以有效避免术中对颈内静脉、颈动脉重要血管的损伤。

4. 该术式有颈侧区淋巴结清扫的优势，尤其是Ⅲ区、Ⅳ区淋巴结，而且随着技术的成熟和经验的增长，可以把淋巴结清扫范围增加至Ⅰ区~Ⅴ区。

5. 手术全程无须充气，避免了 CO_2 的相关严重气体并发症。重要操作空间不受限，安全性得以保障。

6. 切口长度适中，可以通过切口取出体积较大的标本。切口隐蔽，位于发际线内，美观效果好。

7. 在并发症（如喉返神经损伤、甲状旁腺功能减退等）方面，已有多中心研究证实该入路与经腋、经口等主流入路相比没有明显差异，使得该手术入路的安全性得到证实。

（二）局限性

1. 因对侧甲状腺腺叶视野暴露不足，很难实现甲状腺完全切除。

2. 由于耳后区皮瓣薄弱，长时间拉钩悬吊可能会影响局部皮肤血供，造成术后伤口愈合延迟。

3. 无法做到完全体表无瘢痕，虽然女性患者可以通过头发遮挡切口，男性患者美观效果略显不足。

4. 术中分离皮瓣时下颌缘支的损伤带来术后面瘫的风险。

5. 由于该入路甲状腺上极和喉前区域暴露和处理相对困难，可能需要通过切断部分带状肌达到显露效果，有增加手术创伤的之嫌，由于该术式开展得少，样本量少，学习曲线尚不明确，也缺乏大样本研究评估该入路下患者长期肿瘤治疗效果、生活质量等。

经耳后发际无充气完全腔镜下甲状腺手术在保障美观及手术安全的前提下，对单侧病变具有一定适应证。虽目前该术式开展较少，但其潜在运用值得进一步地探索与挖掘。

（李　超　周雨秋　盛健峰）

参 考 文 献

[1] ANUWONG A,KETWONG K,JITPRATOOM P,et al. Safety and outcomes of the transoral endoscopic thyroidectomy vestibular approach [J]. JAMA Surg,2018,153(1):21-27.

[2] 王平,燕海潮. 腔镜下全乳晕入路甲状腺腺叶切除的方法——王氏七步法[J]. 中国普通外科杂志,2017,26 (5):541-545.

[3] ZHOU Y,CAI Y,SUN R,et al. Gasless transaxillary endoscopic thyroidectomy for unilateral low-risk thyroid cancer: Li's six-step method [J]. Gland Surg.2021,10(5):1756-1766.

[4] DABAS S,GUPTA K,BHAKUNI Y S,et al. Feasibility,safety,and surgical outcome of robotic hemithyroidectomy via transaxillary and retroauricular approach:an institutional experience [J]. Indian J Surg Oncol,2018,9(4):477-482.

[5] BERBER E,BERNET V,FAHEY T J,et al. American Thyroid Association Statement on Remote-Access Thyroid Surgery [J]. Thyroid,2016,26(3):331-337.

[6] TERRIS D J,SINGER M C. Robotic facelift thyroidectomy:facilitating remote access surgery [J]. Head Neck,2012, 34(5):746-747.

[7] SINGER M C,TERRIS D J. Robotic facelift thyroidectomy [J]. Otolaryngol Clin North Am,2014,47(3):425-431.

[8] TERRIS D J,SINGER M C,SEYBT M W. Robotic facelift thyroidectomy: II.Clinical feasibility and safety [J]. Laryngoscope,2011,121(8):1636-1641.

[9] LEE D Y,BAEK S K,JUNG K Y. Endoscopic thyroidectomy:Retroauricular approach [J]. Gland Surg,2016,5(3): 327-335.

[10] ALSHEHRI M,MOHAMED H E,MOULTHROP T,et al. Robotic thyroidectomy and parathyroidectomy:An initial experience with retroauricular approach [J]. Head Neck,2017,39(8):1568-1572.

[11] 中国医师协会外科医师分会甲状腺外科医师委员会.经口腔前庭入路腔镜甲状腺手术专家共识(2018版) [J]. 中国实用外科杂志,2018,38(10):1104-1107.

[12] LIRA R B,CHULAM T C,KOWALSKI L P. Safe implementation of retroauricular robotic and endoscopic neck surgery in South America [J]. Gland Surg,2017,6(3):258-266.

[13] TAE K,JI Y B,SONG C M,et al. Robotic and endoscopic thyroid surgery:evolution and advances [J]. Clin Exp Otorhinolaryngol,2019,12(1):1-11.

[14] RUSSELL J O,RAZAVI C R,GARSTKA M E,et al. Remote-access thyroidectomy:a multi-institutional North American experience with transaxillary,robotic facelift,and transoral endoscopic vestibular approaches [J]. J Am Coll Surg,2019,228(4):516-522.

[15] RUSSELL J O,RAZAVI C R,AL KHADEM M G,et al. Anterior cervical incision-sparing thyroidectomy:comparing retroauricular and transoral approaches [J]. Laryngoscope Investig Otolaryngol,2018,3(5):409-414.

第十二章

经胸经口联合入路腔镜下颈侧区淋巴结清扫术

扫码观看　手术视频

一、概述

甲状腺乳头状癌患者常发生颈部淋巴结转移。据文献报道,其颈侧区淋巴结转移率最高达64.2%。淋巴结转移是影响甲状腺乳头状癌患者预后的危险因素,《分化型甲状腺癌颈侧区淋巴结清扫专家共识(2017版)》推荐颈侧区淋巴清扫术是甲状腺乳头状癌合并颈侧区淋巴结转移首选和最有效的治疗方式。在开放式颈侧区淋巴结清扫术中,无论是L形切口,还是"低领"切口,均会在颈前留下明显的瘢痕,无法满足患者的美容需求。因此,众多学者先后对腔镜颈侧区淋巴结清扫术进行探索:Miccoli等在腔镜辅助下完成了颈侧区淋巴结清扫术,缩小了颈前瘢痕;Zhang等在改良Miccoli术式的基础上进行改进,在颈侧区淋巴结清扫中亦获得良好的效果;Yan等报道了经乳入路腔镜颈侧区淋巴结清扫术;Tan等尝试将经口入路应用于颈侧区淋巴结清扫术。

笔者团队最早将经胸经口联合入路应用于中央区淋巴结清扫,经过一定的经验积累,于2015年2月顺利率先开展了经胸经口入路完全腔镜下颈侧区淋巴结清扫术。经胸经口联合入路的优势在于能够将两种入路的优点相结合:经胸入路的优点在于切除腺体和清扫Ⅱ区、Ⅲ区淋巴结,但是由于手术器械受到胸骨和锁骨的阻挡,在清扫Ⅳ区、肌间及中央区淋巴结时可能存在一定的视野盲区,此时一旦组织因牵拉过度而断裂,就可能无法完全剥离,直接导致淋巴结清扫不彻底;经口入路优点在于手术视野"自上而下",在清扫Ⅳ区、肌间淋巴结及中央区淋巴结时不受其他解剖结构的阻挡,但是在清扫Ⅱ区、Ⅰ区淋巴结时,经口入路同样由于解剖结构的限制无法进行清扫。因此,经胸经口联合入路完全腔镜下颈侧区淋巴结清扫术(endoscopic thyroidectomy and lateral lymph node dissection via breast and transoral approach)具有一定的可行性和必要性。

本文旨在以"七步法"详细地介绍经胸经口入路完全腔镜下甲状腺切除及颈侧区淋巴结清扫

的手术步骤、技巧及注意事项,促进其进一步推广。

二、适应证与禁忌证

(一)适应证

1. 甲状腺乳头状癌合并颈侧区淋巴结转移,肿瘤最大径≤4cm。

2. 肿瘤未侵及邻近器官或未出现远处转移。

3. 转移淋巴结未出现融合,可推动。

4. 患者美容意愿强烈且同意行此术式。

(二)禁忌证

1. 转移淋巴结位于Ⅰ区或者位于纵隔。

2. 患者有头颈部手术史或肿瘤放射治疗史。

3. 合并严重桥本甲状腺炎或严重甲状腺功能亢进。

4. 不能耐受全身麻醉或手术创伤者。

三、术前评估与准备

1. 实验室检查　血尿便常规、凝血功能、甲状腺功能、肝肾功能、血型、电解质、淋巴结穿刺洗脱液甲状腺球蛋白检测等检查。

2. 辅助检查　颈部彩超引导下甲状腺结节及淋巴结细针穿刺细胞学检查、*BRAF*基因V600E突变检测、颈部增强CT、胸部CT、心电图检查、纤维/电子鼻咽喉镜检查等。

3. 术前医患沟通　医师应告知患者及家属详细的诊疗信息,包括当前检查结果、诊断及可选的治疗方案。重点介绍经胸经口入路完全腔镜下甲状腺切除及颈侧区淋巴结清扫术的原理、基本操作过程、术前准备、并发症防治情况,以帮助患者初步了解自身病情及手术方案。此外,应详细解答患者的疑问,帮助其克服术前焦虑情绪,为手术做好良好的身心准备。

4. 术前常规准备　患者术前应在医护人员指导下进行颈部、肺部等功能锻炼,术区备皮,并注意充分休息。术前1天行颈部超声引导下患侧甲状腺纳米碳混悬注射液注射,术前30min预防性使用抗生素。

四、手术所需器械

1. 内镜手术器械　神经监护气管导管、甲状腺专用腔镜钳式双极电凝(图12-1)、腔镜用甲状腺拉钩、腔镜用喉返神经解剖钳、电凝钩、超声刀、腔镜吸引器、腔镜持针器、显示器、光源、10mm及5mm的30°腔镜、加长型甲状腺专用Trocar(1个10mm Trocar,6个5mm Trocar)等。

2. 常规甲状腺手术器械　直钳、弯蚊式钳、长镊、Allis钳、持针器、尺子等。

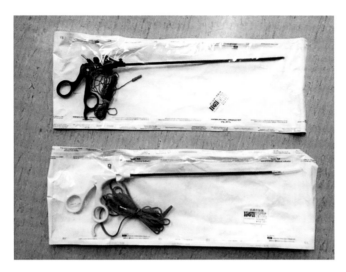

图 12-1　特殊器械：甲状腺专用腔镜钳式双极电凝（下）

五、手术操作步骤与技巧

（一）手术体位与布局

选用经口带神经监测的气管导管插管全身麻醉。当全身麻醉建立后，患者取仰卧位，肩下及颈部加垫，使头颈部处于中度过伸位置（图 12-2A）。使用医用手术贴膜将气管导管固定于患者头部右侧，贴膜下缘达上唇水平面（图 12-2B）。令患者双下肢外展，并用加以固定以容纳术者站位（图 12-2C）。行经胸入路时，术者站在患者双下肢之间，扶镜助手位于患者身体右侧，第二助手于患者身体左侧；经行经口入路时，术者站在患者的头侧，扶镜助手、第二助手及护士站在患者头部及身体左侧。显示器及神经监护仪统一放置于患者身体的右侧。

操作技巧及注意事项：

1. 肩部垫高，使头部处于中度后伸体位，并避免颈部悬空。

2. 应将气管导管尽量往患者右侧口角偏移并固定，注意使用软性材质（纱布等）将气管导管的锐利部分与面部隔开，避免压迫患者面部，特别是眼球。

3. 术中患者体位呈头高足低位，为防止术中患者滑落，应进行双下肢良好的固定。

（二）经胸乳入路行甲状腺全切除及中央区淋巴结清扫术

首先，经胸乳入路行甲状腺全切除及中央区淋巴结清扫术，手术步骤在笔者以往的报道中已详细描述，在此简要概括如下：于两乳头连线中点偏右侧做一 10mm 切口，持钝性分离棒分别向两侧胸锁关节方向，在深、浅筋膜之间进行钝性分离。置入 10mm Trocar 和腔镜镜头，注入 CO_2 气体，压力调整为 8mmHg。分别于两侧乳晕上方做 5mm 切口，置入 5mm Trocar，并分离手术空间，向上至舌骨水平，向两侧至显露胸锁乳突肌外侧缘。切开颈白线后，行患侧甲状腺切除、峡部切除和中

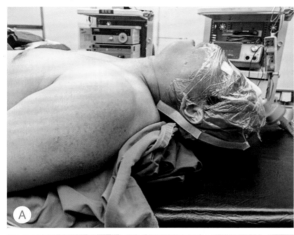
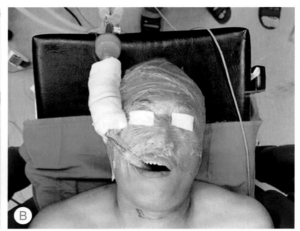
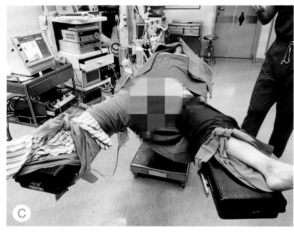

图 12-2　**手术体位**
A. 垫高肩部；B. 固定气管导管；C. 双下肢固定。

央区淋巴清扫术。待上述手术操作完成后将标本取出，并以"七步法"行完全腔镜下颈侧区淋巴结清扫术。

（三）第一步——建空间

巡回护士将患者的头部缓慢抬起并充分转向健侧以协助暴露手术空间，在完成上述甲状腺全切除及中央区淋巴结清的基础上，直视下继续分离患侧颈阔肌平面以下的疏松结缔组织以扩大患侧手术空间（图 12-3A）。

操作技巧及注意事项：

于左侧腋下沿腋前线做一 5mm 切口，置入 5mm Trocar 供助手协助暴露手术空间（图 12-3B），注意无论颈侧区淋巴结清扫范围为左侧或是右侧，均将该 Trocar 置于左侧腋下。

（四）第二步——定边界

寻找并游离下颌下腺、二腹肌下缘（图 12-4A），随后置入腔镜甲状腺拉钩，沿胸锁乳突肌内侧缘充分游离胸锁乳突肌（图 12-4B），向外达到其后缘。寻找并显露副神经（图 12-4C），可使用神

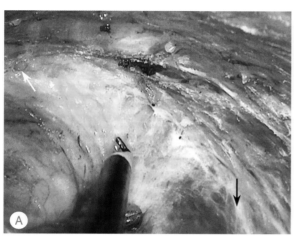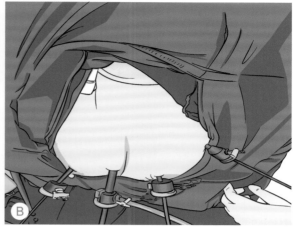

图 12-3　手术腔隙的建立

A. 胸锁乳突肌外侧缘（黑色箭头所示）及舌骨平面（白色箭头所示）；B. 左侧腋下 5mm Trocar。

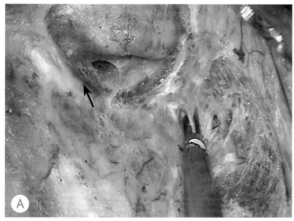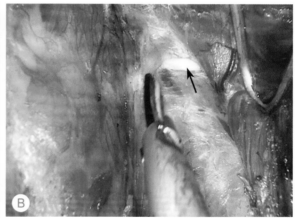

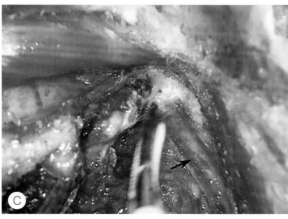

图 12-4　定边界

A. 下颌下腺及二腹肌（黑色箭头所示为二腹肌、白色箭头所示为下颌下腺）；B. 充分游离胸锁乳突肌（箭头所示为颈丛 C_3）；C. 游离副神经（箭头所示为副神经）。

经探钳协助定位,在其表面剖开组织,并于二腹肌下缘水平切断组织为Ⅱ区上界,应注意妥善保护副神经,切勿将其损伤。

操作技巧及注意事项:无腔镜甲状腺拉钩的单位,可采用缝线替代。

(五) 第三步——清内界

游离肩胛舌骨肌(图 12-5A),并将其保留。沿着带状肌外侧缘自上而下清扫内侧界,清扫颈动脉三角(图 12-5B),清扫肌间淋巴结(图 12-5C),达颈内静脉表面,并游离出颈静脉角。

操作技巧及注意事项:

1. 注意保护颈动脉三角周围相关血管,如面静脉、舌静脉及甲状腺上静脉。

2. 游离颈静脉角时如遇到胸导管或者淋巴导管,可使用 5mm 血管闭合夹(Hem-o-lock)将其夹闭(图 12-5D)。

3. 术前影像学提示颈外静脉直接汇入静脉角以上者,需提前预判并给予结扎切断颈外静脉。

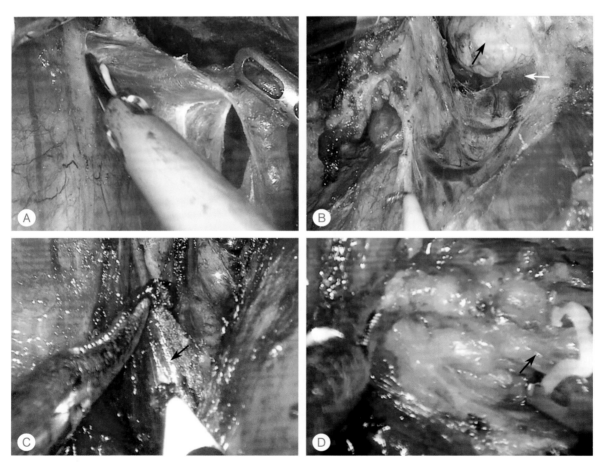

图 12-5 清扫内侧界

A. 游离并保留肩胛舌骨肌;B. 清扫颈动脉三角淋巴结(黑色箭头所示为下颌下腺、白色箭头所示为二腹肌);C. 清扫肌间淋巴结(箭头所示为肌间淋巴结);D. 夹闭胸导管(箭头所示为胸导管)。

（六）第四步——清Ⅳ区

在颈侧区下缘处，沿着静脉角向外侧继续分离至胸锁乳突肌后缘，此为颈侧区淋巴结清扫的下界；使用分离钳挑起Ⅳ区组织，沿椎前筋膜前方向上清扫该区域的淋巴结。

操作技巧及注意事项：①自内向外清扫过程中，外侧界为胸锁乳突肌后缘，应避免过度向内牵拉组织而造成副神经的斜方肌支损伤；若向外侧清扫过程中有疑似淋巴管渗液可以使用5mm血管闭合夹（Hem-o-lock）将其夹闭（图12-6A）；②自下向上清扫过程中，应注意保护颈横动脉并妥善处理升支血管，保护深面的膈神经、臂丛等结构（图12-6B、C、D）。

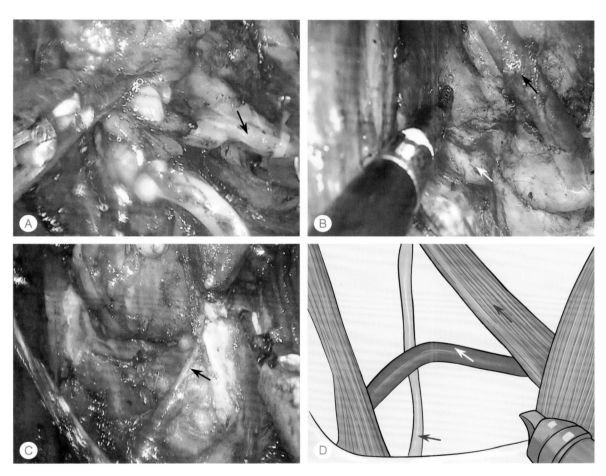

图12-6　清扫Ⅳ区淋巴结

A. 可疑淋巴管渗液予以夹闭（箭头所示为可以淋巴管）；B. 分离后的颈横动脉（黑色箭头所示为肩胛舌骨肌、白色箭头所示为颈横动脉）；C. 颈横动脉升支（箭头所示为颈横动脉升支）；D. 清扫下界（黑色箭头所示为肩胛舌骨肌、白色箭头所示为颈横动脉、蓝色箭头所示为膈神经）。

（七）第五步——清Ⅲ区

Ⅳ区清扫完成后,沿着颈内静脉为内侧界,胸锁乳突肌后缘处切断组织作为清扫的外侧界(图12-7A),在椎前筋膜前方继续向上清扫Ⅲ区淋巴结。

操作技巧及注意事项:在清扫过程中,应注意避免过度向内牵拉组织而造成副神经的斜方肌支损伤,并注意保护颈丛(图12-7B)。

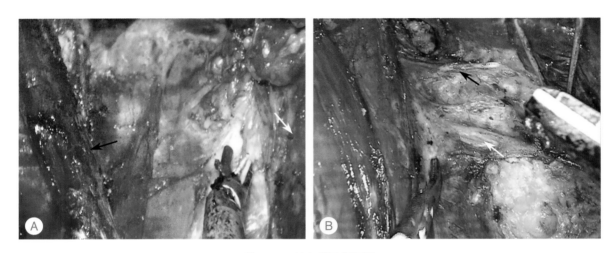

图12-7　清扫Ⅲ区淋巴结

A. 清扫的边界(黑色箭头所示为内侧界颈内静脉、白色箭头所示为外侧界胸锁乳突肌后缘);B. 保护颈丛(黑色箭头所示为颈丛 C_3、白色箭头所示为 C_4、蓝色箭头所示为颈内静脉)。

（八）第六步——清Ⅱ区

向上继续清扫Ⅱ区淋巴结,并与第二步分离的部分边界会师(图12-8A),清扫Ⅱb区淋巴结,注意保护已显露的副神经(图12-8B)。

操作技巧及注意事项:指南推荐颈侧区淋巴结清扫术的最小范围为Ⅱ(Ⅱa)区、Ⅲ区、Ⅳ区,笔者所在单位常规行Ⅱb区淋巴结清扫,虽然Ⅱa区和Ⅱb区淋巴结在解剖学上以副神经为界,两者实际上是完整的组织,初次手术若不处理可能导致二次手术时副神经保护难度增加。

（九）第七步——补清扫

取出清扫所得颈侧区淋巴结标本后,改为经口入路,术者更换站位移动至患者的头侧,扶镜助手、第二助手及护士站在患者头部及身体左侧。口腔消毒后,于患者舌下正中线或者前庭正中处做一5mm长的纵行切口,置入直径5mm的Trocar,直视下分别于两侧第一磨牙外侧的口腔前庭黏膜置入直径5mm的Trocar(图12-9A)。随后,探查Ⅳ区、Ⅵ区、Ⅶ区及肌间淋巴结等有无残余组织(图12-9B)。

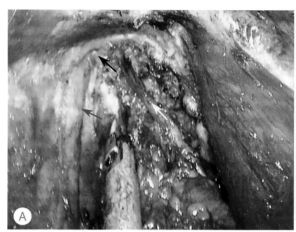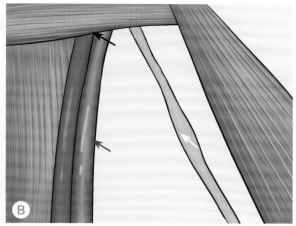

图 12-8　清扫Ⅱ区淋巴结

A. 与第二步的上界和内界会师（黑色箭头所示为会师边界、白色箭头所示为副神经、蓝色箭头所示为颈内静脉）；
B.Ⅱ区清扫完成（黑色箭头所示为二腹肌后腹、白色箭头所示为副神经、蓝色箭头所示为颈内静脉）。

采用经胸入路冲洗手术区域（图 12-9C），观察有无活动性出血。3-0 可吸收倒刺线或者可吸收线缝合颈白线（图 12-9D）。使用两条一次性使用引流管，分别置于颈侧区及中央区（图 12-9E），不进行加压包扎。4-0 可吸收线用于缝闭舌下及前庭切口。

操作技巧及注意事项：

1. 5mm 镜头清晰度相对较差，根据单位提供的腔镜及经口入路的方式决定使用的腔镜镜头。

2. 在经口入路的"补清扫"中，观察孔亦有是经口腔前庭入路的。笔者手术病例中仅有 1 例患者出现观察孔 Trocar（5mm）所在部位黏膜撕裂（图 12-9F），笔者考虑是由于观察孔的 Trocar 为直视下直接置入所致，这较之经典的经口腔前庭入路逐层分离皮瓣，术中黏膜活动空间有限导致撕裂所致。

六、术后处理

患者术后去枕平卧，禁食 6 小时，心电监护，吸氧，床旁备气管切开包。6 小时后进流质饮食，并配合饭后替硝唑漱口液漱口，保持口腔清洁。嘱患者早期下床活动。常规给予雾化吸入，适当补液，追加使用一组抗生素（同术前）。术后第 2 天复查血清钙及全段甲状旁腺激素。观察并记录引流管液颜色、量及性质，当引流量 <20mL，颜色呈淡黄色时予拔除（注意应先拔除量少的引流管，通常为中央区引流管，另一侧引流管则继续观察）。术后应着重观察患者有无手足麻木或抽搐、声音嘶哑、呼吸困难、饮水呛咳等常见并发症。需要行 [131]I 治疗患者术后 1~3 个月内至肿瘤放射科进行进一步 [131]I 放射治疗。所有患者均进行术后 TSH 抑制治疗，并于术后 1 个月至门诊定期随访复查，随后每半年进行一次随访，观察手术区域的外观、感觉及活动有无异常，并重点评估肿瘤复发、转移情况。

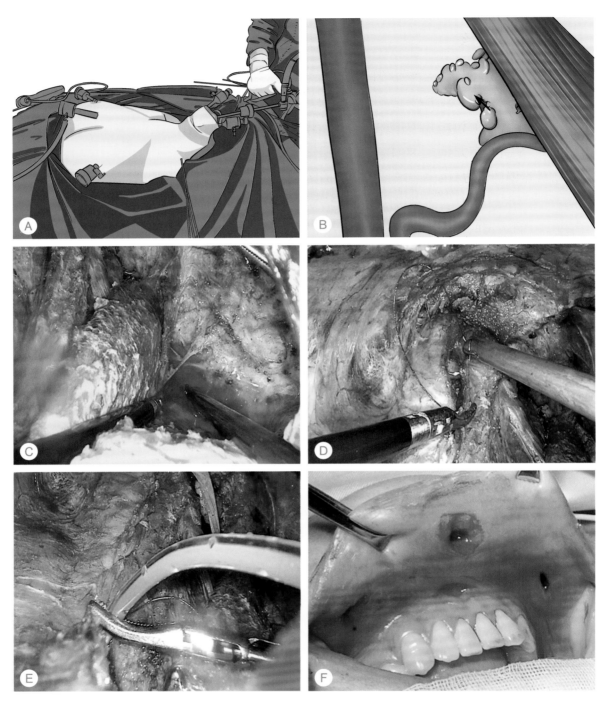

图 12-9　经口入路补充清扫及放置引流管

A. 经口入路置入 Trocar；B. 探查残余淋巴结（箭头所示为Ⅳ区残余淋巴结）；C. 冲洗手术区域；D. 缝合颈白线；E. 放置引流管；F. 观察孔黏膜撕裂损伤。

七、讨论与总结

对于术前诊断为 PTC 合并颈侧区淋巴结转移的患者,腔镜颈侧区淋巴结清扫术既具备根治效果,又能良好地满足美容和保护隐私的需求。上文详细阐述了经胸经口入路完全腔镜下甲状腺切除及颈侧区淋巴结清扫的手术步骤、技巧及注意事项,总结二者联合应用于颈侧区淋巴结清扫的必要性。在并发症方面,总结如下:

1. 乳糜漏的预防和处理　乳糜漏是颈侧区淋巴结清扫术的常见并发症。据报道,甲状腺全切除术合并同侧颈侧区淋巴结清扫术乳糜漏的发生率为 5.1%,甲状腺全切除术伴双侧颈侧区淋巴结清扫术乳糜漏的发生率为 6.2%。笔者所在中心目前所行经胸经口入路腔镜颈侧区淋巴结清扫的患者中未出现该并发症。根据经验,笔者建议:清扫下界时,如遇疑似淋巴管渗液可以使用 5mm 血管闭合夹(Hem-o-lock)将其夹闭,尽量不使用能量器械;手术收尾阶段冲洗手术区域时应仔细检查乳糜漏;若术中胸导管或右淋巴导管损伤,可使用 6-0 不可吸收缝合线进行缝合。

2. 副神经损伤的预防和处理　Ⅱ区淋巴结以副神经为界分为Ⅱa区和Ⅱb区,在清扫Ⅱ区淋巴结时,易损伤该神经导致斜方肌瘫痪和萎缩,严重影响患者术后的生活质量。本中心所行经胸经口联合入路腔镜颈侧区淋巴结清扫的患者中未出现副神经损伤,笔者建议术者应充分利用腔镜的优势:高清分辨率有助于显示解剖结构,暴露副神经,避免将其损伤。

3. 术中严重出血　这是腔镜甲状腺手术的严重并发症,可导致中转开放手术,甚至引起 CO_2 栓塞,危及患者生命。笔者所在中心经胸经口联合入路腔镜颈侧区淋巴结清扫术均在腔镜下顺利进行,未出现中转开放手术及 CO_2 栓塞,笔者建议术者应熟悉解剖,术中谨慎操作,特别是颈外静脉、颈内静脉、颈总动脉、甲状腺上动脉、胸锁乳突肌穿支等部位,以避免术中严重出血;若术中出血明显,患者表现为短时间内心率增快,超过 120 次/min,随后心率突然下降,甚至心搏骤停,应考虑 CO_2 栓塞可能,及时发现并治疗,避免对患者造成致命的伤害。

此外,在笔者早期的手术病例中,手术时间为(362.5 ± 79.7)min,患者需要经历较长时间的麻醉。因此,术前需充分评估患者的麻醉耐受能力;术者需提高腔镜手术的熟练程度及良好的手术团队配合,亦有助于缩短手术时间。

(吴国洋　傅艺龙)

参 考 文 献

[1] MULLA M G,KNOEFEL W T,GILBERT J,et al. Lateral cervical lymph node metastases in papillary thyroid cancer: A systematic review of imaging-guided and prophylactic removal of the lateral compartment[J]. Clin Endocrinol, 2012,77(1):126-131.

[2] 徐震纲,刘绍严. 分化型甲状腺癌颈侧区淋巴结清扫专家共识(2017 版)[J]. 中国实用外科杂志,2017,37(9): 985-91.

[3] HAUGEN B R,ALEXANDER E K,BIBLE K C,et al. 2015 American Thyroid Association Management Guidelines for

Adult Patients with Thyroid Nodules and Differentiated Thyroid Cancer：The American Thyroid Association Guidelines Task Force on Thyroid Nodules and Differentiated Thyroid Cancer. Thyroid，2016，26（1）：1-133.

［4］MICCOLI P，MATERAZZI G，BERTI P. Minimally invasive video-assisted lateral lymphadenectomy：a proposal. Surg Endosc，2008，22（4）：1131-1134.

［5］ZHANG D，GAO L，XIE L，et al. Comparison between video-assisted and open lateral neck dissection for papillary thyroid carcinoma with lateral neck lymph node metastasis：A prospective randomized study. J Laparoendosc Adv Surg Tech A，2017，27（11）：1151-1157.

［6］YAN H，WANG Y，WANG P，et al. "Scarless"（in the neck）endoscopic thyroidectomy（SET）with ipsilateral levels Ⅱ，Ⅲ，and Ⅳ dissection via breast approach for papillary thyroid carcinoma：a preliminary report. Surg Endosc，2015，29（8）：2158-2163.

［7］TAN Y，GUO B，DENG X，et al. Transoral endoscopic selective lateral neck dissection for papillary thyroid carcinoma：a pilot study. Surg Endosc，2020，34（12）：5274-5282.

［8］吴国洋，傅锦波，林福生，等. 经胸经口联合入路腔镜下行甲状腺癌中央区淋巴结清扫术. 中华外科杂志，2016，54（4）：297-298.

［9］傅锦波，罗晔哲，洪晓泉，等. 经胸经口联合入路腔镜甲状腺癌切除术 26 例. 中华普通外科杂志，2017，32（3）：191-193.

［10］WU G，FU J，LIN F，et al. Endoscopic central lymph node dissection via breast combined with oral approach for papillary thyroid carcinoma：a preliminary study. World J Surg，2017，41（9）：2280-2282.

［11］LEE Y S，NAM K H，CHUNG W Y，et al. Postoperative complications of thyroid cancer in a single center experience. J Korean Med Sc，2010，25（4）：541-545.

第十三章

腔镜辅助颈侧区淋巴结清扫术

扫码观看 手术视频

一、概述

甲状腺恶性肿瘤在全球的发病率逐年上升,且女性高发。根据统计,甲状腺癌的颈部淋巴结转移率高达 53.1%,上纵隔淋巴结转移率为 6%~12%。传统甲状腺手术的切口位于颈部正中,行颈侧区淋巴结清扫势必会留下较长的切口,影响美观;而上纵隔淋巴结在颈部直视下仅能对较高区域(主动脉弓上缘水平以上)进行清扫,当受到胸骨、锁骨及大血管的阻挡而不能安全完成规范清扫时需采用胸骨劈开术式,虽然可较好地显露上纵隔淋巴结及重要解剖结构,但创伤较大,术后愈合慢。为了满足美观及规范清扫的需求,可尝试腔镜辅助颈部淋巴结清扫术。

甲状腺外科的首次腔镜手术为 1996 年 Gagner 等在甲状旁腺瘤切除术中的应用,随后 1997年 Miccoli 等开创性地将腔镜辅助技术应用于甲状腺微创外科,这种颈部小切口微创内镜辅助甲状腺切除术也被称为 "Miccoli 术式"。随着不断的推广改进,Miccoli 等于 2008 年报道了 2 例腔镜辅助颈侧区清扫术,但由于技术限制,腔镜辅助颈侧区淋巴结清扫仍未得到普及。高力等于 2002年将 Miccoli 手术引入中国,并对技术不断改进,将其命名为 "改良 Micolli 术式"。随后章德广等在改良 Miccoli 术式的基础上,对手术器械、操作步骤及方法等进行了改进,将改良 Miccoli 术式用于甲状腺恶性肿瘤颈侧区淋巴结清扫,称为 "改良 Miccoli 腔镜辅助颈侧区清扫术",并进一步将腔镜辅助技术及胸腔镜技术拓展运用于甲状腺癌的上纵隔淋巴结清扫。

根据美国甲状腺协会(American Thyroid Association,ATA)及《分化型甲状腺癌颈侧区淋巴结清扫专家共识》,由于Ⅰ区和Ⅴa区淋巴结转移率较低,因此将Ⅱa区、Ⅱb区、Ⅲ区、Ⅳ区及Ⅴb区作为颈侧区清扫的主要区域。根据美国癌症联合委员会(American Joint Commission on Cancer,

AJCC）对于上纵隔淋巴结的分区，上纵隔淋巴结共分为 2R 区、2L 区、3A 区、3P 区、4R 区、4L 区，章德广等在此基础上结合甲状腺癌的转移特点，将 2L 区分解为 2La 区（左颈总动脉内侧）及 2Lb 区（左颈总动脉外侧），4L 区分解为 4La 区（主动脉弓上缘水平至主动脉弓下缘水平）及 4Lb 区（主动脉弓下缘水平至左肺动脉上缘水平）。

腔镜辅助甲状腺颈侧区淋巴结及上纵隔淋巴结清扫术式更接近传统开放手术，使得该术式的操作难度大大降低，学习时间较短，能尽快通过经验累积不断缩短手术时间。同时由于腔镜的视野放大照明及拓宽视野功能，改良 Miccoli 腔镜辅助颈侧区清扫术（endoscope-assisted lateral neck dissection）对于辨认神经及血管等重要解剖结构有一定的优势，对于低位颈部切口的Ⅱ区淋巴结清扫及上纵隔规范化清扫等传统术式中较难清扫的区域有较好的辅助，从而减少淋巴结复发概率，也避免上纵隔淋巴结开胸手术对患者造成的损伤，减少出血及术后瘢痕。

二、适应证与禁忌证

（一）腔镜辅助颈侧区淋巴结清扫术

该术式的适应证与禁忌证同开放手术。

1. 适应证

（1）患者对美容效果有较高需求。

（2）原发灶及转移灶未广泛侵犯周围组织及器官，如喉、气管、食管、颈动脉或颈内静脉。

（3）术前影像学提示转移淋巴结最大直径≤3.0cm。

（4）Ⅱ区转移淋巴结无融合及囊性变。

（5）Ⅰ区及 Va 区无淋巴结转移。

2. 禁忌证

（1）心肺功能不全。

（2）原发灶及转移灶广泛侵犯周围组织及器官。

（3）术前影像学提示转移淋巴结最大直径 >3.0cm。

（4）Ⅱ区转移淋巴结融合及囊性变。

（5）Ⅰ区及 Va 区淋巴结转移。

（二）上纵隔淋巴结清扫术

1. 适应证

（1）患者对美容效果有强烈意愿。

（2）病理证实为甲状腺乳头状癌或髓样癌。

（3）转移淋巴结位于无名动脉下方和上腔静脉上方（4R 区）或主动脉弓上缘下方（4L 区），伴或不伴有转移淋巴结位于前纵隔（3A 区）。

（4）上纵隔转移淋巴结未侵犯大血管。

（5）颈部原发肿瘤和转移灶可获得根治性切除。

2. 禁忌证

（1）心肺功能不全,高龄。

（2）恶性度较高病理类型,经手术不可根治性清扫。

（3）上纵隔转移淋巴结侵犯大血管。

（4）转移淋巴结位于 2R 区、2L 区、3P 区。

三、术前评估与准备

1. 实验室检查　血常规、血型、肝肾功能、电解质、凝血功能、甲状腺功能等。

2. 影像学检查　心电图检查、正侧位胸部 X 线检查、颈部彩色多普勒超声检查、颈部及纵隔增强 CT（图 13-1）、甲状腺细针穿刺细胞学检查等。

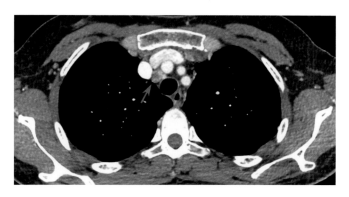

图 13-1　胸部 CT 下的纵隔肿物

3. 术前医患沟通　术前谈话主动全面地讲解患者的病情、手术方案和手术风险。

4. 术前常规准备　患者术前在医师或护士指导下练习有效的咳嗽,避免术后肺不张和肺部感染,以及仰卧位去枕伸颈活动,减轻术后颈部不适。

四、手术所需器械

1. 颈侧区淋巴结清扫所需器械

（1）特制全套深长拉钩（带或不带负压吸引设备接口）,有条件可用 L 形支撑架及提吊器辅助建腔（图 13-2）。

（2）5mm 或 10mm 的 30° 腹腔镜、腔镜用分离钳、腔镜用抓钳、腔镜用吸引器、23cm 超声刀、长柄单极。

（3）电刀及神经监测仪相关器械。

（4）常规开放性甲状腺手术的所需器械。

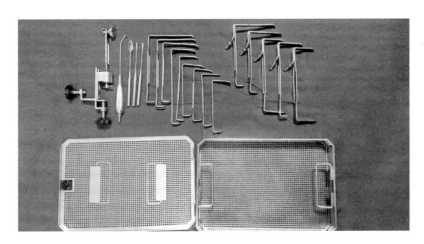

图 13-2　腔镜辅助器械

2. 上纵隔淋巴结清扫所需器械

（1）特制全套深长拉钩，包括常规加长拉钩和带负压吸引接口加长拉钩。

（2）直径 5mm 或 10mm 的 30° 腹腔镜、腔镜用分离钳、腔镜用抓钳、腔镜用吸引器、超声刀。

（3）常规甲状腺手术器械。

五、手术操作步骤与技巧

（一）改良 Micolli 腔镜辅助颈侧区淋巴结清扫术

1. 麻醉、手术体位及手术室布局　采用气管插管全身麻醉；患者肩部垫高，患者颈部偏向健侧并将下颌轻微抬起，主刀医师位于颈侧区清扫术对侧，扶镜助手位于颈侧区清扫术同侧，拉钩助手可位于同侧或者患者头侧。

2. 手术切口的定位、大小及保护　颈部皮纹内弧形对称性切口，位于胸骨切迹上一横指左右，长度为 4~6cm。初学者、原发肿瘤或颈部转移淋巴结较大时可适度延长手术切口，以增加手术操作空间便于手术操作。常规进行切口保护。

3. 甲状腺腺叶切除术及中央区淋巴结清扫术　甲状腺腺叶切除及中央区淋巴结清扫可在直视下完成。

4. 分离颈侧区皮瓣　做好体表标记，用标记笔标记出下颌角、下颌骨下缘一横指水平、胸锁乳突肌前缘、斜方肌前缘、颈中线位置。先在直视下用电刀翻瓣，上颈较高部位（Ⅱ区）的翻瓣需在腔镜下操作，通过体表标志线确定翻瓣范围，防止在腔镜下翻瓣范围过大或过小，翻瓣范围过大易损伤面神经下颌缘支，翻瓣范围过小会使操作空间过小，不利于后续手术操作。翻瓣范围上界为下颌骨下方一横指，下界为锁骨上缘水平，外侧界为胸锁乳突肌前缘，内侧界为颈中线（图 13-3）。

5. 游离胸锁乳突肌前缘及内侧面　直视下打开胸锁乳突肌下段的前缘及内侧面，解剖至胸锁乳突肌内侧面的后缘，胸锁乳突肌上段的前缘及内侧面在腔镜下解剖，解剖胸锁乳突肌中上 1/3

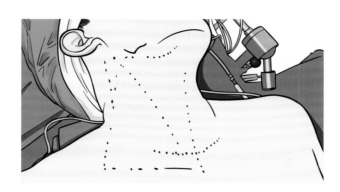

图 13-3　手术翻瓣范围的体表标记

处时需防止损伤副神经。

6. 二腹肌后腹解剖　定位游离下颌下腺,用深长拉钩将下颌下腺向内上方牵拉,显露并解剖二腹肌后腹,解剖二腹肌表面至二腹肌与胸锁乳突肌交界处。需防止损伤面静脉(图 13-4)。

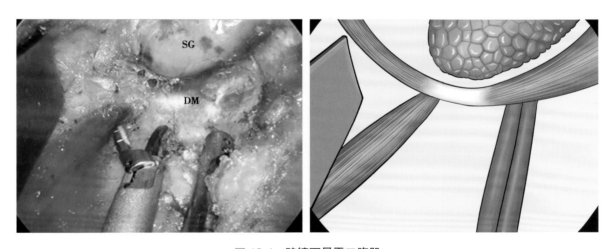

图 13-4　腔镜下暴露二腹肌

DM. 二腹肌(digastric muscle);SG. 下颌下腺(submandibular gland)。

7. 解剖颈内静脉表面　直视下用单极电刀和/或手术刀打开下段颈内静脉表面筋膜组织,然后沿解剖层次,腔镜下用超声刀打开上段颈内静脉表面筋膜组织,骨骼化颈内静脉上界至二腹肌后腹下缘。术中需保持超声刀工作面远离颈内静脉,超声刀的工作面头端位置要在腔镜视野下清晰可见,并采取"小口快切"方法以避免损伤颈内静脉(图 13-5)。

8. Ⅳ区及Ⅲ区淋巴结清扫　在直视下,用特制长拉钩将颈内静脉向内侧牵引,清扫颈内静脉深面淋巴结,保护迷走神经和颈总动脉,静脉角处需仔细解剖淋巴管,预防乳糜漏。将软组织提起自内向外切除,发现并保护颈横动脉、膈神经。有时对于患者颈部较长者,部分Ⅲ区清扫需在腔镜辅助下完成(图 13-6)。

9. Ⅱ区清扫　由于Ⅱb区位置较深,且副神经的阻挡,清扫Ⅱb区时需跨绕过副神经进行操作。先在副神经上方用超声刀将Ⅱb区的外侧界分离至胸锁乳突肌后缘,底界分离至肩胛提肌,然

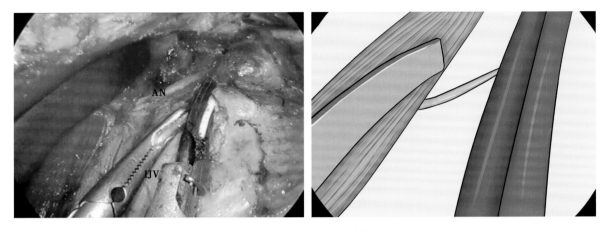

图 13-5　腔镜下解剖颈内静脉

AN. 副神经（ *accessory nerve* ）；IJV. 颈内静脉（ *internal jugular vein* ）。

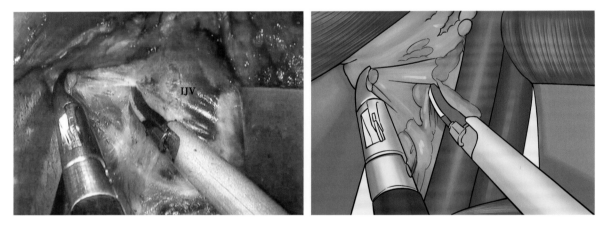

图 13-6　腔镜下清扫Ⅲ区淋巴结

IJV. 颈内静脉（ *internal jugular vein* ）

后用特制长拉钩将副神经和胸锁乳突肌向外上牵拉，注意牵拉力度，防止造成副神经牵拉伤，在副神经下方使用超声刀解剖Ⅱb区外侧界和底界。紧贴椎前筋膜表面自上而下清扫Ⅱ区淋巴结及软组织，颈丛神经深面淋巴结须清扫彻底（图 13-7 ）。

操作技巧及注意事项：

（1）副神经主干的解剖：在胸锁乳突肌内侧面中上 1/3 处用单极电刀（能级≤5mA）或神经探测仪定位出副神经入胸锁乳突肌处，用分离钳解剖出副神经入胸锁乳突肌处，用分离钳及超声刀逆行解剖副神经主干。解剖时保持超声刀非工作面朝向神经并保证安全距离，解剖至二腹肌后腹下缘水平，用腔镜分离钳或直角钳360°全程游离副神经主干。

（2）颈丛的解剖：在副神经入胸锁乳突肌处下方约 1.5cm 处解剖颈丛，用分离钳及超声刀打开颈丛表面纤维脂肪组织，逆行解剖颈丛的神经干至神经根处，有时存在颈丛和副神经的吻合支（脊副神经），注意保护。颈丛和副神经间淋巴结须清扫彻底（图 13-8、图 13-9 ）。

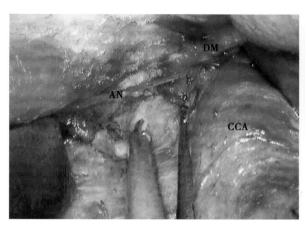
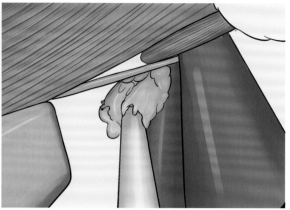

图 13-7　腔镜下清扫Ⅱ区淋巴结

DM. 二腹肌（digastric muscle）；AN. 副神经（accessory nerve）；CCA. 颈总动脉（common carotid artery）。

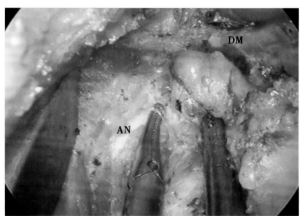
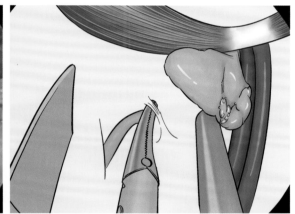

图 13-8　用分离钳解剖出副神经

AN. 副神经（accessory nerve）；DM. 二腹肌（digastric muscle）。

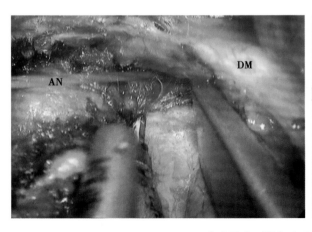
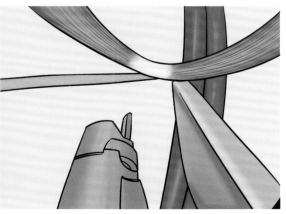

图 13-9　完全游离副神经主干，清扫Ⅱ区淋巴结

AN. 副神经总干（accessory nerve）；DM. 二腹肌（digastric muscle）。

（3）颈内静脉深面淋巴结清扫：颈内静脉深面易残留淋巴结,用特制深长拉钩将颈内静脉向内侧牵引,清扫颈内静脉深面淋巴结,需注意解剖保护迷走神经及颈总动脉。有些病例能清楚解剖出颈交感神经和神经节,术中需注意保护,避免将颈交感神经节当作淋巴结误切除而导致术后出现 Horner 综合征。

10. 颈动脉三角区清扫　颈动脉三角区范围为内侧为带状肌外侧缘、外侧界为颈内静脉、上界为二腹肌后腹、下界为肩胛舌骨肌。由于该区域血管神经密集,该区清扫难度相对较大。术中应尽量保留甲状腺上动静脉及面静脉,但静脉分支间经常有淋巴结,需注意血管分支周围淋巴结须清扫彻底,同时注意保护副神经、舌下神经及舌下神经降支。

11. 切除标本　整块切除标本（Ⅱa/Ⅱb/Ⅲ/Ⅳ区）。

12. 缝合前检查　在腔镜下仔细检查创面,尤其对颈动脉三角区、Ⅱb区、颈内静脉深面、锁骨深面及颈静脉角区需要重点检查,防止淋巴结残留;检查有无出血点及淋巴漏,冲洗创面,放置引流管。

13. 逐层缝合切口　第一层颈阔肌层对位缝合,第二层皮下减张缝合,使皮缘呈自然靠拢无张力状态,然后可吸收线皮内缝合。

（二）改良 Micolli 腔镜辅助上纵隔淋巴结清扫术

1. 手术体位和手术室布局　气管插管全身麻醉,患者垂头仰卧位,手术切口同甲状腺手术切口。主刀医师和扶镜助手位于患者头侧,拉钩助手位于患者尾侧。

2. 腔镜辅助上纵隔淋巴结清扫步骤

（1）2R 区和 4R 区清扫步骤：①打开右侧颈总动脉表面,向下至无名动脉,游离无名动脉主干（图 13-10）;②沿右侧颈内静脉向下解剖至右侧无名静脉（图 13-11）;③沿右无名静脉向下解剖至上腔静脉;④沿无名动脉向下解剖至左无名静脉,沿左无名静脉向下解剖至上腔静脉;⑤暴露转移淋巴结;用长拉钩将上腔静脉向前牵引,显露上腔静脉后方淋巴结;⑥在腔镜视野下于无名动脉分

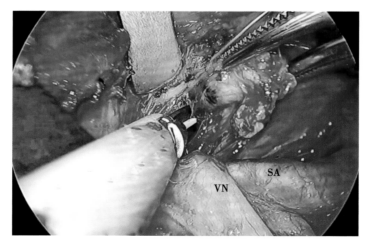

图 13-10　腔镜下清扫上纵隔淋巴结

SA. 锁骨下动脉（subclavian artery）;VN. 迷走神经（vagus nerve）

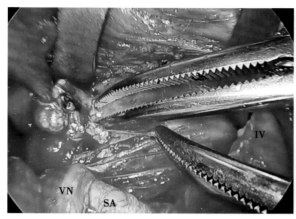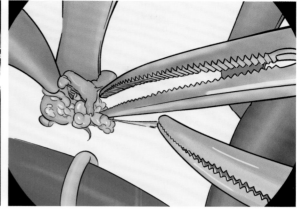

图 13-11　腔镜下清扫上纵隔淋巴结

SA. 锁骨下动脉（subclavian artery）；VN. 迷走神经（vagus nerve）；IV. 无名静脉（innominate vein）。

叉处解剖右侧迷走神经主干及喉返神经反折处；⑦沿迷走神经表面打开纤维脂肪组织；⑧沿迷走神经表面打开纤维脂肪组织，防止损伤胸膜及膈神经；⑨清扫下界为气管隆嵴水平；⑩切除标本。

（2）2L 及 4L 区上部（主动脉弓后方）清扫步骤：①在腔镜下沿左侧颈总动脉和无名动脉向下解剖至主动脉弓上缘水平；②沿左侧颈总动脉表面至主动脉弓，清扫主动脉弓后方淋巴结，注意保护喉返神经。

3. 取出标本　止血、冲洗创面，放置引流管。

六、术后处理

腔镜辅助淋巴结清扫同常规开放淋巴结清扫，术后常规给予内分泌抑制治疗及放射性 [131]I 治疗。术后定期复查甲状腺功能、甲状腺球蛋白及抗体水平，以及超声检查甲状腺及颈侧区，胸部 CT 检查上纵隔。

常见术后并发症包括出血、喉返神经损伤、甲状旁腺损伤、乳糜漏及气胸。如术后出血为静脉性持续性出血，出血量一般较小且颜色较深时，可尝试腔镜下止血，当患者生命体征不平稳或出血量较大的动脉性出血时，应紧急开胸止血。其他并发症的处理同开放手术。

七、讨论与总结

近年来，腔镜甲状腺手术被广泛应用于临床，如甲状腺腺叶切除术、中央区清扫术等，并获得较好的治疗效果。尽管传统的开放性手术仍是甲状腺癌淋巴结清扫的金标准，但随着腔镜辅助技术及器械的不断发展完善，腔镜辅助颈侧区淋巴结清扫及上纵隔淋巴结清扫也逐渐获得认可及推广。相较于传统开放手术，腔镜辅助颈侧区清扫术能达到一定的术后美容要求及减轻术后疼痛，此外由于腔镜的放大照明和视野拓展功能，可以辅助外科医师安全地保护颈部重要解剖结构，例如当Ⅱ区位置较高，腔镜辅助下清扫有一定的优势；当 4R 区被无名静脉和上腔静脉的阻挡，开胸手术操作困难,在腔镜辅助下将无名动脉向上牵引固定,通过深长拉钩将无名静脉和上腔静脉向前牵拉,借助腔镜的放大作用,可以在上腔静脉后方的空间进行操作。上述举例均为借助腔镜的放大照明拓展等优势,拓宽外科医师的视野,提高淋巴结清扫的彻底性,同时避免了较大的手术切口及较长的术后恢复时间。通过系统性培训及锻炼,严格遵循手术适应证,腔镜辅助颈侧区清扫术可达到相近开放性手术的治愈率及并发症发生率。

(郑向前 蔡永聪)

参 考 文 献

[1] JINGTAI Z,YU W,LINFEI H,et al. Assessment of the prognostic value and N1b changes of the eighth TNM/AJCC staging system for differentiated thyroid carcinoma [J]. Int J Clin Oncol,2020,25(1):59-66.

[2] COBURN M C,WANEBO H J. Prognostic factors and management considerations in patients with cervical metastases of thyroid cancer [J]. Am J Surg,1992,164(6):671-676.

[3] YAMASHITA H,MASHATSUGU T,UCHINO S,et al. Crank-shaped sternotomy for upper mediastinal lymph node dissection in patients with differentiated thyroid cancer [J]. Surg Today,2004,34(5):480-481.

[4] GAGNER M. Endoscopic subtotal parathyroidectomy in patients with primary hyperparathyroidism [J]. Br J Surg,1996,83(6):875.

[5] MICCOLI P,BERTI P,CONTE M,et al. Minimally invasive surgery for thyroid small nodules:preliminary report [J]. J Endocrinol Invest,1999,22(11):849-851.

[6] 高力,谢磊,李华,等.应用高频超声刀实施小切口无气腔室内镜下甲状腺手术[J].中华外科杂志,2003,41(10):733-737.

[7] 章德广,高力,谢磊,等.改良微创腔镜辅助侧颈清扫术治疗甲状腺乳头状癌:130例系列病例[J].中华外科杂志,2016,54(11):864-869.

[8] 章德广,陈剑,何高飞,等.腔镜上纵隔淋巴结清扫术在甲状腺乳头状癌治疗中的运用[J].中国普通外科杂志,2018,27(12):1583-1588.

[9] STACK B C JR,FERRIS R,GOLDENBURG D,et al. American Thyroid Association consensus review and statement regarding the anatomy,terminology,and rationale for lateral neck dissection in differentiated thyroid cancer [J]. Thyroid,2012,22(5):501-508.

[10] 米玉红,王立祥,程显声.《中国心肺复苏专家共识》之静脉血栓栓塞性CA指南[J].中华危重病急救杂志,2018,30(12):1107-1116.

[11] DEGUANG Z,LEI X,GAOFEI H,et al. A comparative study of the surgical outcomes between video-assisted and open lateral neck dissection for papillary thyroid carcinoma with lateral neck lymph node metastases [J]. Am J Otolaryngol,2017,38(2):115-120.

[12] DEGUANG Z,LI G,LEI X,et al. Comparison between video-assisted and open lateral neck dissection for papillary thyroid carcinoma with lateral neck lymph node metastasis:A prospective randomized study [J]. J Laparoendosc Adv Surg Tech A,2017,27(11):1151-1157.

[13] OHGAMI M,ISHII S,ARISHAWA Y,et al. Scarless endoscopic thyroidectomy:breast approach for better cosmesis [J]. Surg Laparosc Endosc Percutan Tech,2000,10(1):1-4.

[14] SUNG MO H,SUNG HOON K,SEKYUNG L,et al. New endoscopic thyroidectomy with the bilateral areolar approach:a comparison with the bilateral axillo-breast approach [J]. Surg Laparosc Endosc Percutan Tech,2011,21(5):e219-e224.

[15] LIQUN S,JIANING L. A systemic review of transoral thyroidectomy [J]. Surg Laparosc Endosc Percutan Tech,2018,28(3):135-138.

第十四章

腔镜甲状腺手术的并发症与应对措施

随着技术的不断发展和器械的不断改良,腔镜甲状腺手术显示出突出的美容优势和良好的功能保护,应用日益广泛。许多研究显示,在选择合适病例的前提下,远距离腔镜甲状腺手术安全可行,术后并发症与开放手术并无差异,尽管如此,腔镜甲状腺手术技术挑战性高于开放手术,并发症的潜在发生率尤其在学习曲线期间可能更高。有研究显示,与经验丰富的手术医师相比,经验不足的医师并发症发生率明显要高,但一般经历过数十例腔镜甲状腺手术后,便能克服学习曲线,手术时间和并发症与有经验医师相比并无差别。腔镜甲状腺手术并发症分为两类,一类是腔镜特有的并发症,这主要与空间建立和维持有关;另一类为与开放手术相同的并发症。腔镜甲状腺手术根据建腔方式和入路位置有多种方式,目前国内应用较广泛的主要包括经胸前入路、经腋入路、经腋窝经双乳晕入路、经口腔前庭入路等,不同方法各有优缺点,也有其特有的并发症。笔者所在中心是全国最早开展无充气经腋入路腔镜甲状腺手术、且手术例数最多的中心之一,因此本章以经腋入路腔镜甲状腺手术的并发症为例,系统介绍甲状腺腔镜手术并发症及其应对。

一、出血

经腋入路腔镜甲状腺手术出血包括术中出血及术后出血,术后出血多发生在术后 12 小时内,分为手术空间出血和甲状腺创面出血。术后侧颈部和胸壁局限性血肿通过压迫和冷敷控制,血肿可逐渐吸收,但切忌颈前区压迫止血。如果出血且须再次手术者,首选腔镜下止血。经腋入路腔镜甲状腺手术出血可沿隧道向锁骨区域和侧胸壁分流,一般不会压迫气道,但若出现呼吸困难甚至窒息危及生命时,应紧急采用颈部切开减压、探查止血。根据不同的出血来源分述如下。

(一)颈外静脉来源的出血

颈外静脉是颈部浅静脉最大的一支,通常由下颌后静脉的后支和耳后静脉等在下颌角附近汇合而成,经胸锁乳突肌的浅面斜向后下,至该肌后缘、在锁骨中点上方约 2.5cm 穿过深筋膜注入锁骨下静脉或颈内静脉。在经腋入路腔镜甲状腺手术的建腔过程中,越过锁骨显露胸锁乳突肌时,注意保护其后缘的颈外静脉,部分位置较低,容易损伤。因建腔从胸锁乳突肌锁骨头和胸骨头之间进入颈前肌区,颈外静脉主干通常不需要离断。皮瓣分离越过胸锁乳突肌锁骨头后,应及时"下坡",寻找胸锁乳突肌,锁骨上区域皮瓣紧贴胸锁乳突肌分离,一般不会损伤颈外静脉,皮瓣过浅则较易损伤。术中出现颈外静脉损伤,一般可超声刀移行凝固止血或缝扎,如出现破口或断端回缩,需分离显露后再确切止血(图 14-1)。术后如出现颈外静脉出血,往往形成较大范围血肿,锁骨上窝肿胀明显并向胸壁蔓延,但较少压迫气管引起呼吸困难,处理上一般腔镜下止血和清除血肿。

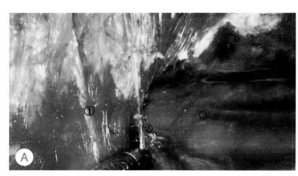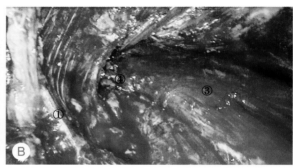

图 14-1　颈外静脉出血及处理

A. 止血前;B. 止血后。①锁骨上神经;②颈外静脉(出血);③胸锁乳突肌锁骨头;④颈外静脉(缝扎后)。

(二)颈前静脉来源的出血

颈前静脉起自颏下部,沿正中线两侧下降,进入胸骨上间隙内,呈直角转向外侧,经胸锁乳突肌深面,注入颈内静脉,偶有注入锁骨下静脉或无名静脉者。建腔时,分离胸锁乳突肌胸骨头和颈前肌间隙时注意保护颈前静脉,尤其在颈前肌下端颈前静脉转向外侧,部分位置较高,容易损伤。术中颈前静脉损伤一般可超声刀凝固止血,术后出血一般腔镜下清除血肿和止血。

(三)颈内静脉来源的出血

颈内静脉是颈部最粗大的静脉干,全程均被胸锁乳突肌覆盖,在颈动脉鞘内下行,位于颈动脉的外侧或前外侧,与锁骨下静脉汇合成头臂静脉。经腋入路腔镜甲状腺手术因侧方入路,建腔时需越过颈动脉鞘区进入甲状腺区,因此保护颈内静脉至关重要,也是操作难点之一。肩胛舌骨肌是手术中重要的解剖标志,颈内静脉一般位于肩胛舌骨肌中间腱深面,分离肩胛舌骨肌与颈前带状肌交角时需仔细识别深面颈内静脉,超声刀工作面远离颈内静脉分离其与颈前肌之间的间隙。经验不足医师或甲状腺较大情况下,也可切断肩胛舌骨肌,有利于更好显露颈内静脉。术中一旦出现颈内静脉出血,应该根据损伤的程度决定处理方式,如果破口较小或其分支出血,则在腔镜下缝合修补,用吸引器吸出积血,用分离钳迅速轻轻钳夹破口,用无损伤血管缝线缝合(图 14-2)。如破口较大,可用长血管钳经腋窝切口直视下钳夹出血点再行缝扎,或者用血管闭合夹(Hem-o-lock)临时夹闭合血管,吸引干净创面后进行静脉管壁的缝合修复,可行连续缝合,缝合修复后建议取出血管闭合夹(Hem-o-lock),既可检测缝合是否牢固,又可避免因为颈部触摸时有异物感,一般不需

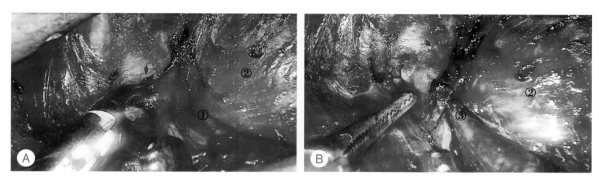

图 14-2　颈内静脉出血及处理

A. 止血前；B. 止血后。①颈内静脉（出血）；②甲状腺；③颈内静脉（缝扎后）。

要中转开放手术。但如果出血汹涌，腔镜下难以控制，应当机立断进行颈部开放止血。颈内静脉出血术中一般可及时发现，如术后颈内静脉出血，根据情况腔镜下或开放止血。

（四）甲状腺区血管来源的出血

甲状腺区血管的出血风险及处理与传统开放手术基本一致。鉴于甲状腺周围血管网丰富，较易出血，术中解剖清晰，操作轻柔是防止出血的关键。此外，以超声刀、切割闭合系统（Ligasure）等为代表的能量器械凝血功能可靠，并兼具抓持、分离、切割等功能，操作方便。目前经腋入路腔镜甲状腺手术可全程可采用超声刀操作。手术中应注意正确、合理使用超声刀，对于较小血管（直径<3mm）可直接用低功率挡位凝固切断，较大血管（直径>3mm）应遵循"适当裸化，完整咬合"原则，采用"移行凝固法"，必要时也可采用血管夹，再行切断。术中出血时，用吸引器控制出血，分离钳夹住出血点，保护好周围神经等重要结构后，再用超声刀凝固，避免盲目直接凝固。术后甲状腺区血管出血，一般采用腔镜下清除血肿和止血，紧急情况下需颈部开放止血。

二、神经损伤

（一）锁骨上神经损伤

颈丛浅支分为枕小神经、耳大神经、颈横神经、锁骨上神经4大分支。经腋入路腔镜甲状腺手术主要容易损伤锁骨上神经，颈横神经向下走向的分支也可能损伤。锁骨上神经发自C_3、C_4神经，为皮神经，从胸锁乳突肌后缘1/2处中斜角肌前方发出，即分出内、中、外3支，进入颈后三角，位于深浅筋膜之间，依次穿过颈筋膜浅层和颈阔肌下部，向远端越过锁骨前面，支配肩部、胸上部和颈下部的感觉。锁骨上神经损伤的临床症状主要表现为颈肩部疼痛、酸沉等不适感，同时也可表现为患侧的感觉异常，其中主要表现为神经分布区域内的感觉过敏或减退等。

经腋入路腔镜甲状腺手术中，可利用锁骨上神经逐渐浅出的解剖特点，采用"规避法"保护：①锁骨上区皮瓣分离范围合适，尤其避免分离到胸锁乳突肌后缘中份水平；②锁骨上区皮瓣分离层次合适,锁骨上神经在锁骨上区于颈阔肌深面呈扇形向下展开,并在锁骨上方穿出颈阔肌,因此分离皮瓣时,应"宁深勿浅",紧贴胸锁乳突肌表面分离;③分离皮瓣时始终注意利用悬吊拉钩保持合适的张力,直视下分离,辨认可能出现的神经纤维,避免损伤。同时也应避免张力过大造成牵引器对神经的牵拉损伤;④尽量避免出血,尤其该区域的颈外静脉出血,一旦出血,术野清晰度影响,止血时容易切断神经或热损伤(图 14-3)。

(二)颈袢损伤

颈袢又名舌下神经袢,由第 1~3 颈神经前支的分支构成。第 1 颈神经前支的部分纤维随舌下神经走行,在颈动脉三角内离开此神经,称为舌下神经降支,沿颈内动脉及颈总动脉浅面下行,又名颈袢上根。第 2、3 颈神经前支的纤维,经过颈丛联合,发出降支,称为颈袢下根,沿颈内静脉浅面下行。上、下两根在肩胛舌骨肌中间腱上缘,平环状软骨弓处,在颈动脉鞘浅面合成颈袢。自袢发肌支支配肩胛舌骨肌上腹、胸骨舌骨肌、胸骨甲状肌及肩胛舌骨肌下腹,损伤颈袢对颈前肌功能有不同程度的影响,从而影响患者的吞咽功能。在经腋入路腔镜甲状腺手术中,因颈袢主干走行于颈鞘内,保护其并不难,但保留颈袢发出至舌骨下肌群的肌支并不容易,部分肌支横跨颈动脉鞘和颈前肌之间,阻挡视野,需要仔细和耐心解剖予以保护(图 14-4)。

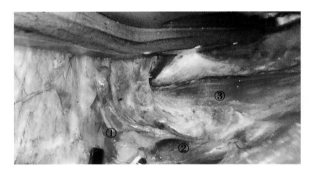

图 14-3 锁骨上神经保护
①锁骨上神经;②颈外静脉;③胸锁乳突肌锁骨头。

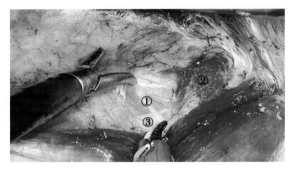

图 14-4 颈袢的保护
①颈袢肌支;②肩胛舌骨肌;③颈内静脉。

(三)喉返神经损伤

喉返神经损伤是甲状腺手术最常见的并发症之一,单侧喉返神经损伤引起的声音嘶哑及双侧喉返神经损伤引起的呼吸不畅甚至窒息等都会给患者生活造成极大的影响。有荟萃分析显示,与开放甲状腺切除术相比,颈外入路甲状腺切除术术后喉返神经麻痹的发生率没有显著差异,但暂时性的喉返神经麻痹发生率要高,这可能与术者经验、能量器械的热损伤有关。对于甲状腺良性肿瘤,可根据肿瘤位置情况决定喉返神经是否暴露或暴露的程度,避免不必要的分离,减少损伤的概率。而对于甲状腺癌,因需要行中央区淋巴结清扫,必须全程显露喉返神经。

经腋入路腔镜甲状腺手术具有从侧后方入路的显著视角特点,提供了良好的视野,再加上腔镜的放大功能,因此在暴露喉返神经方面具有天然的优势,喉返神经往往"近在眼前"。但喉返神经的损伤更多是牵拉伤和热损伤。因此,在分离喉返神经时,建议采用精细分离钳,动作轻柔同时注意能量器械使用技巧,避免热损伤。尽管能量器械存在安全距离,但其侧向热传导因受到激发的强度、持续的时间、与重要组织结构的距离不同而不同,手术时对于喉返神经周围组织的操作,须注意凝切处局部保持干燥,建议分次凝切,尽量缩短凝切时间并保持安全距离,降低能量器械传导到神经表面的热量。喉返神经入喉区域是处理难点,此处需耐心操作,动作轻柔,可用浸湿盐水的小纱布将神经轻轻向背侧推开,有充分的安全距离后采用超声刀逐步离断甲状腺悬韧带,如不能保证安全距离,甲状腺近全切除也是可接受的手术方式,前提是近入喉口处无肿瘤。

在经腋入路腔镜甲状腺手术中,还可利用悬吊拉钩将甲状腺一并向上牵引,代替"助手"牵拉的作用,有利于喉返神经的分离。喉返神经离断目前较少发生,常出现在"误认"、喉返神经变异、多条神经干等情况。在腔镜甲状腺手术中,笔者推荐有条件单位常规采用术中神经监测(intraoperative neuromonitoring,IONM)技术,特别是对于经验不足的外科医师。

(四)喉上神经损伤

喉上神经起自迷走神经近第 2 颈椎水平的下神经节,下行约 2cm 到达舌骨大角平面分成内支和外支。喉上神经内支(internal branch of superior laryngeal nerve,IBSLN)主要含一般内脏感觉纤维,分布于声带以上区域的黏膜,亦有小部分运动纤维分布于杓肌。在舌骨大角下与喉上动脉伴行,与喉上动脉共同穿过甲状舌骨膜入喉。喉上神经外支(external branch of superior laryngeal nerve,EBSLN)主要含特殊内脏运动纤维,主要支配咽下缩肌和环甲肌运动,维持声带张力,亦有感觉神经纤维分布在声门下区。IBSLN 损伤所致的呛咳症状往往比较明显,所幸的是这种症状多在数周内因代偿而消失,而且内支损伤一般只发生在甲状腺上极过高或甲状腺肿瘤巨大者,临床较少发生。与甲状腺手术相关的更多是外支损伤,文献报道的 EBSLN 损伤发生率为 5%~28%,其中 Cernea 2A 型和 2B 型(相对 1 型)、Friedman 1 型损伤风险较大。EBSLN 受损主要导致环甲肌麻痹,其临床表现轻微且多变,常被医师误诊为麻醉和手术后的咽喉部水肿、咽喉炎、气管炎等。单侧 EBSLN 损伤时,患侧声带张力减低,发声时可出现音调降低、音域变窄、嗓音低沉无力、最大发音时间缩短、无法高声言语或呼喊等音质改变。双侧 EBSLN 损伤时,患者嗓音的音色、音质改变更为明显。

由于 EBSLN 外上至内下的走形特点,经腋入路腔镜甲状腺手术由于侧方入路的特点辅以腔镜的放大功能,在喉上神经外支的显露上具有优势。游离上极时,将甲状腺向外下牵引,此时可采用分离钳紧贴腺体侧钝性分离甲状腺上极和环甲肌之间的无血管间隙,充分显露"胸骨-甲状肌-喉甲状腺上极"三角,多数情况下,在此区域可显露 EBSLN,然后直视下保护 EBSLN,离断上极血管(图 14-5)。由于约 20% 的 EBSLN 走行于咽下缩肌的深面筋膜下或肌肉内,无法直视下识别,可紧贴被膜骨骼化上极血管,可用神经监测探针确认无神经纤维后,超声刀分束凝固切断上极血管。离断上极血管时,超声刀工作面注意远离环甲肌和咽下缩肌,避免损伤喉上神经的"靶器

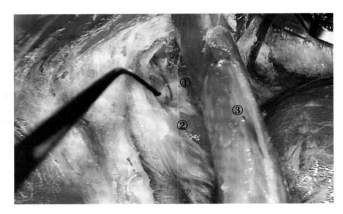

图 14-5　喉上神经外支的保护
①喉上神经外支;②甲状腺上极;③肩胛舌骨肌。

官"。如果已用 IONM 时,参照《甲状腺及甲状旁腺术中喉上神经外支保护与监测专家共识(2017版)》,执行标准化监测步骤。

(五)臂丛神经损伤

短暂性臂丛神经损伤曾在经腋窝入路机器人手术中报道过,经腋窝入路甲状腺机器人手术时采用的体位一般是患侧上肢上举过头并固定上肢,长时间的手术容易造成臂丛神经的损伤。所以术中需注意保持正确的手臂和肩膀位置,避免上肢过度外展。目前国内普遍采用的体位是笔者所在中心改良后的患侧上肢自然外展 60°~90° 体位,该体位很好地避免了因体位原因导致的臂丛神经损伤,患者术后较少出现上肢和肩部不适。另外值得注意的是手术中需妥善固定外展上肢,避免术中上肢从支撑板上掉落。

(六)颏神经损伤

颏神经损伤是经口腔前庭入路腔镜甲状腺手术特有的并发症。颏神经自颏孔发出,其主干支沿着下颌骨骨膜、下唇黏膜向下颌骨正中呈直线走行,两侧神经的终末端在下唇黏膜处相互融合,其余的细小分支穿行进入相应的颊黏膜及下颌骨附着的表情肌中。颏神经损伤常表现为下唇及颏部皮肤麻木,多于术后逐渐自行缓解。经口腔前庭入路腔镜甲状腺手术中应注意切口位置从而规避颏神经走行区域,观察孔常位于口腔前庭下唇系带前方,双侧操作孔于双侧第一前磨牙根部水平,也可显露颏神经,避免损伤。

三、甲状旁腺损伤

腔镜甲状腺手术中利用腔镜的放大功能有利于识别甲状旁腺,但腔镜手术中常常全程采用能量器械"热操作",与开放手术中较多采用的双极电凝和"冷操作"相比,可能更容易造成甲状旁腺的热损伤和血供破坏。尽管如此,多数研究表明,腔镜甲状腺全切术与开放甲状腺全切术术后甲状旁腺功能减退的发生率并无差异。

腔镜甲状腺手术中甲状旁腺的保护原则和技巧同开放手术基本一致,最核心的技术是采用"精细被膜操作法"尽量原位保留甲状旁腺及其血供,对意外切除和血供破坏的甲状旁腺采用自体移植。在腔镜手术中,须合理利用能量器械,如使用超声刀,可选择低位挡,并且操作部位距离甲状旁腺及其血管在 3~5mm 以上,持续操作时间应短,必要时可采用生理盐水纱布隔离保护,以减少热损伤。上甲状旁腺位置固定,周围淋巴结较少,容易保留,而下甲状旁腺位置变化多端,且周围淋巴结较多,保留难度较大,特别是 A 型,往往需要自体移植。在腔镜甲状腺手术中行全甲状腺切除特别是双侧中央区淋巴结清扫需慎重,术者的经验至关重要。

四、皮肤和肌肉损伤

同其他颈外径路甲状腺手术一样,建腔区域皮瓣和肌肉损伤是经腋入路腔镜甲状腺手术的特有并发症。值得提出的是经腋窝入路因颈前皮瓣无须分离,可以较好地保护颈前区功能,避免了颈前瘢痕、麻木感和吞咽时颈部前皮肤与气管的联动。

(一)皮肤损伤

皮肤损伤是初学者常常遇到的问题,主要因为皮瓣分离过浅,造成皮肤瘀斑、热损伤甚至穿孔坏死。分离皮瓣应注意层次,侧胸壁沿胸大肌筋膜浅面分离,颈部在胸锁乳突肌表面分离,并及时进入胸锁乳突肌胸骨头深面,初学者宜坚持"宁深勿浅"原则。锁骨隆起区域是经腋入路腔镜甲状腺手术最易损伤部位,此处皮瓣较薄,此处分离皮瓣注意层次,贴近锁骨避免分离过浅,越过锁骨后,因及时"下坡"寻找胸锁乳突肌。术后皮肤瘀斑、轻度热损伤一般经 2~3 周可自行消退,无须特殊处理,较小破损可予以缝合,如果局部皮肤坏死需术后换药,二期缝合。

在经口入路中,还可能存在 Trocar 放置过程中皮肤锐性损伤。在经口入路置入 Trocar 时,应紧靠下颌骨面,依靠手腕的力量转动前进,切忌暴力推进,以免 Trocar 直接刺穿下颌下皮肤。

(二)肌肉损伤

经腋入路腔镜甲状腺手术建腔过程中,先后涉及胸大肌、胸锁乳突肌、肩胛舌骨肌、胸骨甲状肌、胸骨舌骨肌等,因此手术中注意保护肌肉,避免或减轻对其损伤,操作要点是循自然间隙建腔,避免过度牵拉,暴露出合适的操作空间即可。

在建腔第一阶段(从腋窝切口至锁骨上缘水平),注意在胸大肌筋膜浅面分离皮瓣,有利于保护胸大肌,减轻粘连和损伤。

在建腔第二阶段(胸锁乳突肌胸骨头-锁骨头肌间区)主要保护胸锁乳突肌,胸锁乳突肌损伤在经腋入路腔镜甲状腺手术中相对常见,主要原因在于未能准确识别胸锁乳突肌两头之间的间隙,造成肌纤维损伤和出血。此时注意拉钩切勿过度牵拉胸锁乳突肌胸骨头。

在建腔第三阶段（颈前肌区域）主要保护肩胛舌骨肌、胸骨甲状肌、胸骨舌骨肌，关键在于准确识别胸骨甲状肌与甲状腺之间的自然间隙，初学者容易误入胸骨舌骨肌和胸骨甲状肌之间的间隙，造成不必要的损伤。术后肌肉损伤常常出现局部肿胀、疼痛、牵拉感，严重者可活动障碍，一般无须特殊处理，视损伤程度逐渐恢复（图 14-6）。

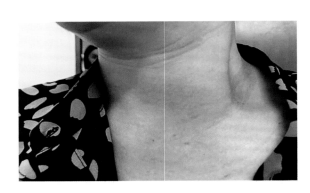

图 14-6　胸锁乳突肌损伤

（三）颈前功能保护

侧方入路是经腋窝入路的主要特点，因此需要精细的手术操作尽量减轻对颈侧部结构和功能的影响（如锁骨上神经、胸锁乳突肌、颈祥等）。但侧方入路时颈前区无须分离皮瓣，对于颈前区功能的保护具有天然优势，颈前区皮肤无麻木和异物感。术后吞咽功能障碍也是甲状腺癌患者术后常见的主诉，可表现为吞咽不适、异物感、疼痛、吞咽困难等症状，大部分程度较轻且可恢复，但仍有部分患者可长时间持续。甲状腺术后吞咽障碍机制较复杂，主要认为与喉、喉咽、上段食管、颈部肌肉功能受损有关。研究认为喉上神经和喉返神经都参与了吞咽功能，其损伤可导致不同程度的吞咽障碍。但另一部分吞咽功能障碍患者无明确喉神经损伤，相关原因尚不明确，可能与气管插管、手术瘢痕粘连、颈前带状肌群损伤致以及支配上消化呼吸道的细小神经损伤相关。

笔者团队在临床实践和初步研究中发现，经验丰富的医师实施经腋入路腔镜甲状腺手术时，患者术后吞咽不适的症状较轻，可能的原因如下。

1. 颈前无瘢痕　颈前带状肌区域皮瓣无须分离，术后颈前肌与皮瓣无粘连，避免"吞咽联动"效应。在经腋窝入路手术中，需注意锁骨上区皮瓣向前分离时，一般仅需暴露胸锁乳突肌胸骨头部分肌束，识别胸锁乳突肌胸骨头-锁骨头间隙后即可进入肌肉深面（图 14-7）。

2. 术后颈前带状肌自然复位，无需缝合　胸骨甲状肌外缘进入甲状腺区，手术结束后肌肉自然复位，无须缝合，双侧颈前带状肌仍为整体，协调性更好，而开放手术需缝合颈白线。

3. 显露喉上神经方面具有优势　开放手术为更好显露上极血管或喉上神经，常需离断部分胸骨甲状肌近甲状软骨部分肌束。由于喉上神经外上至内下的走行以及腔镜放大功能，经腋入路腔镜甲状腺手术在喉上神经外支的显露上较开放手术具有优势。

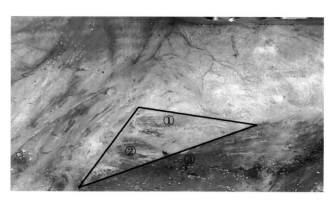

图 14-7　锁骨上区皮瓣分离范围示意图

①胸锁乳突肌胸骨头；②胸锁乳突肌锁骨头；③锁骨。

五、切口裂开及切口瘢痕增生

腋窝处皮肤张力较小，切口裂开罕见，一般发生皮下积液感染的情况下，术后上肢运动不受影响，但术后短期也应避免较大幅度的活动导致切口牵拉裂开。

国外学者大都采用腋窝顶向内下方向纵切口，此切口虽有利于操作，但并不顺皮纹方向，术后瘢痕较为明显。笔者团队将手术切口改为内上至外下方向腋窝自然皱褶线切口，经过临床实践，腋窝自然皱褶线切口并不增加手术操作难度，而切口更加隐蔽，瘢痕愈合后更加美观，很少导致瘢痕增生。

六、肿瘤种植

肿瘤种植是腔镜甲状腺手术罕见，但最为严重并发症。它将影响患者预后，应全力避免。同开放手术一样，严格遵循无瘤操作原则是预防肿瘤种植的关键。手术中动作轻柔，尽量避免挤压肿瘤，并遵循不接触整块切除原则。经腋入路腔镜甲状腺手术由于是机械悬吊建腔，并持续保持负压吸引，同时标本完整取出非常便利，发生肿瘤种植罕见。尽管如此，仍强调标本切除后必须装入标本袋，从腋窝切口完整取出。经口入路腔镜甲状腺由于下颌骨的限制，标本取出难度较其他入路大，对于标本过大时，可在标本袋内将其剪破后取出。需要注意的是不仅恶性肿瘤能种植，甲状腺良性结节和正常甲状腺滤泡细胞也可种植的，因此标本取出后常规运用温的蒸馏水反复冲洗术腔。

七、术后感染

经腋入路和经胸前入路腔镜甲状腺手术同开放手术一样，手术切口为Ⅰ类切口，只要遵循无菌操作，一般感染风险很低。但初学者手术时间过长的话可增加感染风险，此外引流不畅导致积液是感染的重要风险因素。一旦出现感染，应积极抗感染治疗，必要时予以引流。经口腔镜手术为Ⅱ类切口,理论上感染发生风险增加,术前需给予替硝唑漱口液漱口,围手术期使用抗生素。

八、气管和食管损伤

(一) 气管损伤

气管损伤是腔镜甲状腺手术中较少见的并发症,但如果发现不及时或处理不当,将导致颈部严重感染,甚至气管大部坏死可能。预防气管损伤的关键是准确暴露气管,直视下保护,在气管周围操作时,超声刀功能刀头应远离气管。甲状腺背侧,喉返神经近入喉口区域是较易损伤的部位,此处操作需谨慎。术中发现气管损伤,如破口微小,可尝试腔镜下缝合,但更大可能需要中转开放手术。术后需要严密观察,保持引流通畅,如果出现引流浑浊,气道分泌物,须果断再次探查,切不可拖延,因为一旦气管瘘伴感染,气管可能出现较大范围坏死,导致严重后果。

(二) 食管损伤

食管损伤更为少见,一般发生在术中将食管误认为甲状腺所致。经腋入路腔镜甲状腺手术因采用头侧位,在明确为甲状腺癌的情况下,一般先行中央区淋巴结清扫术(利用拉钩和甲状腺的牵拉,清扫更为方便),此时食管向上牵拉,更加浅表,手术中需要仔细辨认食管,避免误伤。食管肌层的部分损伤,无须特殊处理,或加固缝合即可,如全层损伤,视情况腔镜下缝合,如损伤过大或腔镜下缝合困难,果断中转开放,术后需鼻饲饮食,并严密观察。

九、淋巴(乳糜)漏

淋巴(乳糜)漏常由导管、淋巴导管或其分支破裂所致,常发生颈侧区淋巴结清扫时,但中央区淋巴结清扫也可发生。超声刀无法凝固闭合淋巴管道,需要进行腔镜下缝扎,在腔镜颈侧区淋巴结清扫时,静脉角处应缝扎或采用血管夹。术后日引流量 <500mL,一般可采用低脂饮食,局部负压吸引并加压,必要时可禁食、给予全静脉营养。对于保守治疗无效或者日引流量 >500mL 者,需再次手术缝扎。中央区淋巴结清扫导致的淋巴漏,大多程度较轻,保守治疗可愈合。

十、CO_2 相关并发症

经腋入路腔镜甲状腺手术采用专用设备进行机械悬吊的方式建腔,无须充入 CO_2 气体,避免了相关并发症。但在采用 CO_2 充气方式建腔的腔镜甲状腺手术中,CO_2 可能进入组织间隙和入血带来高碳酸血症、皮下气肿、气体栓塞等风险。严重高碳酸血症可导致呼吸性酸中毒,术中建腔时避免 CO_2 压力过高。手术中要持续监测呼气末 CO_2 分压,当其过高时可予降低 CO_2 灌注压力,增加吸氧量,增加呼吸的频率和肺通气量。皮下气肿一般较轻,多数可自行吸收,不会产生严重后果,若严重纵隔气肿影响呼吸和循环,则行胸骨上窝穿刺切开排气。气体栓塞是罕见的并发症,一旦发生则极为凶险,主要与 CO_2 气流压力过大以及术中操作损伤静脉有关。主要表现为心率先增快后减慢,甚至心律失常,同时伴有呼气末 CO_2 压力升高以及血压下降,严重者会出现心搏骤停。术中一旦发现 CO_2 气体栓塞表现,应立即停止注入 CO_2,并停止手术操作,给予患者吸入纯氧,将患者置于左侧卧位和头低足高位。出现心搏骤停则立即给予心脏按压等急救措施。

十一、胸膜损伤

胸膜损伤常发生中央区淋巴结清扫过低的患者,尤其是经口入路时,更易清扫过度引起这类损伤。预防的关键是手术要注意清扫的范围,不可过低位清扫。一旦发现损伤,应尽量缝合破口。对于缝合困难者,可以采用高负压引流,持续 3~5 天,延迟拔管,避免气胸等发生。对有怀疑气胸者,术后应复查胸片。

十二、术后护理与康复锻炼

腔镜甲状腺手术与开放术的术后护理与康复锻炼,既有共性又具有自身特点。腔镜甲状腺手术能否顺利康复,关键在于医护技康患全人"五位一体"全病程管理。

(一) 护理要点

1. 术前准备　常规禁烟戒酒,完善术前检查,及时准确评估甲状腺功能、心肺功能、血栓营养等情况,指导正确深呼吸,能有效咳嗽排痰。术前无胃肠道动力障碍或者梗阻情况下推荐禁食 6h 禁饮 2h。术区切口(经腋入路、经胸乳入路)周围 15cm 皮肤脱毛并保持局部清洁干燥,经口入路入室前生理盐水漱口,术前最好提前两周进行洁牙保证口腔清洁。术前对不同入路腔镜甲状腺进行健康宣教尤为重要,有助于患者对护理工作及康复配合,做好多元化医护一体化健康教育与个体化激励式心理护理。预计手术时间不长者可以置尿管,提升患者术后生活质量。

2. 术后常规观察护理

(1) 密切观察生命体征:鉴于全麻气管插管及手术部位颈前,与常规开放甲状腺手术一样,术后尤其重视患者有无气紧、呼吸困难等异常主诉,术后出血导致气管压迫是腔镜甲状腺手术最为危急重要的并发症,勿将呼吸状态与血氧饱和度作为观察气道有无梗阻的单一指征,必须结合手术中情况,引流液的量与质,病人主观症状、体格检查(局部肿胀、青紫等)与客观检查结果综合判定。维持血压在正常水平 ±20%。

(2) 体位与活动:全麻清醒后循序渐进抬高床头 30°~45°,垫 5~10cm 高度软枕,以放松颈部肌肉和降低颈部创腔张力。术后即可进行前臂活动(屈、伸、握拳)、泵踝运动、床上翘臀锻炼,术后 12~24h 生命体征平稳,无活动性出血等异常情况鼓励早期下床活动。经腋入路术后建议患侧上臂外展位,利于切口干燥及愈合。

（3）管道护理:甲状腺术后是否放置创腔引流管以及拔管指征一直是临床研究的热点。笔者所在团队常规放置引流管在手术创腔的低位,术后应明确引流管尖端位置与皮下隧道走行并妥善固定,一般推荐局部缝合＋高举平台固定,实时动态观察引流液的颜色、性质、量及温度,保持有效负压或重力引流。一般多在术后 2~4d 拔除引流管,拔管指征综合考虑引流性状颜色以及量。鉴于腔镜甲状腺手术不容易观察局部手术区域情况,因此,对引流管内容物观察尤为重要。若手术时间≤2h 不安置尿管。

（4）饮食与大小便:经腋入路、经乳晕入路等非经口入路患者,全麻清醒后经吞咽功能评估无异常者即可饮水→低脂高蛋白流质→普食,进食工具从勺子→吸管→正常餐具;经口腔入路患者代金式管喂→正常进食,推荐温凉低脂流质≥3 日,进食后务必注意口腔护理,保持口腔清洁。进食温度 <40℃。早晚刷牙餐后漱口,经口入路术后早期行口腔护理。采用"3+3"饮食模式,饮水不低于 30mL/(kg·d),能量 25~30kcal/(kg·d),蛋白质 1.2~2g/(kg·d)。保持大小便通畅,适宜渐进性活动,每日粗纤维不低于 30g/d。

3. 切口管理 术后早期保持切口敷料在位清洁及有效加压固定,术后 24h 内在建腔隧道皮肤外放置约 1kg 物品(如盐袋)局部压迫(一般为锁骨或胸壁区域),由于压迫颈部会影响患者呼吸,故不做常规压迫。实时扪及建腔隧道及周围有无皮下气肿、血肿;笔者团队的经验是经口入路者戴头套,经腋或者经乳晕入路者应用自制弹力胸带＋盐袋压迫局部(图 14-8),以预防出血。

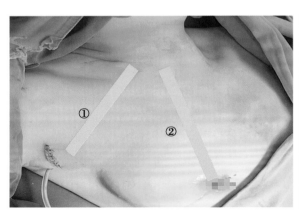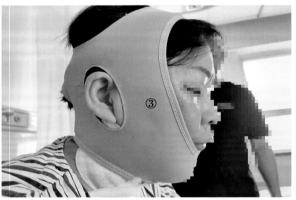

图 14-8 **不同入路腔镜甲状腺术后建腔隧道压迫部位示意**
①经腋入路;②经乳晕入路;③经口入路。

4. 并发症预见性观察 一旦出现异常征象及时进行医护一体化快速处理。

（1）出血与呼吸困难:多发生于术后 48h 内,以 12h 内最常见。若出现异常配合医师必要时转开放手术或者气管切开,同时吸氧、床旁备负压吸引装置及气切包。

（2）神经损伤:①喉返神经损伤,观察有无声嘶、气紧等症状,以吸气性呼吸困难多见;②喉上神经损伤者较术前有音调降低、音域变窄、无法高声言语或呼喊等音质改变;③经口入路者,观察有无下唇及颏部皮肤麻木等颏神经损伤症状;④对于经腋入路者,观察有无患侧颈肩部感觉运动异常等臂丛神经损伤症状。

（3）甲状旁腺损伤：观察有无手足麻木、抽搐，遵医嘱口服或静脉补钙，监测血清钙、磷及降钙素。

（4）甲状腺危象：十分罕见，表现为体温突然升高（40~42℃），并伴有抽搐、烦躁不安、谵妄、昏迷、脉搏增快、血压增高、大汗、腹痛、腹泻等，应迅速通知医师处理。

（5）乳糜漏：出现乳糜样引流液，需给予高蛋白低脂或无脂饮食，必要时口服中链脂肪酸营养制剂或禁食行肠外营养，记录出入量、监测电解质和营养指标。

（6）其他：经口腔镜者需注意有无胸膜损伤引起的气胸症状；对于采用 CO_2 充气方式建腔者需观察有无高碳酸血症表现。

（二）康复锻炼

1. 锻炼原则：①锻炼强度以患者能耐受无肌肉疲劳感，生命体征正常无剧烈疼痛，无活动性出血为宜；②个体化循序渐进原则；③从被动运动到主动运动，由轻到重进行抗阻力运动；④锻炼频率为每个动作 5s，4~8 拍 / 组，4~8 组 / 次，2~4 次 /d。

2. 体能康复锻炼　深呼吸训练，以腹式呼吸为主；麻醉清醒即开始握拳、腕部锻炼，随后进行肘部锻炼。术后 6h 后协助自扶颈起床半坐（图 14-9），术后 12~24h 下床活动并以能耐受最快步速步行。

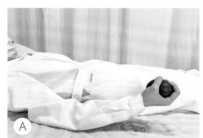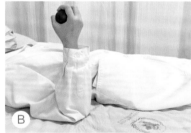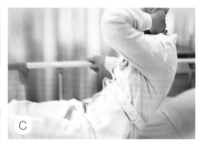

图 14-9　卧床肢体训练
A. 握拳腕部训练；B. 屈肘肢体训练；C. 扶颈起床坐位。

3. 不同入路腔镜术后康复锻炼

（1）经腋入路肩颈康复锻炼

1）锻炼前后均配合呼吸耸肩放松。

2）第 1 阶段（术后 1~2d）：①颈部锻炼，颈部缓慢适度前屈、左右侧屈和旋转，头正中位放松；②肩部锻炼，肩关节内旋外旋（肘关节屈曲 90° 紧贴腰部，双手持绳尽力左右摆动前臂 180°），肩关节内收（屈肘，健侧手握住患侧肘关节缓缓向身体对侧牵拉）。

3）第 2 阶段（术后 3~7d）：①颈部锻炼，颈部前屈（下颌靠近胸部），后伸（头适当后伸以能耐受的疼痛为止），左右侧屈（以耳靠近两侧肩部为宜），左右旋转（左右下颌角靠近同侧肩部为宜）；②肩部锻炼,肩关节内旋外旋,内收(上臂经躯体前向对侧肢体靠拢,以手掌贴近对侧肩部为宜),前屈(患侧上臂自主尽力上抬),后伸(患侧上臂自主向躯体后方尽力伸出并抬举),外展(患侧上臂自主适度向外抬举至有痛感)。

4)第3阶段(术后7天后)

1)颈部锻炼:颈部前屈、后伸、左右侧屈、左右旋转。

2)肩颈部组合锻炼:伸直双臂,尽力前屈,由前向后至后伸位,再双臂置于身体两侧放松;双上肢外展90°,胸前交叉,双臂外展后置于身体两侧放松;抬头挺胸,双手置于同侧肩部,肩关节向前、后各旋转10圈;双上肢外展90°,分别在体侧划大圈,回到外展90°,双手向项部尽力靠拢交叉,回到外展90°,反方向划大圈、双手向项部靠拢交叉,再回到外展90°;对建腔隧道及术区进行湿热敷。

3)日常生活锻炼:坚持患侧上肢越过头顶触摸对侧耳,并完成梳头、刷牙、洗脸、穿衣服、物品取放(物品重量以不引起疼痛为宜)动作。上臂逐步行爬墙锻炼,由低到高,从心脏水平逐步向上,双手顺墙面做爬行动作向上至最高点。

(2)经胸乳入路和经口入路康复锻炼

1)经胸乳入路康复锻炼:同经腋入路。

2)经口入路康复锻炼:术后48h开始逐步对下唇及下颌区轻柔指压、下唇鼓气(图14-10)、用吸管吸水吸食及唇部拉伸锻炼。

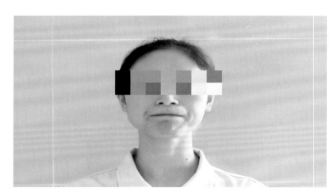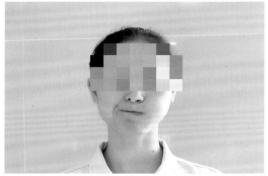

图 14-10　下唇鼓气康复锻炼

3)经胸乳腔镜者胸壁康复锻炼:术后48h开始逐步行胸壁轻柔指压,双肩同时进行内收、外展和后伸锻炼。

(王佳峰　郑传铭　曾定芬)

参 考 文 献

［1］TAE K，JI Y B，SONG C M，et al. Robotic and endoscopic thyroid surgery：Evolution and advances［J］. Clin Exp Otorhinolaryngol，2019，12（1）：1-11.

［2］BERBER E，BERNET V，FAHEY T J，et al. American Thyroid Association Statement on Remote-Access Thyroid Surgery［J］. Thyroid，2016，26（3）：331-337.

［3］田文，贺青卿，朱见，等. 机器人手术系统辅助甲状腺和甲状旁腺手术专家共识［J］. 中国实用外科杂志，2016，36（11）：1165-1170.

［4］王平，项承. 经胸前入路腔镜甲状腺手术专家共识（2017版）［J］. 中国实用外科杂志，2017，37（12）：1369-1373.

［5］王平，吴国洋，田文，等. 经口腔前庭入路腔镜甲状腺手术专家共识（2018版）［J］. 中国实用外科杂志，2018，38（10）：1104-1107.

［6］中国抗癌协会甲状腺癌专业委员会，中华医学会肿瘤学分会甲状腺肿瘤专业委员会，中国研究型医院学会甲状腺疾病专业委员会，等. 无充气腋窝入路腔镜甲状腺手术专家共识（2022版）［J］. 中华内分泌外科杂志，2021，15（06）：557-563.

［7］郑传铭，毛晓春，王佳峰，等. 无充气腋窝入路完全腔镜下甲状腺癌根治术效果初步评价初期体会［J］. 中国肿瘤临床，2018，45（01）：27-32.

［8］徐加杰，张李卓，张启弘，等. 无充气经腋窝腔镜甲状腺手术的临床应用［J］. 中华耳鼻咽喉头颈外科杂志，2020，55（10）：913-920.

［9］孙辉，田文. 甲状腺及甲状旁腺术中喉上神经外支保护与监测专家共识（2017版）［J］. 中国实用外科杂志，2017，37（11）：1243-1249.

［10］TAE K，JI Y B，CHO S H，et al. Initial experience with a gasless unilateral axillo-breast or axillary approach endoscopic thyroidectomy for papillary thyroid microcarcinoma：comparison with conventional open thyroidectomy［J］. Surg Laparosc Endosc Percutan Tech，2011，21（3）：162-169.

［11］郑传铭，徐加杰，蒋烈浩，等. 无充气腋窝入路完全腔镜下甲状腺叶切除的方法——葛-郑氏七步法［J］. 中国普通外科杂志，2019，28（11）：1336-1341.

［12］ZHOU Y，CAI Y，SUN R，et al. Gasless transaxillary endoscopic thyroidectomy for unilateral low-risk thyroid cancer：Li's six-step method［J］. Gland Surg，2021，10（5）：1756-1766.

［13］王佳峰，徐加杰，蒋烈浩，等. 无充气腋窝入路完全腔镜下甲状腺癌根治术对术后颈部功能影响的初步研究［J］. 中华内分泌外科杂志，2021，15（01）：10-14.

［14］王平，谢秋萍. 全腔镜甲状腺手术并发症及防治［J］. 中国实用外科杂志，2018，38（06）：635-638.

［15］秦发伟，刘美凤，陈洪元. 经口腔前庭入路腔镜甲状腺手术患者护理方案的构建［J］. 中华护理杂志，2021，56（6）：873-879.

［16］郑晓敏，蔡英华，周海琴，等. 快速康复外科理念在肺移植患者围手术期中应用的范围综述［J］. 中华护理杂志，2022，57（16）：2018-2024.

［17］杭秦雯，孙志岭，张立，等. 基于微信平台视频宣教对甲状腺癌患者扩大根治术后肩颈功能锻炼的影响［J］. 护理学报，2020，27（17）：73-78.

［18］赵静，王欣，徐晓霞，等. 甲状腺癌加速康复外科围术期护理专家共识［J］. 护理研究，2022，36（1）：1-7.

［19］田文，张浩. 分化型甲状腺癌术后管理中国专家共识（2020版）［J］. 中国实用外科杂志，2020，40（9）：1021-1028.

［20］周雨秋，李超，蔡永聪，等. 无充气经腋完全腔镜下胸锁乳突肌后缘与胸锁乳突肌间隙入路治疗甲状腺乳头状癌的比较［J］. 中华外科杂志，2021，59（8）：686-690.

［21］王妙维，王傲，李果，等. 细节化物理治疗应用于甲状腺癌围手术期康复临床效果研究［J］. 华西医学，2022，37（5）：704-709.

［22］美国运动医学学会. ACSM运动测试与运动处方指南：第10版. 王正珍，译. 北京：北京体育大学出版社，2019：9-11.

［23］范玉霞，曾定芬，李桂华，等. 甲状腺癌患者术后肩颈康复锻炼开始时间的研究［J］. 中华护理杂志，2023，58（16）：1925-1930.

第十五章

甲状腺癌腔镜手术后的复发特点及防治

自从腔镜技术应用到甲状旁腺和甲状腺手术以来,腔镜甲状腺手术得到了迅速的发展。在我国,自 2002 年仇明教授应用腔镜技术首次开展胸乳途径甲状腺手术以来,我国的甲状腺腔镜手术在全国各地如雨后春笋般快速发展,并且呈现出多元化手术入路的发展格局。随着腔镜甲状腺手术适应证的扩大以及患者就医理念的改变,腔镜甲状腺手术病例数也在快速增多。虽然腔镜甲状腺手术有多种入路,但目前尚无哪一种术式具有绝对的优势,各种术式都存在优缺点。就甲状腺癌来说,腔镜手术除切除甲状腺外,关键还要规范彻底清扫颈部转移的淋巴结,各种术式存在的弊端,使得手术操作在一定程度和某些区域上受到限制,这为肿瘤残留复发留下隐患。随着手术量的增加和腔镜术式在不同级别医院的推广,手术并发症及肿瘤残留复发等问题值得关注。笔者所在的甲状腺疾病诊治中心是国内最早规模化多元化开展腔镜甲状腺手术的单位之一,自 2005 年开始实践探索以来,在腔镜甲状腺癌手术方面积累了比较丰富的经验。现就甲状腺癌腔镜手术后的复发因素、复发特点及防治进行概述。

一、术后复发的因素

甲状腺癌腔镜手术后复发的因素主要为术前评估不到位(如肿瘤病理类型、原发灶范围、淋巴结和远处转移情况)和手术操作不规范,这和甲状腺癌开放手术一致,可导致颈部转移淋巴结和病灶残留,或术后肿瘤复发增加。其中手术操作不规范主要为淋巴结清扫不到位、手术未彻底切除肿瘤、腔镜手术操作不规范这三种情况。

(一) 术前评估不到位

甲状腺癌腔镜手术的术前评估非常重要,这是因为腔镜下手术不像开放手术那样可以术中触摸探查,且腔镜下手术有时也不方便随意扩大清扫范围。术前评估既包括详细的病史询问,如既往颈部影像学检查情况、有无手术史和其他疾病史,还包括近期的影像学检查情况,如颈部专家彩超、颈部 CT 检查等。影像学资料重点关注肿瘤的大小、位置,是否为多灶性,是否为双侧,是否有被膜外侵犯,特别是肿瘤是否侵犯气管、喉、食管和大血管,以及有无颈中央区和颈侧区淋巴结转移(包括严重程度、数目和部位等)。必要时需要甲状腺专科超声检查及超声引导下的细针穿刺细胞学检查(FNA)。病情较严重者还需要做颈胸部增强 CT,其至颈部增强磁共振检查及其三维重建,以明确肿瘤性质及有无淋巴结转移和肿瘤侵犯转移的范围,便于制订合理的手术方案,这是手术安全性和彻底性的前提。对于之前超声检查报告上的任何可疑病灶或转移淋巴结都要引起重视,要结合 CT 片仔细地分析、评估,必要时进一步完善检查。CT 检查一般要求上到颅底、下到主动脉弓水平,这样不容易遗漏颈部转移的淋巴结。要严格掌握手术适应证,选择最适合的手术方式,不可一味追求进行腔镜手术。目前,甲状腺癌腔镜手术多选择早-中期的分化型甲状腺癌,一般选择肿瘤直径≤2cm(T_1 期)且无明显甲状腺被膜侵犯及颈侧区淋巴结转移的患者,在部分医院腔镜甲状腺手术技术熟练的专家甚至也开展 T_1b-T_2 期或 N_1b 的分化型甲状腺癌腔镜手术,也可以安全地进行甲状腺全切和颈侧区淋巴结清扫。但对于肿瘤侵犯周围组织、器官或广泛淋巴结转移者,一般属于腔镜手术的禁忌证,如腔镜手术中发现上述情况也多半要考虑中转为开放手术(图 15-1)。

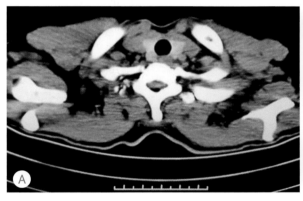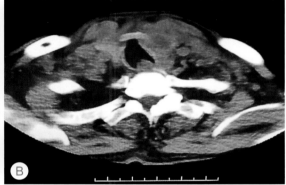

图 15-1　甲状腺癌侵犯周围组织器官的 CT 表现

A. 左侧甲状腺癌侵犯带状肌;B. 左侧甲状腺癌侵犯气管。

另外,因为髓样癌很容易广泛转移到颈中央区和颈侧区,初次彻底手术切除是唯一有效的治愈手段;低分化或未分化型甲状腺癌恶性程度高,很容易发生淋巴结转移及侵犯周围组织、器官,生存期短。因此,对于术前 FNA 细胞学检查考虑为髓样癌或低分化、未分化型甲状腺癌的病例也属于腔镜手术的禁忌证。腔镜甲状腺癌术后近期复发者(≤6 个月,即为残留),多与手术前病情评估不到位、手术切除不彻底有关。

(二) 手术操作不规范

1. 淋巴结清扫不到位　这一方面与术前评估不到位有关;另一方面,与手术操作经验不足也有关。我国首版《甲状腺结节和分化型甲状腺癌诊治指南》建议,对于局限于一侧甲状腺叶内的分化型甲状腺癌(最大直径≤1cm)且无颈部淋巴结转移者,手术要做到两个"至少",即至少病灶侧腺叶切除,至少病灶侧中央区淋巴结清扫。开展甲状腺微小癌的腔镜手术时,同样需要常规清扫病灶侧气管旁、气管前和喉前淋巴结(图 15-2)。对于右侧甲状腺癌者,还需要清扫喉返神经后

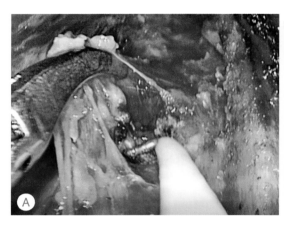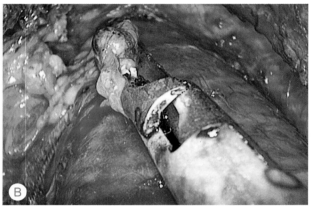

图 15-2　经口入路腔镜甲状腺手术清扫淋巴结。

A. 清扫喉前淋巴结；B. 清扫气管旁淋巴结。

方的淋巴结。对于肿瘤位于甲状腺下极或颈中央区、颈侧区有明显淋巴结转移者,还需要注意清扫Ⅶ区淋巴结(图 15-3)。而涉及颈侧区淋巴结清扫时,更要做到心中有预案,防止某个区域清扫不彻底甚至漏切。

临床上,甲状腺癌腔镜手术后转移淋巴结残留复发的区域主要包括Ⅱa/b区、Ⅵb区、Ⅶ区及肌间淋巴结、颈动脉三角淋巴结和颈静脉角淋巴结。这可能与腔镜下手术清扫淋巴结时这些区域难以充分暴露和难以操作有关。虽然现在有利用更灵巧更省力的机器人操作臂来辅助甲状腺癌手术者,但术后的效果仍需要长期、大样本的随访资料来进行验证。当术中手术操作区域暴露不到位时,可以增加腔镜下甲状腺专用拉钩或 MiniLap 牵引,也可以利用缝线悬吊牵引(图 15-4)。如果术前怀疑Ⅲ区有淋巴结转移时,一般选择胸乳入路,便于Ⅱ区淋巴结清扫;考虑术中做Ⅵb区和Ⅶ区的淋巴结清扫时,经口腔镜手术优势明显。因此,计划进行甲状腺癌腔镜手术前,除了结合影像学检查进行肿瘤大小、部位和转移淋巴结的评估外,还要根据病情、手术可操作性特别是患者美容愿望来选择合适的腔镜手术入路,针对不同的患者情况,采取个体化入路的手术方案,目标是手术安全和彻底,同时尽可能微创、美容。

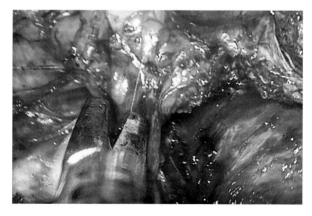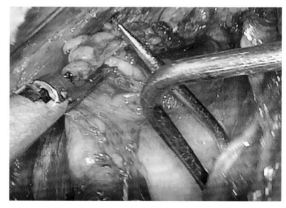

图 15-3　经口入路清扫颈部Ⅶ区淋巴结　　　　　图 15-4　腔镜下甲状腺专用拉钩暴露颈静脉角

2. 手术未彻底切除肿瘤 侵犯甲状腺被膜或位于甲状腺峡部的肿瘤容易侵犯周围的带状肌、气管、食管或喉返神经,有时融合的淋巴结也易侵犯粘连周围的组织器官。在进行这类甲状腺癌的腔镜手术中,如果应用超声刀不易将肿瘤与周围组织顺利分离开时,可能需要中转为开放手术,以防肿瘤切除不彻底而致术后残留复发。如果术中为了避免并发症(如担心血管破裂大出血或喉返神经损伤)而勉强切除肿瘤,则也容易残留复发。另外,甲状腺癌腔镜手术是通过操作钳和超声刀等器械完成,由于 Trocar 置入的皮肤操作孔位置不同,术中操作的角度有较大不同,不如开放手术那样可任意角度进行分离解剖。因此,一旦明确腔镜手术不能安全而彻底地进行肿瘤根治应及时中转为开放手术。杜绝手术既不彻底又有严重并发症的发生。

3. 腔镜手术操作不规范 规范的腔镜手术操作除了与术者接受过较严格的腔镜手术培训有关外,也与术者的腔镜手术经验积累有关。甲状腺癌腔镜手术开展的时间短,各种术式还需要不断积累经验,而各地医院的腔镜手术技术水平又参差不齐。腔镜甲状腺手术的特殊性在于颈部本无自然腔隙,这与胸腔镜、腹腔镜手术有很大不同。颈部腔镜手术先要分离皮瓣进行人工建腔,这需要一定的操作技巧和经验积累,解剖层次分离不当会引起出血、皮肤灼伤、邻近器官损伤,也可能分离范围不够,这些都会给后续的肿瘤切除带来困难。与传统开放手术一样,甲状腺癌腔镜手术需要坚持肿瘤治疗的基本原则,手术做到"无菌、无血、无瘤"。术中对细小的血管提前预凝闭,尽量避免出血,避免扯破肿瘤包膜。术中操作尽量减少对肿瘤部位的反复牵拉和钳夹,确保肿瘤包膜的完整性;清扫淋巴结时,按解剖层次逐步分离、完整切除区域淋巴脂肪组织。对于较大的肿瘤,可在标本袋内先分成合适大小后再连同标本袋慢慢完整取出,不可强行拖出。术中肿瘤组织破碎或标本袋破裂是造成手术腔道种植转移的重要原因。手术技能可能是与肿瘤种植有关的最重要的影响因素。

二、术后复发的特点

甲状腺癌的腔镜手术开展时间短,大样本的预后分析研究文献较少,从现有发表的文献资料来看,甲状腺癌腔镜手术后复发的比例较低。也有因手术者的腔镜手术经验不足或操作不规范而造成术后的肿瘤残留或腔道种植转移的病例,临床上值得重视。其术后复发主要有以下特点:

1. 总体复发率低 由于目前甲状腺癌腔镜手术选择的病例绝大多数是早期分化型甲状腺癌(T_1、cN_0 或 cN_{1a}、M_0),因此,术后复发率总体较低,不同的腔镜手术入路并没有改变这一特点。现有的研究显示,甲状腺癌腔镜手术后复发极少,但这些研究也明显存在样本量少或随访期短的缺陷,也不排除术者未随访到少数不良病例。目前大多数对照研究显示甲状腺癌腔镜手术与开放手术相比,复发率差异无统计学意义。

手术适应证和手术方式的合理选择是腔镜手术成功的前提。汤苏成等研究分析了腔镜辅助手术与开放手术的术后复发率,结果发现随访 5 年后两者的复发率差异无统计学意义,与既往研究结果一致。一项关于全乳晕腔镜手术与开放手术效果比较的 Meta 分析显示,全乳晕手术入路组术后复发率与开放手术组术后复发率分别为 2.27%（1/44）和 6.82%（3/44）；也有针对腋下入路与开放入路的比较研究，在术后平均随访 90.4 ± 21.0 个月后，发现两者术后复发率类似，分别为 1.8%（12/668）和 2.0%（70/3 461）。当然，这些研究也可能存在入组对象的选择偏倚，因为甲状腺癌腔镜手术目前选择的病例大多数属于 TNM 分期的 I~II 期，这类患者术后的复发率可能本身就比较低，但也不否认规模化开展腔镜甲状腺手术后，医师更加专科化，操作更规范、经验更丰富，以及腔镜的放大作用更有利于淋巴结的彻底清扫。

2. 残留性复发　甲状腺癌腔镜手术后残留性复发其实属于初次手术不彻底而残留的病灶。甲状腺癌腔镜手术因术后后颈部没有明显的手术瘢痕而受到年轻患者青睐，具有颈部美容和心理微创优势。但目前尚无一种最佳的腔镜术式，既能够做到颈部无切口，又能够术中进行多角度观察和操作。目前多种颈外入路甲状腺癌腔镜手术都有各自的优缺点，针对不同的病情状况和患者需求，选择个体化的腔镜术式是术前评估的重要内容之一。比如经胸乳入路甲状腺癌腔镜手术时，锁骨头的遮挡可能会影响VI区下份、VII区和侧区IV区静脉角淋巴结的清扫；经腋窝入路显露、切除对侧甲状腺和淋巴结不便；经口入路对II区和III区淋巴结清扫受限，但对VII区淋巴结清扫方便。虽然拉钩、操作钳等器械的改进可以方便手术操作，但这些显露和清扫的可能盲区仍为术后复发留下了隐患，这种复发其实属于初次手术时肿瘤的残留。因此，对于中央区淋巴结转移特别是VII区有可疑淋巴结转移而患者美容需求又强烈者，优选经口手术。对于颈部II、III区有可疑淋巴结转移者，可以选择经胸乳入路手术（图 15-5）。另外，对于术前超声检查有颈侧区可疑淋巴结时，需要进行颈部增强 CT 检查，甚至细胞学穿刺检测，这有利于术前充分评估病情，制定合理的手术方案，避免术中遗漏或过度手术。对于一侧腺叶切除+中央区淋巴结清扫手术，术中容易残留肿瘤的区域是VIb 区和VII区，腔镜下手术应注意这块淋巴脂肪组织的清扫。近几年我国腔镜甲状腺手术专家先后制订了经胸前入路、经口腔前庭入路和腋窝入路腔镜甲状腺手术专家共识，相关专家共识的发布与推广有利于甲状腺癌腔镜手术的适应证把握和规范化操作，减少手术后肿瘤的残留和复发概率。

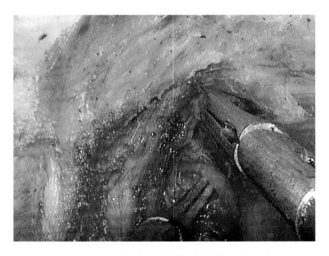

图 15-5　经胸乳入路清扫左侧II区淋巴结

3. 皮下种植转移　甲状腺癌腔镜手术后皮下种植转移是由于肿瘤细胞播撒在皮下腔道而引起的。术后皮下种植转移是甲状腺癌腔镜手术特殊的并发症,这是由于甲状腺腔镜手术需要分离皮下组织进行建腔,术中因肿瘤包膜破裂致肿瘤细胞脱落或标本袋破裂致肿瘤细胞种植在手术区、皮下隧道或操作孔位置。Kim 等曾报道因甲状腺癌腔镜手术后手术区域和胸壁皮下隧道内的肿瘤种植而导致肿瘤复发的病例,后来陆续又有类似复发的报道。虽都属于个案报道,但处理棘手,教训深刻。因此,对于腔镜甲状腺癌手术,熟练的器械操作和规范化的手术步骤就显得尤为重要,这将有利于减少肿瘤术后种植转移复发。上述报道的甲状腺癌腔镜手术后皮下种植转移的病例,术前都考虑为良性病变(术后病理证实为恶性,特别是滤泡癌),手术时没有按无瘤操作原则来处理。由此也可见规范的“无瘤”操作是预防甲状腺癌腔镜手术后复发的重要措施。同时,常规应用标本袋取出标本和生理盐水或蒸馏水彻底冲洗手术区域仍然是防止肿瘤细胞种植转移的有效方法之一。随着手术经验的积累和手术操作的规范,以及上述种植转移病例的警示作用,甲状腺癌腔镜手术后皮下种植转移的发生已越来越少。

三、复发灶的处理

甲状腺癌腔镜手术后复发灶的处理原则与开放手术一致,首先宜进行准确的诊断和充分的评估。甲状腺癌腔镜手术后肿瘤复发,一般优先选择开放手术,这样更方便二次手术及对复发灶的彻底处理。

1. 肿瘤根治性原则　肿瘤术后复发归根结底是由肿瘤的生物学行为决定的,肿瘤复发灶的处理不因手术方式的变化而改变,仍然坚持肿瘤根治性治疗原则。甲状腺癌腔镜手术后的复发病灶多由于初次手术残留或遗漏而致,因此,多数需要再次手术切除病灶。甲状腺癌术后复发若考虑再次手术需要权衡两方面问题,即手术是否为最佳的选择以及再次手术的彻底性和风险性问题。对于甲状腺癌腔镜手术后可疑复发者,需要先进行颈部超声、增强 CT 等影像学检查或穿刺活检以评估病灶性质及是否需要再次手术,这与开放手术后肿瘤复发的处理流程一致。对于局部复发病灶手术可能治愈者,可选择手术治疗。甲状腺癌腔镜手术后复发再次手术时优先选择开放手术,会相对容易、安全和彻底;对于有远处转移病灶者,还可尝试进行 ^{131}I 治疗;对于上述治疗无效者也可尝试选择酪氨酸激酶抑制剂进行靶向治疗,缩瘤后再根据条件选择是否手术治疗。如果再次选择腔镜手术处理复发病灶,多需要选择与上一次不同的手术入路,比如经口入路术后颈侧区有复发淋巴结,再次手术可以选择腋窝入路,当然还要根据复发病灶的位置进行综合考虑。

2. 追加手术原则　甲状腺癌腔镜手术由于操作入路或器械本身的局限性,有时会导致手术清扫范围不够或遗漏,致肿瘤残留而复发。2015 年美国甲状腺协会(ATA)发布的《成人甲状腺结节和分化型甲状腺癌诊治指南》建议,患者在随访过程中若影像学检查发现颈部中央区淋巴结最小径≥8mm、颈侧区淋巴结最小径≥10mm,且活检证实为肿瘤复发者,应进行治疗性颈中央区淋巴结和/或颈侧区淋巴结清扫术。甲状腺癌腔镜手术后残留病灶再次手术时同样需要密切关注喉返神经和甲状旁腺的功能保护,条件允许时可以尽量使用神经监测仪辅助探查、保护喉返神经。

对于有颈侧区淋巴结转移者,如果初次腔镜手术处理不到位而致局部病灶残留复发,再次手术需要进行规范的颈侧区淋巴结清扫,包括规范的Ⅱ区、Ⅲ区、Ⅳ区淋巴结清扫,而中央区再次手术至少包括一侧气管旁、气管前和喉前区域的淋巴结清扫;我国首版《甲状腺结节和分化型甲状腺癌诊治指南》建议,针对分化型甲状腺癌复发或转移病灶,若通过手术可能治愈,则优先选择手术切除。而追加手术多数选择开放手术。

3. 安全大于美容的原则　甲状腺癌手术要坚持治病的根本原则,在此基础上减少并发症,其次才是追求美容(图 15-6)。因此,手术的安全、彻底是第一位的。甲状腺癌初次腔镜手术后复发,再次手术主张开放手术,目的也是为了减少手术难度和手术并发症,尽可能保留功能。肿瘤的根治和病人的安全以及发音、呼吸、进食、旁腺等功能完好永远是第一位的,不能因为追求美容而忽视了根治疾病和防治并发症,以确保手术的安全和彻底。

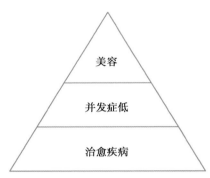

图 15-6　甲状腺手术的"金字塔原则"

4. 皮下种植转移灶的处理　甲状腺癌腔镜手术后的皮下种植转移灶主要在于预防,一旦发生,处理起来棘手。这多数是由于手术操作不规范而引起的。如经胸乳入路甲状腺癌腔镜手术后造成胸壁散在的转移灶时,再次手术需要选择开放术式并按肿瘤根治原则广泛彻底地切除种植病灶,做到切缘阴性,后续根据病灶摄碘情况进行 ^{131}I 核素治疗,再辅以内分泌抑制治疗。对于局部病灶融合成团者,在广泛切除病灶的基础上有时还可能需要同时做皮瓣整形术。但术前转移灶的定位和评估仍然非常重要。多数需要超声定位或超声引导下的细针穿刺病理学检查。

四、术后复发的预防

1. 术前充分评估　甲状腺癌腔镜手术需要严格把握手术适应证,对于有强烈美容愿望的患者,术前需要充分评估腔镜手术的可行性、安全性和肿瘤治疗的彻底性。术前评估既包括详细的病史采集,如有无颈部放射治疗史、有无甲状腺炎性疾病史、有无抗凝药物服用史以及其他的先天性或基础性疾病史,又要包括对疾病本身的评估,包括肿瘤的大小、性质、位置、是否双侧或多灶、有无被膜侵犯、有无颈部淋巴结转移特别是有无颈侧区淋巴结转移和远处转移。甲状腺癌腔镜手术目前多选择肿瘤体积较小(T_1 期)、转移淋巴结较少(cN_0 或 cN_1)的早期肿瘤(TNM 分期为Ⅰ~Ⅱ期)患者。对于选择腔镜手术的病例,除甲状腺专科超声检查外,大多数还需要术前颈部增强 CT 检查,以明确肿瘤与周围组织关系及有无颈部淋巴结转移,以防腔镜手术不彻底而引起术后肿瘤复发。对于术前细针穿刺细胞学检查结果不确定者,特别是滤泡性肿瘤术中应当按甲状腺恶性肿瘤来对待处理,严格按照肿瘤的操作原则来进行手术,因为根据既往的报道,腔镜手术后发生腔道内肿瘤转移复发多为术中当作良性肿瘤来对待而引起的。

2. 选择术式由易到难　开展甲状腺腔镜手术需要有一定的腹腔镜手术操作基础,对于腔镜手术基础欠缺者,腹腔镜手术模拟训练器和动物实验是较好的前期训练方法,当然,如果能得到甲状腺腔镜手术经验丰富的医师手把手带教培训,则可较快提高手术技能。初期开展甲状腺腔镜手术的医师宜先从简单的病例入手,如选择甲状腺腺瘤、cN₀的甲状腺微小乳头状癌,随着腔镜技术的完善和经验的积累,再扩大手术指征,逐渐过渡到 T_1 期、cN_1 的病例。对于开展腔镜下颈侧区淋巴结清扫者,一般需要有上百例甚至数百例的腔镜手术病例的经验积累,否则容易引起手术并发症及术后的肿瘤复发。即使是腔镜甲状腺手术经验丰富者,对于颈侧区有淋巴结转移的病例,术前也应充分评估,以防术中遗漏引起术后肿瘤复发。腔镜辅助下颈部小切口的甲状腺癌手术比较适合由开放手术向腔镜手术过渡;无充气经腋入路腔镜甲状腺手术也可能在部分医师比经胸乳入路或经口入路更容易掌握。但不管选择哪一种腔镜术式,肿瘤的治疗原则都一致。

3. 坚持肿瘤治疗原则　甲状腺癌的手术治疗原则同其他实体肿瘤的手术治疗原则一致,术中仍然需要做到"无菌、无血、无瘤",这不因手术方式的变化而改变(腔镜手术或开放手术),腔镜下手术利用器械操作,减少了手部与肿瘤的接触,但也要注意器械操作要动作轻柔,避免对肿瘤部位反复牵扯和钳夹,防止肿瘤包膜的破裂。必须用标本袋取出标本,对于较大的肿瘤,可在标本袋内先分成合适大小后再连同标本袋完整取出,不可强行拖出,以防标本袋破裂致肿瘤细胞脱落种植(图 15-7)。关闭切口前用生理盐水和蒸馏水彻底冲洗手术区域。由于手术入路和器械操作本身的方向和角度限制,术中清扫淋巴结有时没有开放手术便利,但颈部区域淋巴结的清扫范围不能缩小,如Ⅵb区淋巴结、Ⅶ区淋巴结、肌间淋巴结、颈动脉三角或颈静脉角淋巴结等(图 15-8),和开放手术一样,这些区域也是甲状腺癌腔镜手术容易残留而术后复发的部位。

4. 适时中转手术　腔镜手术中转为开放手术的先决条件是确保手术的安全性和彻底性,腔镜手术中转为开放手术并不意味着手术的失败,而是为了更好地治病。对于腔镜下甲状腺癌手术,如果术中发现肿瘤突破被膜侵犯周围的肌肉,特别是后背膜肿瘤侵犯神经、气管和食管等,在腔镜下手术操作不能保证彻底切除肿瘤或切除重建难度大的情况下,需要及时中转为开放手术,以防肿瘤残留引起术后复发。对于术前评估不到位,术中发现腔镜下器械操作不便清扫区域淋巴结时,也要及时中转手术方式,以保证初次手术根治的彻底性,减少术后肿瘤复发的概率。

总之,甲状腺癌腔镜手术后复发的主要因素是术前评估不到位和手术操作不规范。甲状腺癌

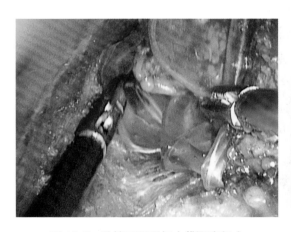

图 15-7　腔镜下利用标本袋取出标本

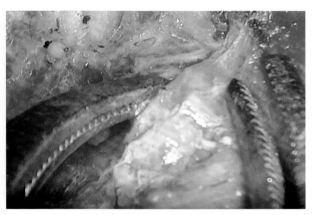

图 15-8　经口入路清扫左侧颈静脉角淋巴结

腔镜手术后的复发率总体较低,这可能与目前选择的病例肿瘤分期较早有关。肿瘤或淋巴结残留复发是甲状腺癌腔镜手术后复发的常见因素。甲状腺癌腔镜手术后复发需要认真评估复发部位和手术难度,再次手术多选择开放手术,以提高手术安全性和彻底性。其处理原则与开放手术后复发灶的处理原则一致。术前充分评估规范、熟练的手术操作是预防甲状腺癌腔镜手术后肿瘤复发的重要措施。

（樊友本　丁　政）

参 考 文 献

［1］GAGNER M. Endoscopic subtotal parathyroidectomy in patients with primary hyperparathyroidism［J］. Br J Surg, 1996,83:875.

［2］樊友本,郭伯敏,丁政,等. 腔镜甲状腺癌手术后复发特点及处理［J］. 中国实用外科杂志,2021,41（8）:864-868.

［3］中华医学会内分泌学分会,中华医学会外科学分会内分泌学组,中国抗癌协会头颈肿瘤专业委员会,等. 甲状腺结节和分化型甲状腺癌诊治指南［J］. 中华内分泌代谢杂志,2012,28（10）:779-797.

［4］赵群仔,王勇,王平. 腔镜与开放甲状腺全切除术治疗乳头状甲状腺癌的对比研究［J］. 中华外科杂志,2018, 56（2）:135-138.

［5］汤苏成,王跃建,陈伟雄. 腔镜辅助手术与开放手术治疗 T_1 甲状腺乳头状癌的对比研究［J］. 黑龙江医学, 2019,43（8）:863-865.

［6］JIANG W J,YAN P J,ZHAO C L,et al. Comparison of total endoscopic thyroidectomy with conventional open thyroidectomy for treatment of papillary thyroid cancer:A systematic review and meta-analysis［J］. Surg Endosc, 2020,34（5）:1891-1903.

［7］侯建忠,张颖超,樊友本,等. 全乳晕腔镜手术与传统开放手术治疗甲状腺癌临床效果的 Meta 分析［J］. 腹腔镜外科杂志,2020,25（5）:321-327.

［8］KIM K,LEE S,BAE J S,et al. Comparison of long-term surgical outcome between transaxillary endoscopic and conventional open thyroidectomy in patients with differentiated thyroid carcinoma:a propensity score matching study［J］. Surg Endosc,2021,35（6）:2855-2861.

［9］中国医师协会外科医师分会甲状腺外科医师委员会,中国研究型医院学会甲状腺疾病专业委员会,海峡两岸医药卫生交流协会海西甲状腺微创美容外科专家委员会,等. 经胸前入路腔镜甲状腺手术专家共识（2017 版）［J］. 中国实用外科杂志,2017,37（12）:1369-1373.

［10］王平,吴国洋,田文,等. 经口腔前庭入路腔镜甲状腺手术专家共识（2018 版）［J］. 中国实用外科杂志,2018, 38（10）:1104-1107.

［11］KIM J H,CHOI Y J,KIM J A,et al. Thyroid cancer that developed around the operative bed and subcutaneous tunnel after endoscopic thyroidectomy via a breast approach［J］. Surg Laparosc Endosc Percutan Tech,2008,18（2）:197-201.

［12］HUR S M,KIM S H,LEE S K,et al. Is a thyroid follicular neoplasm a good indication for endoscopic surgery?［J］. Surg Laparosc Endosc Percutan Tech,2011,21（3）:e148-e151.

［13］LI S,ZHANG F,ZHANG Y,et al. Implantation at sternocleidomastoid and chest wall after endoscopic thyroid carcinoma surgery［J］. Surg Laparosc Endosc Percutan Tech,2012,22（4）:e239-e242.

［14］HAUGEN B R,ALEXANDER E K,BIBLE K C,et al. 2015 American thyroid association management guidelines for adult patients with thyroid nodules and differentiated thyroid cancer:The American Thyroid Association Guidelines Task Force on Thyroid Nodules and Differentiated Thyroid Cancer［J］. Thyroid,2016,26（1）:1-133.

［15］樊友本,郑起. 甲状腺和甲状旁腺内镜手术学［M］. 上海:上海科学技术出版社,2014.

辅助检查篇

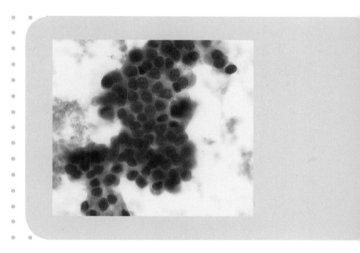

第十六章

甲状腺超声检查

一、概述

在甲状腺超声检查中,通常选用线性探头。目前使用的频率通常为5~15MHz。低频超声(5MHz)能够测量甲状腺的大小并且评估深部组织病变;而高频超声(10~15MHz)主要用于甲状腺结节及淋巴结的高分辨率检查。频率越高,分辨率越高;而频率越低,则穿透越深,高频探头分辨率可小于1mm。超声检查可以:①观察并定位甲状腺位置,观察甲状腺大小、内部回声及血流情况;②观察甲状腺结节的位置、大小、边界、形态、回声、血流情况及有无钙化灶。

彩色多普勒超声检查是基于声音频率变化的超声技术,根据血流是朝向探头还是远离探头而呈现为红色或蓝色。能量多普勒成像提供了一个高度敏感的彩色图,显示多普勒信号的能量和幅度,而不是流动方向。彩色多普勒超声检查能够提供甲状腺结节的供血情况,有助于判断甲状腺结节良恶性。

超声造影是通过静脉注射超声造影剂,利用造影剂反射或散射回声,实时动态地观察组织的微血管灌注信息,以提高病变的检出率并对病变的良恶性进行鉴别。

近年来,新兴起一种超声技术——超声弹性成像,它能够提供组织硬度图像,目前已广泛应用于甲状腺、乳腺、肝脏、直肠等方面的疾病诊断中,能够作为一种辅助工具来诊断甲状腺恶性结节。

二、甲状腺炎性病变的超声特点

1. 桥本甲状腺炎 桥本甲状腺炎又称自身免疫性甲状腺炎、慢性淋巴细胞性甲状腺炎,超声表现主要是甲状腺腺体增大,呈弥漫性改变,伴局限性低回声区或结节(图 16-1)。有时可以看到多个微小的囊性病变。甲状腺边缘呈分叶状,峡部增大,但在桥本甲状腺炎病程后期,腺体可能会变小、萎缩、弥漫性纤维化。在病程早期,也可能发现气管旁的良性淋巴结病变。桥本甲状腺炎与Graves病相似,其血供正常或增加。然而,在疾病晚期,血供可正常或减少,甚至消失。

检查桥本甲状腺炎的主要难点在于区分炎性假结节和良性或恶性的真结节。炎性假结节可表现为高回声或低回声,结节感不明显,通常没有清晰的轮廓。在遇到可疑的或存在钙化的结节时,可行超声引导下细针穿刺活检以排除恶性肿瘤;如果遇到相关的较明显的颈部淋巴结的病变,需要排除淋巴瘤的可能。

2. 无痛性甲状腺炎　无痛性甲状腺炎又称亚急性淋巴细胞性甲状腺炎,其超声表现与慢性甲状腺炎相似,以局灶性低回声区和低回声为主。甲状腺体积略有增加,但明显低于 Graves 病。一旦疾病好转,腺体的大小和回声通常会恢复正常。如果进展为甲状腺功能减退症,则将逐渐表现为自身免疫性甲状腺炎的特征并永久存在。

3. 急性甲状腺炎　其超声表现为局灶性或弥漫性低回声区,边界不清,多见于单侧,累及整个腺体的情况很罕见。随着病程进展逐渐地出现囊性成分,然后发展为脓肿,延伸到甲状腺组织外。多普勒检查发现,由于组织水肿,血管密度降低,探头按压时患者常有明显疼痛。超声检查能够帮助监测急性甲状腺炎进展和对治疗的反应。

4. 亚急性甲状腺炎　亚急性甲状腺炎又称德奎尔万甲状腺炎,是一种感染性疾病,常由病毒感染引起,累及单侧叶或双侧叶。超声显示腺体增大,伴局灶性或多发性边界不清的低回声区,在探头按压时有压痛(图 16-2)。病灶区域血管分布正常或减少,多普勒超声提示病灶区域呈低血供或无血供;甲状腺低回声区范围与病程进展有关,病变早期甲状腺内可出现低回声区,并随着病程进展可融合成片状;在恢复期或后期,低回声区可逐渐减小或消失,腺体实质恢复正常。通常3~6个月左右亚急性甲状腺炎可恢复正常,这时应重新检查曾经出现过的低回声区。如果持续存在,则应执行超声引导下细针穿刺活检。

5. 木样甲状腺炎　木样甲状腺炎(Riedel thyroiditis,RT)是一种罕见的原因不明的慢性炎性疾病,可导致甲状腺功能逐步减退,周边软组织纤维发生浸润;在超声检查中,腺体增大,表现为不均匀或均匀的低回声。超声检查对确定甲状腺外受累程度至关重要。可能需要进一步的 CT 或 MRI 成像检查。

6. Graves 病　Graves 病又称毒性弥漫性甲状腺肿,是一种伴甲状腺激素分泌增多的器官特

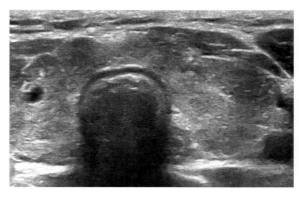

图 16-1　**桥本甲状腺炎的超声表现**

灰阶超声显示甲状腺实质回声不均匀,呈网格样改变。

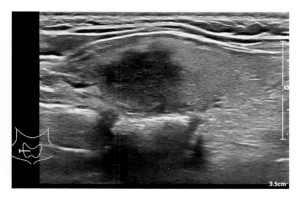

图 16-2　**亚急性甲状腺炎的超声表现**

灰阶超声显示甲状腺实质内低回声区,边界欠清,形态欠规则。

异性自身免疫病。超声检查显示甲状腺肿大,在疾病的初始阶段,甲状腺实质内可见细小低回声区,构成筛孔状结构,最终发展会继发于淋巴细胞浸润的弥漫性低回声区;多普勒超声检查显示甲状腺对称性血管明显增强,也称为甲状腺"火海征"。"火海征"是 Graves 病的典型表现,但也可见于其他甲状腺疾病,如桥本甲状腺炎等。少数患者超声检查甲状腺实质正常,然而接受放射性碘治疗的 Graves 病患者腺体小,并伴有弥漫线状高回声纤维化区。

三、甲状腺结节性病变的超声特点

甲状腺结节是颈部最常见的疾病之一,结节触诊在一般人群的检出率约 7%,而通过超声检查能够发现的甲状腺结节高达 68%,其中恶性结节占 1.6%~12%。颈部放射暴露史或甲状腺癌的家族史是其危险因素。在临床检查中,质硬、活动度差并伴有声带麻痹或颈部肿大淋巴结的甲状腺结节,其恶性风险更高。高频超声检查能够评估甲状腺结节恶性风险,所有怀疑存在甲状腺结节的患者均应进行超声检查,并注意甲状腺结节数目、大小、结节成分、回声、有无钙化灶、形态、边缘、血流信号等。

1. 甲状腺结节的超声特征

(1) 数目:高频超声能够检出单个或多发结节,而在发现了单个结节的情况下,需要更认真并详细观察发现更多小得难以发现的结节。恶性结节有时候可与良性结节共存,并且甲状腺乳头状癌有时是多灶性的。多项研究表明,甲状腺多发结节的风险与单发结节的风险相似。超声引导下的细针穿刺活检结合甲状腺结节特征对甲状腺结节进行评估,能够有助于鉴别甲状腺结节的良恶性。

(2) 大小:甲状腺结节的大小是指在横断面测量结节的前后径及横径,在纵断面测量结节的最大上下径。目前的高分辨率超声能够观察到直径小于 2mm 的结节,在随访甲状腺结节过程中,确定甲状腺结节的大小变化是非常重要的。然而,结节的大小不是预测甲状腺恶性肿瘤的独立预测因子。美国甲状腺学会指南提出,建议对直径 >1cm 且无功能的结节进行超声引导下细针穿刺活检进行评估,而直径 <1.0cm 但存在超声可疑特征的结节也需要进一步检查,包括低回声、边缘不规则、微钙化灶、颈部淋巴结异常肿大等。

(3) 结节成分:结节的内部结构是指其软组织及液体的组成比例,包括实性结节(完全或几乎完全为实性)、以实性为主的结节(实性成分 >50%)、以囊性为主的结节(囊性成分 >50%)、囊性结节(完全或几乎完全为囊性)、海绵样(主要为多发小囊样结构,占 50% 以上)。大部分结节为实性结节,大约 1/3 的结节含囊性成分,通常结节的实性成分越多,恶性肿瘤的风险越大。甲状腺囊肿是一种薄壁的球形结构,内部没有任何实性成分,几乎没有反射,后方回声增强;完全的囊性结节是罕见的,大部分通过高分辨率超声检查会发现小的实性成分或碎片。实性结节具有较高的恶性风险,而以液体成分为主的囊实性结节或纯囊性结节通常是良性的。虽然以囊性为主的结节通常是良性的,但由于极少部分的甲状腺乳头状癌可以出现囊性变,所以必须行超声引导下细针穿刺活检(图 16-3)。

（4）回声情况：结节的回声是基于其传输或反射超声波的能力。回声参照物选择与甲状腺实质回声及周围颈部肌肉回声（图16-4）。包括高回声（结节回声高于甲状腺实质回声）、等回声（回声与甲状腺实质回声相近）、低回声（回声低于甲状腺实质回声）、极低回声（回声低于周围颈部肌肉回声）。

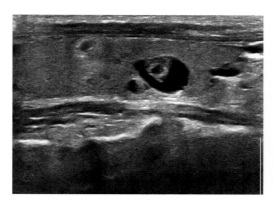

图16-3　甲状腺内囊实性混合回声结节，以囊性为主（囊性成分大于50%）

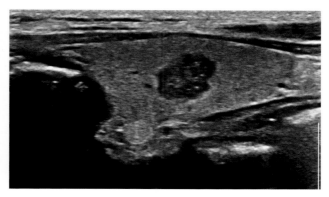

图16-4　甲状腺左侧叶中份极低回声结节（结节回声低于颈前带状肌）

等回声结节通常是由于周边声晕的存在而得以识别。声晕是指结节周围有一个回声减弱带，声晕表现为由甲状腺组织受压、炎性改变或周围血管引起的包膜/假包膜，常可通过彩色和能量多普勒检测到，可薄可厚，可完整或不完整。良性结节中常可见光滑、薄而完整的声晕，而声晕较厚、缺如或不完整可以作为恶性肿瘤的危险因素，但它不能被认为是一个准确的独立预测因素。

强回声灶是相对周围组织回声显著增加的局部病灶，可伴后方声影（图16-5，图16-6）。超声检查发现许多结节可见强回声灶，可分为以下几类：点状强回声（直径≤1mm的圆形结晶钙化

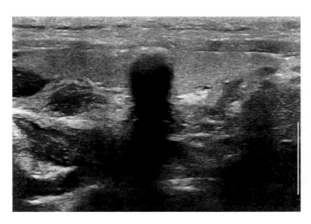

图16-5　甲状腺右侧叶中份弧形钙化灶后方伴声影

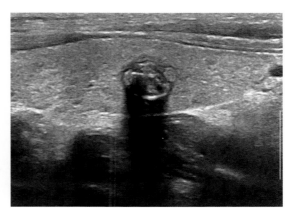

图16-6　甲状腺实质内低回声结节伴环形钙化灶（强回声）

沉积物,常表现为砂粒体,后方不伴声影)、粗大钙化(常出现在营养不良和组织坏死区,在恶性和良性结节中均可发现,它们的直径 >1mm,通常伴有声影)、周边钙化(钙化完全、部分环绕或占据结节大部分边缘,常遮挡结节内部成分,被认为是一种良性的特征。虽然这种钙化常见于良性的结节性甲状腺肿,但也有恶性肿瘤的报道)、彗星尾征(为一种混响伪像,随深度增加而回声衰减,表现为自反射体向深面延伸的强回声带)。

(5)形态和边缘情况:结节的形态和边缘情况都是评估甲状腺结节良恶性时要考虑的重要特征(图 16-7)。在超声上,纵横比 >1(即横切面上前后径与横径之比 >1)是可疑恶性结节的重要超声特征。边缘是指结节与周围甲状腺实质的边界。包括光滑(边缘清晰,呈圆形或椭圆形)、边缘模糊(结节与甲状腺实质间的界限难以辨认)、边缘不规则(结节边缘呈毛刺样、锯齿状或成锐角突出于周围甲状腺实质)、分叶(边缘呈局限性圆形突入邻近甲状腺实质)、腺体外侵犯(结节延伸突破甲状腺被膜)。甲状腺良性结节通常边缘光滑,恶性结节超声常表现为边界不清、不规则。当存在甲状腺结节腺体外侵犯,提示为侵袭性病变。

2. 甲状腺良性结节 甲状腺良性结节主要包括结节性甲状腺肿和甲状腺腺瘤。结节性甲状腺肿是弥漫性甲状腺肿发展的结果,主要是由于促甲状腺激素长期反复刺激甲状腺组织,使滤泡间的纤维组织增生、间隔包绕形成大小不一的结节性病灶,结节内可伴有出血、钙化、囊性变、纤维组织增生或坏死等表现,其发病率较高,以中年女性较为多见;结节性甲状腺肿的超声表现常为甲状腺对称性或不对称性增大,内可见多个结节或一个结节,结节通常边界较清楚,形态规则,一般为圆形或椭圆形,无包膜,无晕环,内回声可为中等偏强回声或等回声,也可见低回声。结节性甲状腺肿常伴有各种退行性变,包括不同程度的液化及钙化(图 16-8)。钙化主要是由于结节中纤维化或隔膜发生钙化所致,其钙化灶多为粗大钙化灶,成环状、斑块状或弧形,后方伴明显声影。由于结节性甲状腺肿周围有纤维组织包绕,使间质血管受压造成结节供血不足,因此一般结节性

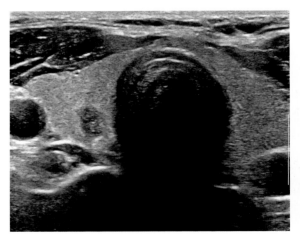

图 16-7 甲状腺右侧叶结节的超声表现

灰阶超声显示纵横比大于 1。

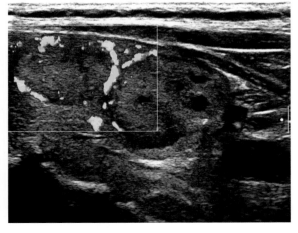

图 16-8 结节性甲状腺肿的超声表现

灰阶超声呈以实性为主的囊实性混合回声结节,边界清楚,形态规则。彩色多普勒显示周边伴有环形血流信号。

甲状腺肿血供并不丰富,其周围及内部无明显血流信号。甲状腺腺瘤是起源于甲状腺滤泡细胞的常见的良性肿瘤,好发于甲状腺功能的活动期,以中青年女性较为多见。甲状腺腺瘤多为单发,呈圆形或椭圆形,有完整的的包膜,边界光整,多数为等回声或高回声,周边可见声晕,有时可发生囊性变(图 16-9),其彩色多普勒常显示环形血流信号(一般大于 1/2 圈),外周血流多于内部。

3. 甲状腺癌

(1) 甲状腺乳头状癌:甲状腺乳头状癌超声表现多种多样,但最常见的表现为甲状腺实质内的实性低回声结节(70%~90%),可能存在或不存在钙化灶(30%),但砂粒样微钙化的存在是乳头状癌的一个特征性表现。部分病灶也能够看到粗大钙化灶或周边钙化灶。超声上结节的纵横比 >1 是甲状腺乳头状癌较具特异性的指标(图 16-10)。大多数甲状腺乳头状癌边缘不规则,边界不清,部分结节也可能存在宽窄不等的低回声晕环,结节内可有紊乱、不规则的血流信号存在。部分罕见病例亦表现为等回声或高回声。甲状腺乳头状癌常发生颈部淋巴结转移,发现甲状腺可疑恶性结节时,也需要仔细扫查颈部淋巴结,观察发现有无异常淋巴结存在。

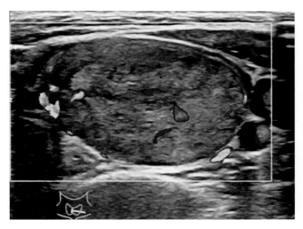

图 16-9　**甲状腺腺瘤的超声表现**

灰阶超声呈等回声,边界清楚,形态规则,周边伴不完整环形血流信号。

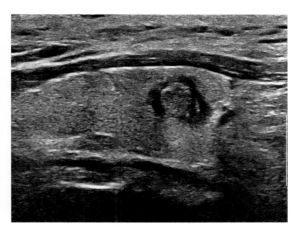

图 16-10　**甲状腺乳头状癌的超声表现**

灰阶超声显示甲状腺右侧叶低回声结节,边界不清,形态不规则,内可见点状强回声。

(2) 甲状腺髓样癌:甲状腺髓样癌是指起源于滤泡旁细胞的恶性肿瘤,较为罕见,其超声特征通常与乳头状癌相似。结节以实性为主,多为低回声或极低回声,常有不规则声晕或完全无声晕。大部分肿瘤内存在钙化灶,由于淀粉样沉积和钙化,常为多发致密粗钙化。结合低回声、无声晕、结节内钙化三项特征常能够很好地诊断甲状腺髓样癌(图 16-11)。彩色多普勒显示结节内血管混乱或结节周围血管增多。在家族性甲状腺髓样癌中,肿瘤是多灶性和双侧的。甲状腺髓样癌与乳头状癌一样,常伴有颈部淋巴结转移。

(3) 甲状腺未分化癌:甲状腺未分化癌是罕见的甲状腺恶性肿瘤,超声表现为弥漫性增大的不规则肿块,多呈低回声,边缘不清,有钙化灶(图 16-12),74% 的肿瘤出现大面积坏死区。常出现甲状腺被外、邻近血管结构和肌肉侵犯,80% 出现淋巴结或远处转移。

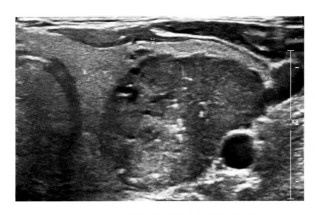

图 16-11　甲状腺髓样癌的超声表现

灰阶超声显示低回声结节，无声晕，边界清楚，形态规则，结节内可见点状强回声。

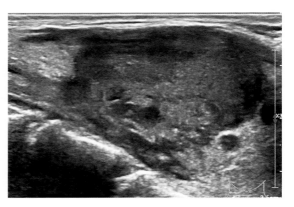

图 16-12　甲状腺未分化癌

灰阶超声显示甲状腺弥漫性增大，伴低回声团，内可见点状强回声，团块与被膜分界不清。

（4）甲状腺滤泡状癌：罕见，其在超声表现上主要为卵圆形（纵横比 <1、结节内回声常不均匀，边缘清晰规则，周边可见低回声声晕，钙化灶较为少见。甲状腺滤泡病变发现时常体积较大，病变内可表现为囊性或出血性退行性改变（图 16-13）。甲状腺滤泡状癌超声表现常与甲状腺滤泡状腺瘤相似，有时难于区分，但甲状腺滤泡状腺瘤回声常较甲状腺滤泡状癌均匀。大部分甲状腺滤泡状癌在彩色多普勒检查的表现以结节中央血管为主，而甲状腺滤泡状腺瘤常以肿瘤边缘血管为主要血供。

（5）淋巴瘤：甲状腺恶性淋巴瘤可表现为甲状腺内实性局灶性肿块或弥漫性病灶。淋巴瘤主要为低回声及极低回声，有时也可能表现为不均匀回声和液化坏死（图 16-14）。在彩色多普勒成像上，甲状腺淋巴瘤可能出现血流信号杂乱。50%~60% 的淋巴瘤患者可有甲状腺外的转移，颈部淋巴结增大，呈极低回声，皮髓质分界不清，呈圆形或不规则形。

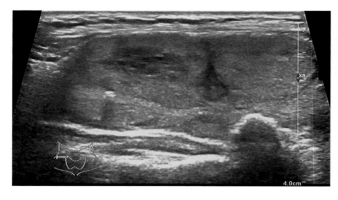

图 16-13　甲状腺滤泡状癌

灰阶超声显示边界呈稍高回声结节，边界清楚，形态规则，内可见小片状无回声区。

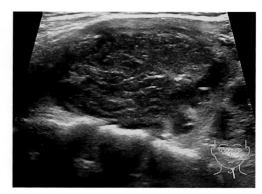

图 16-14　甲状腺淋巴瘤的超声表现

灰阶超声显示甲状腺弥漫性增大，回声减低不均匀。

四、颈部淋巴结超声检查与甲状腺癌超声随访

正常颈部约有 300 个淋巴结,分为 7 个不同区域:Ⅰ区,颏下和下颌下区;Ⅱ区,颈内静脉淋巴结上区;Ⅲ区,颈内静脉淋巴结中区;Ⅳ区,颈内静脉淋巴结下区;Ⅴ区,颈后三角区及锁骨上区;Ⅵ区,气管前和气管旁;Ⅶ区,为胸骨上缘至主动脉弓上缘的上纵隔区。

正常淋巴结呈椭圆形或豆形,分为皮质和髓质,皮质位于被膜下面,为淋巴结的周围部分,髓质位于皮质的深部,为淋巴结的中心部分。与正常甲状腺实质回声相比,皮质呈低回声或等回声,髓质呈稍高回声。其血流类型可分为①淋巴门型,血流仅限于淋巴门;②周边型,血流沿外周分布;③混合型,淋巴门和外周都有血流;④无血管型,淋巴结内未发现血流信号。反应性或炎性淋巴结增大,淋巴门型血流增加,但通常其纵横比 >2;而转移性淋巴结可呈圆形(纵横比 <2),无淋巴门结构,部分内可见钙化灶,完全或部分囊性变,淋巴结周围或内部血管较杂乱(图 16-15)。超声诊断颈部淋巴结转移的灵敏度较高,但是特异性较低,因此需要超声引导下细针穿刺活检可疑的颈部淋巴结。而颈部淋巴结细胞学检查存在一定的假阴性,因此可通过颈部淋巴结细针穿刺针洗脱液测定甲状腺球蛋白。

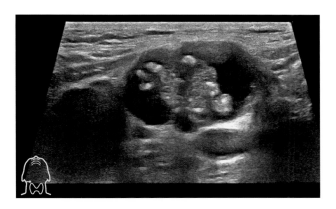

图 16-15　右侧颈部Ⅱ区转移性淋巴结的超声表现

灰阶超声显示淋巴结皮髓质分界不清,可见片状无回声区及点状强回声。

（卢　漫　胡紫玥）

参 考 文 献

[1] GUTH S,THEUNE U,ABERLE J,et al. Very high prevalence of thyroid nodules detected by high frequency(13MHz) ultrasound examination [J]. Eur J Clin Invest ,2009,39(8):699-706.

[2] GUL K,DIRIKOC A ,KIYAK G ,et al. The association between thyroid carcinoma and Hashimoto's thyroiditis:the ultrasonographic and histopathologic characteristics of malignant nodules [J]. Thyroid,2010,20(8):873-878.

［3］MIYAKAWA M,TSUSHIMA T,ONODA N,et al. Thyroid ultrasonography related to clinical and laboratory findings in patients with silent thyroiditis［J］. J Endocrinol Invest,1992,15(4):289-295.

［4］OMORI N,OMORI K,TAKANO K. Association of the ultrasonographic findings of subacute thyroiditis with thyroid pain and laboratory findings［J］. Endocr J,2008,55(3):583-588.

［5］MIHAILESCU D V,SCHNEIDER A B. Size,number,and distribution of thyroid nodules and the risk of malignancy in radiation-exposed patients who underwent surgery［J］. J Clin Endocrinol Metab,2008,93(6):2188-2193.

［6］PACINI,F. European consensus for the management of patients with differentiated thyroid carcinoma of the follicular epithelium［J］. Eur J Endocrinol,2006,154(6):787-803.

［7］高绪文,李继莲.甲状腺疾病.北京:人民卫生出版社,1999:162-172.

［8］CHAN B K,DESSER T S,MCDOUGALL I R,et al. Common and uncommon sonographic features of papillary thyroid carcinoma［J］. J Ultrasound Med,2003,22(10):1083-1090.

［9］CAI S,LIU H,LI WB,et al. Ultrasonographic features of medullary thyroid carcinoma and their diagnostic values［J］. Chin Med J(Engl),2010,123(21):3074-3078.

［10］TAKASHIMA S,MORIMOTO S,IKEZOE J,et al. CT evaluation of anaplastic thyroid carcinoma［J］. Am J Roentgenol,1990,154(5):1079-1085.

［11］SILLERY J C,READING C C,CHARBONEAU J W,et al. Thyroid follicular carcinoma:sonographic features of 50 cases［J］. AJR Am J Roentgenol,2010,194(1):44-54.

［12］SAKORAFAS G H,KOKKORIS P,FARLEY D R. Primary thyroid lymphoma (correction of lympoma):diagnostic and therapeutic dilemmas［J］. Surg Oncol,2010,19(4):e124-e129.

［13］李治安,李建国,刘吉斌.临床超声影像学.北京:人民卫生出版社,2003:1720-1721.

［14］LANDRY C S,GRUBBS E G,BUSAIDY N L,et al. Cystic lymph nodes in the lateral neck as indicators of metastatic papillary thyroid cancer［J］. Endocr Pract,2011,17(2):240-244.

［15］BASKIN H J. Detection of recurrent papillary thyroid carcinoma by thyroglobulin assessment in the needle washout after fine-needle aspiration of suspicious lymph nodes［J］. Thyroid,2004,14(11):959-963.

第十七章

甲状腺细胞学检查

目前,甲状腺细针穿刺(fine needle aspiration,FNA)细胞学检查是评估甲状腺结节良恶性的重要方法,特别是超声引导下细针穿刺活检(ultrasound guided fine needle aspiration biopsy,US-FNAB)是评估发现甲状腺结节最可靠、最有价值的诊断手段之一,使之对可疑结节的手术选择更加准确。然而,甲状腺结节的诊断不能仅依靠细胞学检测,它需要与临床、影像以及分子检测相结合,最终提出最准确诊断意见以指导临床治疗。这不仅需要细胞病理学家能读懂影像学报告以及明白出具的病理报告的临床意义,同时也需要临床医师必须熟悉甲状腺病理基础和病理科医师的报告语言以及 FNA 的可能性和局限性。

第一节　甲状腺细针穿刺活检

甲状腺细针穿刺活检的基本原理是利用细针穿刺入病变区域,以小幅度反复提插,用针尖斜锋割碎组织,然后抽取细胞片段,最后将其推在玻片上,在现场涂片("直接涂片")或用溶液(平衡盐溶液或保存液)冲洗针头,然后将溶液离心后的细胞沉渣制成涂片("间接涂片")。任何抽吸获得的囊肿液也要进行离心(最后加入固定液),然后用细胞沉渣制备间接涂片。一张高质量的穿刺细胞标本应包含具有诊断意义的细胞,这就需要操作医师的技术娴熟。

一、适应证与禁忌证

（一）适应证

由美国甲状腺学会(ATA)制定的甲状腺结节和分化型甲状腺癌的最新指南目前最为成熟、最具影响力。该指南在第 8 条中指出,推荐对超过 1cm 的甲状腺结节、超声不确定或高度可疑恶性病变进行 FNA 检查。尽管在笔者所在医院有经验的超声科医师在超声引导下可以穿到直径为0.2~0.3cm 的病变,但是对于大多数直径 <0.5cm 的病变,其穿刺样本满意度很低,因此直径 0.5cm 也普遍作为 FNA 甲状腺结节的临界值。

FNA 适用于：

（1）识别出常见的分化型甲状腺癌或至少提出倾向性诊断：甲状腺乳头状癌（PTC）、低分化癌（岛状癌）。

（2）对需要进一步特殊检测的分化型恶性肿瘤分类或提出倾向性诊断：髓样癌、淋巴瘤、间变性癌或来自甲状腺以外原发部位的转移性癌。

（3）确诊良性结节诊断，为临床医师提供保守治疗的依据，以避免不必要的手术。

（4）确诊弥漫性甲状腺肿的临床诊断：桥本甲状腺炎或亚急性甲状腺炎。

（5）探查甲状腺外各种颈部肿大，主要是颈部的囊性病变，鉴别异位甲状腺囊肿、甲状舌管囊肿、鳃裂囊肿、甲状腺乳头状癌的淋巴结转移囊性变。

（6）明确术后区域出现的肿块，主要区分是肿瘤残留或复发还是肉芽肿或淋巴结肿大。

（7）确认有无淋巴结转移。

尽管超声检查可以明确定位肿块，但由于甲状腺 FNA 取样的特点，获得样本有限，无法全面观察肿块；另外，即使穿刺技术娴熟，对肿块的边界、包膜的情况也无法做出评估，这是 FNA 技术本身的局限性。

（二）禁忌证

由于该方法通常是安全和简单的，因此没有任何既定的禁忌证。尽管所选用的穿刺针很细可以最大限度地减少了出血的风险，但是如受检者存在严重的出血倾向也应慎重考虑。另外，即使抗凝药物的使用不是该方法的禁忌证，但在穿刺前也应该停药。

另外 FNA 不适用于以下情况：

（1）检测微小的乳头状癌。

（2）最终区分滤泡性肿瘤是腺瘤还是癌。

（3）确定甲状腺肿瘤的范围。

（4）排除淋巴结转移。

（5）对甲状旁腺病变提供可靠的鉴别。

二、操作前准备

1. 穿刺操作者　最初，甲状腺检查一般依靠触诊，触及结节后，穿刺的操作一般是由触诊的临床医师实施，或者病理科医师根据临床医师对结节体表定位进行穿刺。随着甲状腺超声检查的普及，越来越多的不易触诊到的小结节被发现，穿刺操作也逐步变成由超声科医师开展。所以实施操作者，可以是临床医师（主要是内分泌科医师或内分泌外科医师）、影像科医师（在超声引导下）或熟练的细胞病理学家，只要对甲状腺结节有触诊或超声检查经验且接受过取样培训。目前，笔者所在医院几乎都是由超声科医师完成甲状腺结节 FNA 操作，偶有包块较明显的病例可由细胞病理学家进行穿刺取样。

2. 辅助定位方式　对于可明显触及的甲状腺内孤立性结节,可以在触诊下进行 FNA,其优点是简单、经济,因为它不需要超声设备,而且穿刺操作便捷,可以最大限度地减少了患者的不适。要想不通过超声直视引导直接穿刺,则需要有足够娴熟的触诊和穿刺技巧,以确保可以准确地抽吸出目标区域的细胞。而触诊穿刺的可靠性不仅取决于医师的经验,还取决于结节的大小、位置、质地和患者的颈部结构。位于甲状腺叶深面的结节以及延伸至纵隔的下叶结节一般难以被触诊到,仅在吞咽过程中因其会向气管移动可能会被触及,但极难固定以满足取样条件。此外,肥胖患者或颈部肌肉发达的患者(尤其是男性患者)触诊难度也有所增加。对于多结节性甲状腺肿,仅依靠触诊引导来完成穿刺的局限性较大,特别是在良性结节和超声可疑恶性结节共存的情况下。在这些病例中,就应当通过超声定位最可疑的病灶,或是在含有大量囊液的包块内的定位实性区域。尤其是在甲状腺超声体检普及的今天,其可以帮助我们早期发现微小结节(这些结节几乎都无法触诊清楚),因此超声引导成为主要的辅助定位方式。

3. 穿刺针的选择　常规情况下,细针一般指 19G~27G 的针头。虽然有研究证实,穿刺针直径过小是标本不能满足诊断条件的独立风险因素,直径较大的穿刺针针能提供更多细胞样本。但由于甲状腺血供丰富,使用过粗的针容易造成出血,不仅有出血及血肿等并发症风险,抽吸出过多血液成分也会影响涂片及后续的细胞学诊断。所以,一般推荐最大选用 21G 的针头(我国和日本一般采用 23G 的针头,欧美国家多采用 25G 的针头),针的长度一般在 20~32mm(图 17-1)。Ucler 等研究了不同直径的穿刺针对细针穿刺检查准确性的影响,发现较粗的穿刺针在标本的充足性和诊断精确度方面占优势,所以对于前次穿刺检查不满意的病例进行再次细针穿刺时,推荐使用较粗的穿刺针。

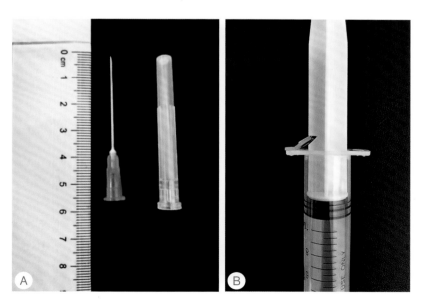

图 17-1　FNA 采用的针头和持续负压穿刺器

A. 21G 的针头,长 38mm;B. 可选用一次性持续负压穿刺器,针筒针栓有卡扣结构,穿刺时可形成持续性负压(由首都医科大学附属北京友谊医院余小萌教授发明)。

有的医院会将 10mL 注射器连接到针头上,除提插针头外,还会配合一定的抽吸动作,以获得更多的样本,这对于难以抽吸的样本有一定的帮助。笔者所在医院的超声科使用的是 22G、长度70mm 的 CL 型带芯针头(图 17-2),不连接注射器,采用"无负压抽吸"的方式,利用针芯内的虹吸作用获得细胞片段,这种方式最大限度地减少了甲状腺的出血,获得样本量也比较满意。

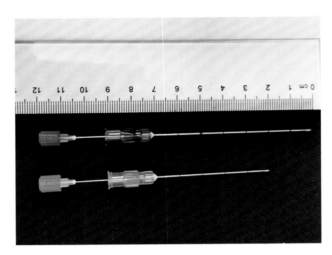

图 17-2　专用 FNA 穿刺针

从上到下的规格依次为 23G×50mm/22G×70mm,CL 型带芯针头(针头有刻度,可以直观判断刺入组织深度)。其利用虹吸作用获取细胞样本,也可以在取掉针芯后,接注射筒进行负压抽吸。

4. 是否需要局部麻醉　笔者一般不提倡局部麻醉,尤其是在触诊下进行穿刺时注射局部麻醉药会使局部形成肿块,造成结节触诊不清,也会因麻醉药混合到样本中,影响涂片质量,更何况细针穿刺本身痛感轻,患者可以较好地耐受。当然,在超声引导下穿刺时,对于一些焦虑紧张的患者注射局部麻醉药,可以使其零痛苦,能更好地配合穿刺操作,特别是预估本次穿刺较困难,持续时间较长的情况下,使用局部麻醉药可以使穿刺操作更从容。

5. 操作前其他准备　穿刺前应明确告知患者穿刺的必要性及其在甲状腺结节处理中的关键作用。其中应提及该操作的诊断局限性,包括可能取样不充分,需要重新活检,以及可能会得到一个不确定的,甚至假阴性或假阳性诊断结果。还应明确告知患者最终可能出现罕见的并发症,并要求患者签署知情同意书,同意接受一些可能出现的并发症,即出血、感染或血管迷走神经反应。同时,为了尽量减少患者的焦虑并获得其配合,还应该简述操作的步骤,并指出它的简单和无痛性。

了解患者有无出血性疾病,是否服用影响凝血功能的药物。如服用华法林等抗凝治疗等药物,将被要求中止服药一段时间。笔者所在医院还要检查患者的输血前九项,凝血时间等检查结果。

术前运用二维灰阶超声及彩色多普勒超声对结节定位,了解毗邻关系,同时观察结节的超声特点,以及结节内部及周边血流信号,以便尽可能避开主要血管,降低出血风险。另外,对结节进行 TI-RADS 分级将有助于细胞病理学家更精确地诊断。

三、操作步骤

1. 嘱患者仰卧位平躺,将软枕置于肩后,使颈部仰伸(图 17-3)。若操作者右手持针,则无论包块在哪个位置,都应始终保持在患者右侧。

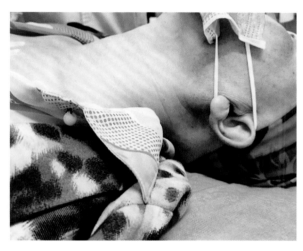

图 17-3 甲状腺 FNA 术前受检者体位准备

患者平躺,颈肩下垫高,使颈部后伸,充分暴露前颈部区域。

2. 穿刺部位常规皮肤消毒,用 2% 盐酸利多卡因注射液进行局部浸润麻醉。有文献指出,局部麻醉药混入细胞样本会干扰细胞学评估结果,因此需慎重选择进针部位及麻醉药用量。超声探头包裹一次性无菌材料,配以无菌耦合剂。反复提插针头数次,全程在超声监控下进行,以确保针头在肿块内移动。若不易吸出细胞,可连接上针筒,适度加负压辅助抽吸(图 17-4)。

3. 进针方式 进针方式有两种选择。

(1)平行进针法:进针点在探头长轴一端,进针方向与长轴一致(图 17-5)。此法可观察到整个针体及进针路线,缺点是对组织损伤稍大。

(2)垂直进针法:进针方向与探头长轴垂直,进针点位于探头中央(图 17-6)。此法进针路径较短,组织损伤相对较小,但进针过程无法显示完整针体,需要操作者细心体会进针方向与声束方向之间夹角,根据情况适当调整。

4. 针尖进入目标区域后,沿进针方向反复小幅度快速提插,利用针尖斜锋切割组织,借助虹吸作用使细胞进入针尖。必要时,可将针头连接注射器,并适当拔动活塞,形成一定负压,抽吸获取更多细胞。但应注意的是,负压不应过大,以免抽吸出大量血液成分,造成样本的血液污染(血液稀释或遮盖目标细胞)。

如果在穿刺过程中抽到囊液,应该继续抽吸,直到囊肿或多房性病变的一部分已被排空。抽吸囊液过程中,无须反复提插针头。若抽吸完囊液后,显示残留有实性成分,再将针头刺入实性区

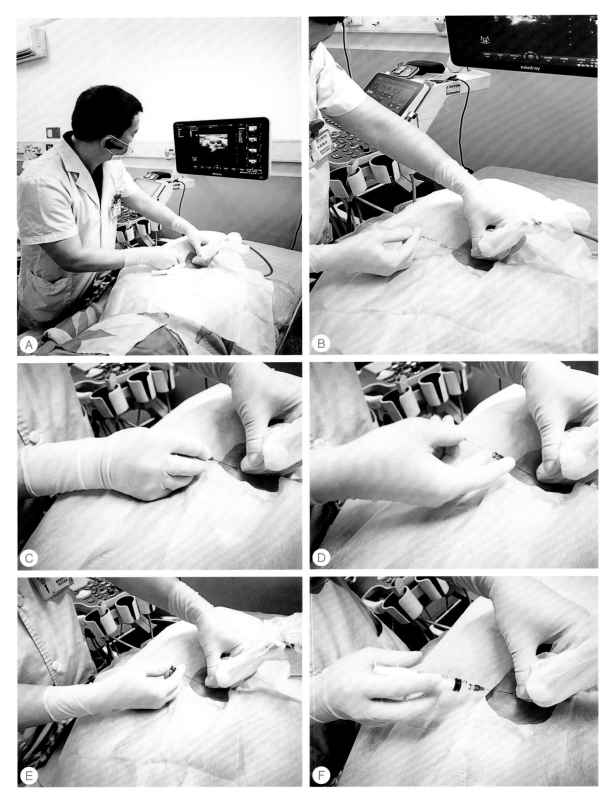

图 17-4　甲状腺 FNA 操作

A. 操作者右手持针,立在患者右侧,左手持超声探头;B. 局部麻醉,超声引导进针,避免刺入血管;C. 超声引导穿刺针头刺入肿块;D. 取出针芯;E. 超声引导下反复提插针头,确保针尖在肿块内移动;F. 可连接针筒,加负压协助抽吸。

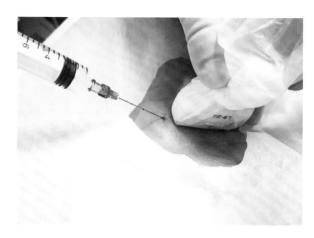

图 17-5　**平行进针法**

进针方向平行于探头长轴。

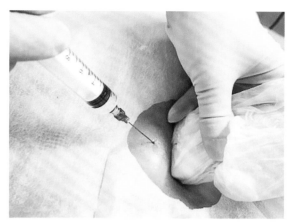

图 17-6　**垂直进针法**

进针方向垂直于探头长轴。

域,进行提插动作,抽出固体成分。在抽吸结束时,拔出针头前必须通过松开注射器的活塞来平衡负压,尤其在样本量极少的情况下必须这样操作,否则大气压会将仅存于针头内的微量细胞推入针筒内,使其附着于针筒壁上,很难再次将其由针头处推出以涂片。

5. 穿刺的针数主要取决于包块的大小,因为包块可能存在的异质性,就像所有小型活检一样,FNA 也可能会遗漏相关区域。通常来说,任何较大的结节都应该需要更多单独的穿刺针数。然而,笔者的研究统计提示不建议无限制增加穿刺针数,因为反复穿刺会造成其中很大比例取样都是细胞不充分的血性涂片,这是由于 FNA 后会立即出现结内出血导致。笔者团队确实评估了第一针采集的样本是最具代表性的。在 FNA 样本无法诊断的情况下,笔者建议待超声检测提示结节内血肿吸收后进行再次活检,否则很可能再次得到无法诊断的血性涂片。

通常来说,上皮组织成分是最具有诊断意义的样本内容,一般很容易从它们的基质中脱离下来。如病变为上皮细胞性(如增生性结节、腺瘤和癌),FNA 通常容易获取足够的样本。而纤维化或钙化病变以及富含血管的病变(如功能亢进的结节,由于血液稀释作用),更难获得足够的样本。

四、细胞样本的处理

(一)直接涂片和液基细胞学技术

直接涂片是甲状腺细胞学诊断常规技术,取样结束,针头从组织中拔出后,将针头与注射器断开,并将注射器抽入空气(5~10mL),然后重新连接,根据针座中残留物质的数量和黏稠度,或轻轻将标本滴到载玻片上,或用力将标本喷射至载玻片上,以便进行直接涂片。如果操作者在制备涂片方面没有经验,最好将样本推入液基瓶中,并在内彻底冲洗注射器和针头,然后将其送到病理科细胞室离心,制备间接涂片,也就是液基细胞学(liquid-based cytology,LBC)技术。以笔者团队的经验,即使直接涂片后用液基涮洗注射器和针头,离心液基后的沉渣内尚残留更多的细胞成分,这是很有临床价值的样本补充。

如果抽出的是液体,注射器的内容物可以推至液基瓶内,进行液基细胞学检查,或者可以1 500r/min(400×g)离心5分钟,然后将沉淀物涂片。另外应注意的是,此时针座内有少许穿刺物,可以推出或弹片(图17-7),以笔者团队的经验此处的细胞成分往往比液体沉渣内的更丰富。

常规直接涂片在诊断PTC上有独特的优势,常常可以看到乳头状结构和纤维血管轴心,但是也难免存在细胞重叠、血细胞覆盖、背景不清晰等问题,容易造成误诊和漏诊;另一方面,尽管LBC有很多优点,费用低、易操作、精度高、背景干净、细胞形态一致、核的特点清晰,但其细胞片段多碎小,缺乏乳头状结构,目前仍应该和常规直接涂片联合使用,相辅相成,相互印证。

(二)涂片的固定和染色

通常直接涂片可以是风干,也可以是湿固定的。如果不进行快速现场评估(rapid onsite evaluation,ROSE),一般都选择湿固定,保证细胞核形态的良好。涂片可以进行不同的染色(Boon 1992)。风干涂片行迈-格-吉(May-Grunwald Giemsa,MGG)染色在评估背景元素(胶质、坏死)和细胞质(髓样癌中嗜天青颗粒)方面有优势(图17-8);也可以将纤维血管轴心展现出来(图17-9);湿固定涂片行巴氏(Pap)染色以展现细胞核的特征(图17-10)。笔者的经验是,首先风干并进行

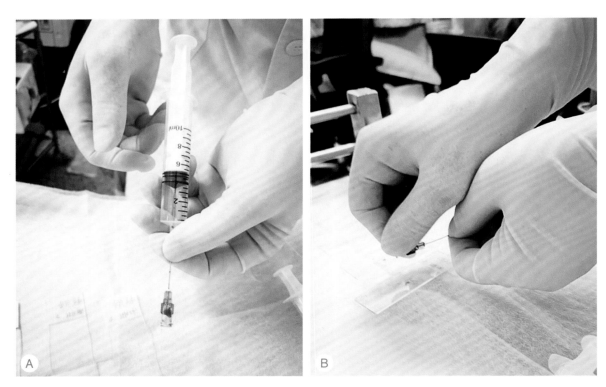

图 17-7 推出或弹出针座内细胞样本

A. 若针座内样本不易推出,可将针头从注射器嘴处反插入针筒内,刺入针栓软垫上固定;B. 将针座移近玻片,轻轻拨动针座,利用针头弹性,使内容物弹至玻片上。

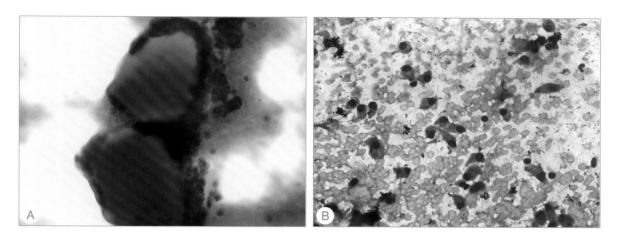

图 17-8　风干涂片(Diff Quick 染色)

A.胶质成分,均质蓝染,周围有正常的滤泡上皮细胞堆积(Diff Quick 染色,20×);B.髓样癌的胞浆内可见细颗粒样物质(Diff Quick 染色,20×)。

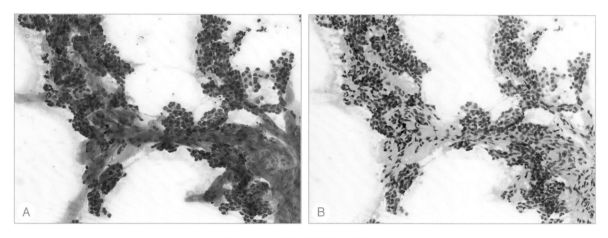

图 17-9　PTC 的纤维血管轴心

A.紫红色纤维血管轴心,周围及顶端被覆 PTC 细胞(Diff Quick 染色,10×);B.相对于 A 图,纤维血管轴心染色不明显(HE 染色,10×)。

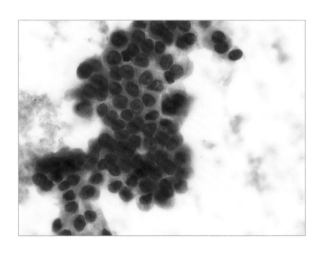

图 17-10　甲状腺液基涂片(Pap 染色,40×)

可展现核的细微特点,核仁清晰,核膜增厚,染色质苍白,毛玻璃样改变突出。

迪夫(Diff Quick)染色,进行ROSE操作,然后将涂片放入固定溶液中,进行后续的细胞病理学检查,后续的染色流程会清洗掉之前的Diff Quick染色,不影响后续的再行Pap染色。

五、并发症

尽管FNA通常是安全的,但也有少数并发症的报道。

1. 对组织学诊断的干扰　这种现象被称为甲状腺细针穿刺继发性异型组织学改变(worrisome histologic alterations following fine needle aspiration of the thyroid,WHAFFT),包括细胞核异型性、血管改变、包膜假性浸润、梗死和化生等,易导致组织学误诊。

2. 甲状旁腺腺瘤或增生因FNA导致播散　甲状旁腺细胞比甲状腺滤泡上皮细胞更容易播散,但对于即将手术的病例,有必要时也可以对甲状旁腺进行穿刺。

3. 肿瘤细胞随针道种植　以最常见的PTC为例,0.14%的患者可能在2~131个月内出现肿瘤细胞种植,这种现象一般发生于PTC伴有低分化等高侵袭性成分的病例。最新研究显示,45%的种植病例都同时伴有远处转移,提示了易发生针道种植的病例多属于高侵袭性,要引起临床重视;尽管发生率低,但滤泡性肿瘤一旦发生针道种植,即使初始病例为滤泡性腺瘤,也应被视作临床恶性病例处理。

4. 急性甲状腺出血和血肿　对于甲状腺FNA来说,甲状腺出血和血肿是最重要的并发症,如果引起呼吸道压迫阻塞将是致命的。Polyzos等综述,FNA中或期后发生出血相关性并发症的概率为1.9%~6.4%,但如此高的发生率可能是由于定义不同或记录偏差造成。在笔者所在医院,穿刺前均需要患者查凝血时间,穿刺仅采用FNA,几乎不使用粗针穿刺(CNB),极少发生急性出血和血肿。并且术后嘱患者压迫穿刺部位15分钟,检查无出血或肿胀后才允许受检者离开。

5. 甲状腺急性水肿　原因未明,但可能与甲状腺FNA后急性反应有关。患者主诉肿胀不适或自发性疼痛,发生率不高,颈部冷敷通常可以自愈,偶尔需辅助类固醇激素治疗。

6. 一过性声带麻痹　机制尚未明了,可能由于出血或渗液造成喉返神经牵拉或受压,另外也可能由于细针误伤喉返神经。患者主诉声音嘶哑或误吸,应请耳鼻咽喉科医师会诊。

7. 急性炎症　罕见,患者主诉高热、疼痛、颈部肿胀,可伴发皮肤红热,实验室检测白细胞增多和C反应蛋白升高。

8. 气胸　罕见,见于穿刺颈根部胸膜顶端淋巴结FNA时,一旦发生,应实施胸腔引流术。

第二节　穿刺组织细胞学评估

细胞学评估是甲状腺结节术前诊断的关键,之前所做的穿刺、涂片、染色以及辅助技术最终都是服务于细胞学评估。细胞学评估的准确与否,直接关系到患者能否得到及时、恰当的治疗。但如何将细胞学评估应用到临床,指导后续的治疗,这就需要临床医师和细胞病理学医师建立高效的沟通。沟通的关键点就是懂得基本细胞学术语,对这种术语的含义达成共识。

一、细胞学描述

细胞病理学家描述了样本的各种微观特征,涂片中的各种成分对诊断具有不同程度的重要性和对诊断准确性的不同影响,临床医师应熟悉细胞学描述的内容,以便于科学有效地交流。

1. 非特异性要素　这类成分经常会出现在涂片上,但是存在与否对诊断影响不大。

(1) 背景无定形物质:胶质样物、淀粉样物质、间质碎片和砂粒体。

(2) 细胞成分:血液、炎症细胞(大多数是淋巴细胞,急性炎症时见大量中性粒细胞,囊性变时见大量含色素的吞噬细胞,或有上皮样组织细胞提示是肉芽肿性炎症),以及多核巨细胞(可见于各种病变)。非甲状腺来源的周围组织的细胞往往也是非特异性的(如脂肪细胞、横纹肌细胞以及少量来源于皮肤附件的细胞)。

虽然非特异性成分不能指向明确的诊断;但它们也许会增加某种诊断的可疑性,例如出现大量砂砾体时需要高度警惕 PTC,出现大量体积巨大多核巨细胞提示亚急性甲状腺炎。

2. 与诊断相关的细胞成分　细胞学评估大多数都是基于对上皮细胞的诠释。

(1) 滤泡上皮细胞:在良性病变中,多呈单层片状排列,各细胞间分离,呈椭圆形,细胞核均匀,胞质松脆,细胞边界不清。滤泡细胞可表现为功能上的非典型性,核大小不等,细胞核深染,有时以结节增生为主,桥本甲状腺炎时更多见。

(2) 嗜酸性滤泡上皮细胞:滤泡上皮细胞可呈嗜酸性化生。化生的嗜酸性细胞具有较好的黏附性和巴氏染色胞质内可见丰富的颗粒状物质(HE 染色胞浆红染),细胞边界清晰,可有不同程度的非典型性。常见于但无法区分嗜酸性化生(桥本甲状腺炎)、Hürthle 细胞肿瘤或嗜酸细胞性乳头状癌。

(3) C 细胞:可见于甲状腺抽吸物样本中,但由于它们量少,散在分布,细胞核圆形,形态与滤泡细胞大致相似,因此很难区分。

(4) 甲状旁腺细胞:细胞形态及排列与滤泡上皮细胞相似,也不能清楚地区分。

(5) 鳞状细胞:也可见于桥本甲状腺炎的化生病灶或颈部囊肿(甲状舌管囊肿或鳃裂囊肿)内衬的鳞状上皮。值得注意的是,虽然穿刺针经过皮肤,但很少会因此穿刺出鳞状上皮细胞。

(6) 肿瘤细胞:甲状腺的绝大多数肿瘤细胞为上皮来源,其次为淋巴造血系统来源的淋巴瘤或白血病,间叶源性肿瘤极为罕见。

二、基本的病理类型

根据涂片上之前所述要素的数量和排列对其进行评估,可建立基本病变类型(图 17-11)。

1. 大滤泡型(胶质为主)　它代表了一类良性的病变,包括反应性增生病变。涂片显示大量弥漫的胶质和均匀的滤泡上皮细胞,以单层片状和三维微滤泡形式游离其间。通常滤泡上皮细胞核小,染色质浓缩,细胞间隙较大,当有反应性增生时,核可稍增大,伴有染色质开放,但无毛玻璃样改变以及明显核仁、核沟与核内假包涵体等 PTC 的核特征。

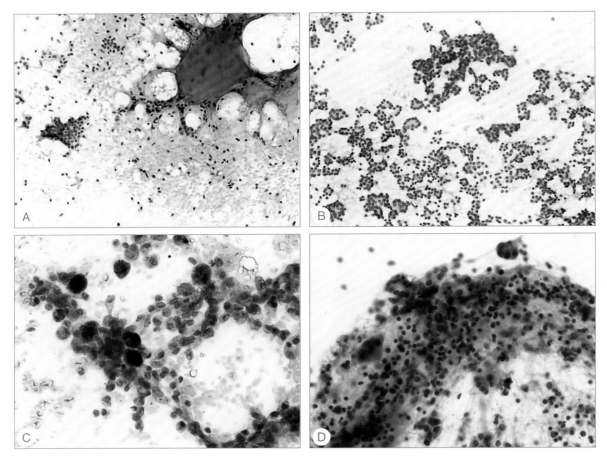

图 17-11　良性病变的 FNA 涂片镜下表现

A. 大滤泡型病变(HE 染色,4×),可见大量胶质成分,期间可见少量单层片状排列的滤泡上皮细胞,核小,染色质浓缩,核间距大且均匀;B. 微滤泡性病变(HE 染色,4×),滤泡上皮细胞以小滤泡及微滤泡为主,细胞核大小一致,轻度增大,每团细胞少于 15 个,排列一圈或至少 2/3 圈;C. 囊性病变(HE 染色,10×),滤泡上皮细胞周围可见较多组织细胞,吞噬含铁血黄素;D. 炎症型(Pap 染色,10×),桥本甲状腺炎可见大量淋巴细胞背景,周围可见少许胞浆嗜酸性变的滤泡上皮细胞。

2. 微滤泡型(细胞性)　涂片是细胞性的,很少或缺乏胶质,滤泡上皮细胞丰富,以微滤泡(排列拥挤、平铺的滤泡细胞团,每团细胞少于 15 个,排列一圈或至少 2/3 圈)为主,包绕空腔或稠厚胶质颗粒,核大小相对一致。在组织病理学上,它们要么对应于"腺瘤样"增生性结节,要么对应于滤泡性肿瘤(腺瘤或癌)。在这两类截然不同的诊断(增生还是肿瘤),以及肿瘤的良恶性方面,细胞学诊断存在局限性,这是因为这类结节的诊断依据是通过结节有无纤维包膜以及是否存在包膜侵犯而定,这是 FNA 细胞学检查所无法观察到的,所以细胞学诊断,最好将其命名为"滤泡性病变"或者"滤泡性肿瘤或可疑滤泡性肿瘤"。

3. 囊性变性型　其特点是有丰富的色素吞噬细胞。从统计学角度来说,大多数囊性结节为良性增生性结节,但也可能是肿瘤(特别是乳头状癌和嗜酸性肿瘤)的囊性退行性变。若要给出可靠的诊断,涂片上必须有足量上皮细胞,否则涂片上样本量就不能算是充分的。

4. 炎症型　它主要涉及自身免疫性(桥本)甲状腺炎的涂片,基本是由大量各类型的淋巴细胞成分组成。涂片上有滤泡或嗜酸性上皮细胞群混合存在,可明确取样部位是甲状腺,而不是淋巴结。组织细胞和许多多核巨细胞共存提示肉芽肿性甲状腺炎(局灶性触诊甲状腺炎或弥漫性亚急性甲状腺炎)。急性炎症型(分叶核粒细胞)在甲状腺结节中罕见,在这种情况下应考虑甲状舌管囊肿感染的可能性。

5. 肿瘤型　涂片缺乏胶质样物,以细胞成分为主,单形性,不同的细胞特征和不同的排列模式可提示不同的组织学类型。值得一提的是,虽然有些肿瘤细胞的特征较为特异,但没有一个特征能独立诊断某种肿瘤,也就是说,某个细胞学特征可出现在不同肿瘤中,同样某个肿瘤也可同时有多种构型,所以应该综合考虑涂片中的这些细胞特征后作出诊断。

(1) 经典的PTC:细胞排列呈乳头状和/或单层排列;细胞核增大、拥挤,常见重叠;核型常呈椭圆形且不规则;核染色质边集,核膜增厚,中央淡染;常见明显核仁、纵行核沟及核内假包涵体(图17-12)。

(2) 髓样癌:大量单个散在的细胞与合胞体样细胞簇相间分布;细胞可呈浆细胞样、多角形、圆形或梭形;核染色质呈细或粗颗粒状(椒盐样);偶可见核内假包涵体;淀粉样物质常见,稠厚红染,无经验的医师往往和血浆成分混淆(图17-13)。

(3) 甲状腺低分化癌(岛状癌):细胞丰富,排列成岛状、实体状或小梁状结构(特征性);细胞单一,胞浆少;细胞核浆比高,无明显异型性,也无明显滤泡样分化,需要结合病变部位综合考虑,有时活检需要免疫染色判断来源(图17-14)。

(4) 甲状腺未分化癌(间变性癌):细胞量较大,排列不均匀;核大小不一,明显增大,核型不规则,显著异型性,需要活检及免疫染色,排除转移后再考虑原发(图17-15)。

三、细胞学评估所需的信息

除了正确的取样和涂片准备外,细胞病理学家的镜下评估还至少需要一些临床信息来辅助诠释细胞学类型。病史越详细越好,但就目前而言,至少应附有以下有用的信息。

1. 患者的年龄及性别信息,如妊娠须特别注明。有研究发现雌性激素与PTC发病有关,应引起重视,另外,年轻人的涂片,特别是孕妇的涂片可能富于细胞,应该考虑到这一点,以避免假阳性诊断。

2. 任何有恶性肿瘤风险的相关病史的信息。这些包括家族病史和其他内分泌紊乱(如男性化综合征、家族性髓样癌或甲状旁腺功能亢进症)。

3. 甲状腺功能检查,是否服用抗甲状腺药物。因为有研究发现,在抗甲状腺治疗中滤泡上皮细胞可形成巨大的细胞核,这有可能导致对恶性肿瘤的过度诊断。

4. 超声检查结果(最重要)。内容应该包括结节的数目、位置、大小、形状、边界和回声特点,并注意观察是否有微钙化点及结节内血管增生。

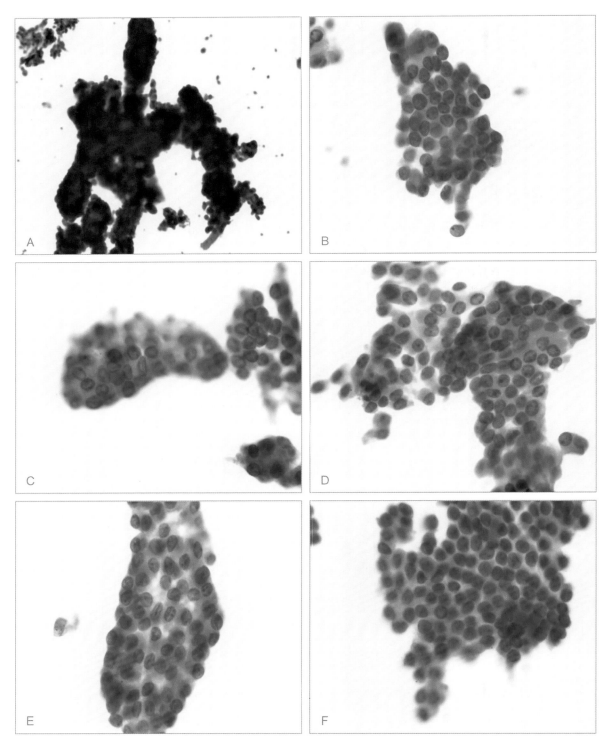

图 17-12　经典 PTC,FNA 液基涂片

A. 滤泡上皮细胞以分支乳头状排列(Pap 染色,4×);B. 滤泡上皮细胞以单层片状结构排列(Pap 染色,40×);C. 滤泡上皮细胞核增大,排列拥挤,部分重叠(Pap 染色,40×);D. 滤泡上皮细胞核染色质边集,中央淡然,核膜增厚,呈毛玻璃样改变(Pap 染色,40×);E. 可见偏位小核仁,纵行核沟(Pap 染色,40×);F. 偶可见核内假包涵体(Pap 染色,40×)。

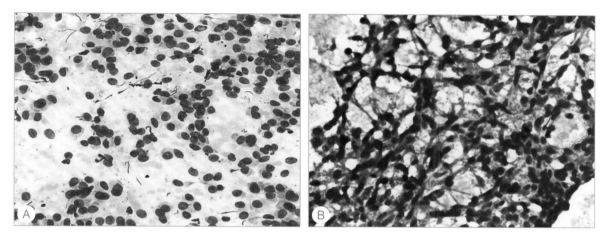

图 17-13　甲状腺髓样癌,FNA 涂片 (Diff Quick 染色,20 ×)

A. 肿瘤细胞呈浆细胞样,细胞排列松散,核偏位;B. 肿瘤细胞呈梭形,核染色质呈细颗粒状(椒盐样),部分核圆,模拟滤泡上皮细胞平铺排列。

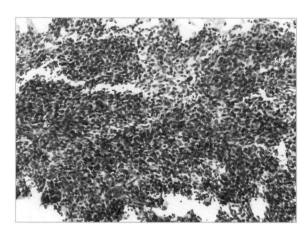

图 17-14　甲状腺低分化癌(岛状癌)FNA 涂片(HE 染色,4 ×)

可见滤泡上皮细胞呈实性巢团状排列,细胞核大小较一致,核浆比增高,伴不同程度的核异型性。

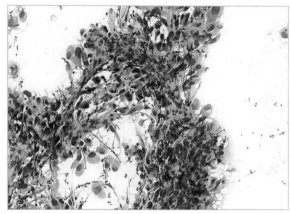

图 17-15　甲状腺未分化癌(间变性癌)FNA 涂片(HE 染色,20 ×)

上皮细胞分化差,异型性明显,排列不规则,诊断需要排除转移。

四、辅助技术

如果细胞病理学家有足够的经验,常规诊断中很少需要辅助技术。然而,在少数情况下,一些辅助技术可以辅助提高诊断的准确性,对某些疾病的预后评估有一定临床意义。

1. 免疫细胞化学技术　相对于免疫组织化学来说,免疫细胞化学显得更有难度和更不易成功,应该谨慎使用。最适合免疫细胞化学的制备品是细胞块(将液体或针头冲洗液离心收集沉淀物,包埋在石蜡块内,提供石蜡连续切片)。

常规诊断甲状腺 FNA 几乎不需要免疫细胞化学支持。但是,对于髓样癌的诊断,免疫细胞化学检测细胞内降钙素和神经内分泌标志物是有所帮助的,检测甲状旁腺激素和嗜铬素可以提示甲状旁腺来源,或通过检测甲状腺球蛋白判断非典型甲状腺肿瘤是否是原发。甚至如果有多张涂片可用,对于可疑淋巴瘤的,也可以通过免疫细胞化学检查淋巴群落的克隆性来判断。尽管如此,对于大多数问题,尤其是对于不典型的甲状腺细胞涂片,却往往不能通过免疫细胞化学来解决。

2. 分子检测 在 FNA 样本上原则上可以从涂片上刮取下来,进行分子研究,但必须保留足以证明诊断的涂片,往往这些涂片上细胞量都有限,不足以做很多分子检测。此外,每一种分子检测都有自己的适用范围和局限性,如何合理高效地利用珍贵的样本是每一个细胞病理学家要考虑的。此外,目前还没有理想标记可用于滤泡性病变的分类,这是导致大多数不确定涂片的原因,并且在常规诊断中也没有建立任何分子标记的共识。

BRAF 在甲状腺 FNA 细胞病理中研究得最多,在 PTC 中其突变率可达 80%,在亚洲人群中甚至更高,*BRAF* 在良性结节却罕见突变。因此,*BRAF* 是 PTC 非常重要的肿瘤标志物,*BRAF* 突变甲状腺结节恶性风险达到 99.8%,然而其敏感性较差。也就是说,FNA 细胞标本伴 *BRAF* 突变可以高度怀疑恶性结节(尤其是 PTC),但 *BRAF* 阴性却不能排除任何恶性肿瘤。

RAS 在分化型甲状腺癌中的突变率仅次于 *BRAF*,在滤泡癌中为 40%~50%,在 PTC 中为 10%~20%,在滤泡亚型甲状腺乳头状癌(FVPTC)中突变率最高,在带乳头状癌细胞核特征的非侵袭性滤泡型甲状腺肿瘤(NIFTP)突变率为 20%~40%。然而,*RAS* 突变在甲状腺良性结节中也有发现,因此限制了其在良恶性判断中的作用。

TERT 启动子突变在分化型甲状腺癌中的发生率为 10%~15%,在低分化甲状腺癌(PDTC)和未分化甲状腺癌(ATC)中为 40%~45%,而在良性结节中比较罕见。*TERT* 启动子突变在甲状腺癌失分化与转移等方面起重要作用,常与 *BRAF*、*NRAS* 发生共同突变,无论是与 *BRAF* 还是 *NRAS* 同时发生突变,都预示着不良的预后。

TP53 基因编码 *P53* 蛋白,其监控细胞周期 DNA 损伤、调控细胞增殖、维持细胞正常生长和抑制恶性细胞增殖。*TP53* 基因突变在各种侵袭型较强的 FVPTC 中常见,而在正常甲状腺组织以及良性病变中未检出突变型 *P53*。因此,目前认为 *TP53* 基因与甲状腺癌去分化有关,往往提示预后不良。

第三节　甲状腺细针穿刺细胞学检查的临床价值及其报告系统

一、临床价值

(一) FNA 对甲状腺结节诊断的可靠性

有研究称,排除掉穿刺样本不满意的情况,对于普通的合格的诊断医师来说,细针穿刺的诊断准确性一般大于 95%,灵敏度为 65%~98%(均值 77.7%),特异性为 72%~100%(均值 85.4%)。值得一提的是,这些研究中,对 FNA 准确性的统计评估都基于与切除甲状腺的组织学报告,然而,对于 PTC 的诊断,细胞学在样本充分的情况下甚至优于组织病理学,这是由于细胞学制片中更容易观察到核的特征(PTC 的诊断核的特征是主要诊断依据),特别是如果 FNA 后出现坏死或纤维化,容易干扰组织学评估。

FNA 对甲状腺结节的诊断可靠性除了取决于穿刺操作者和细胞病理学家的经验,往往也取决于病变本身的特质,某些结节有特定相关的细胞学特点,而另一些则没有那么明确,或者说 FNA 方法无法提供明确的诊断依据。

良性结节中,典型的增生性结节可以得到准确诊断。但当有嗜酸性变、细胞伴有异型性或细胞增生的区域可导致过度诊断。例如桥本甲状腺炎,一般来说细胞学检查可确诊,然而,有时涂片检查会出现过度诊断和不足诊断:桥本甲状腺炎的滤泡细胞,包括嗜酸性变的细胞,有时可能表现为严重的异型性,细胞深染,大小不一,有时可以达到 3~4 倍差异,这时或被过度诊断为肿瘤;相反,密集的淋巴细胞浸润可能遮盖不典型肿瘤细胞的存在,毕竟桥本甲状腺炎常可伴发 PTC。

在恶性肿瘤中,PTC 是最常见的肿瘤类型,通过细胞核形态以及细胞团的空间排列结构可以准确诊断(准确率超过 90%),因此对该类型的肿瘤,只要取材充分,制片合格,就可以获得较高的准确率。髓样癌细胞核的"椒盐样"染色质,是其较为特异的诊断特征,特别是在风干涂片中诊断准确性可以达到 75%~80%,前提是细胞病理学家必须熟悉该类型肿瘤的各种不同的形态亚型。除此之外,髓样癌往往会模拟各种细胞形态,术前明确诊断是必需的也是具有挑战性的。间变性癌由于其核具有明显的恶性特征,明确诊断不难,然而,由于常出现广泛性坏死,很可能仅抽吸到坏死物质。对于甲状腺低分化癌(岛状癌),由于除了细胞排列稍有特点外,其细胞形态单一,没有明显的特异性,与增生活跃的良性滤泡性病变鉴别是难点。另外,对于细胞学诊断的"滤泡性肿瘤或可疑滤泡性肿瘤"[TBS Ⅳ类,甲状腺细胞病理学 Bethesda 报告系统(The Bethesda System for Reporting Thyroid Cytopathology,TBSRTC)],组织学对应包括腺瘤样结界和滤泡性肿瘤(腺瘤和癌)的一系列病变,明确最终诊断需要评估结节包膜情况,在这一诊断要点上,细胞学有明显的局限性。

可以说,在涂片合格的前提下,细胞病理学家越有经验,不确定的诊断就越少。通过增加细胞病理学家的经验,某些诊断的"灰区"可以大大缩小,诊断准确率会增加,然而,由于技术本身的缺陷,这个"灰区"永远不会消失。例如,即使是最有经验的细胞病理学家也无法对结节的包膜侵犯做出评估,从而无法明确其良恶性,甚至无法明确是否一定是滤泡性肿瘤。从这个意义上说,这种"边缘"类型是该方法的真正局限性所在。然而,好在我们对这类诊断只需要给临床医师提供这类病变的可能性,提示其恶性风险,就可以达到临床初诊目的。"滤泡性肿瘤或可疑滤泡性肿瘤"(TBS Ⅳ类),这类诊断具有充分翔实的恶性预测值资料,因为这类诊断的患者大部分都会手术治疗,术后病理检查结果约有 25%~40% 表现为恶性。对于这类不能确定的诊断,镜下所见与其他检查相结合是关键,临床体征、超声检查都是非常有帮助的,结节大小、生长速度、有无包膜或清楚边界、周围淋巴结是否增大等,都是协助判断其性质的依据。

此外,鉴别甲状旁腺病变和腺瘤样甲状腺结节是非常困难的,特别是甲状旁腺腺瘤被误吸(作为甲状腺结节)时。由于缺乏胶质和高细胞性,大多数病例被过度诊断为甲状腺肿瘤,导致不必要的甲状腺切除术。髓样癌是滤泡旁的 C 细胞来源肿瘤,不属于滤泡上皮来源,但有时也可能会缺乏典型的细胞形态,会模拟滤泡上皮形成"伪滤泡样"细胞簇,造成误诊,影响治疗方式。所以,笔者认为对甲状腺结节患者常规检测甲状旁腺激素和降钙素也是有必要的。

恶性淋巴瘤可以是甲状腺原发,也可以继发于全身性病变,淋巴瘤约占甲状腺肿瘤 5%,通常与桥本甲状腺炎有关。对于恶性程度高的淋巴瘤,淋巴细胞异型性大,诊断相对准确。但对于形态学不典型的病变较难诊断,但就涂片也不足以对淋巴瘤进行分类,因此怀疑为淋巴瘤,就需要用于流式细胞术或制作细胞块用以进行免疫细胞化学检测。

(二) FNA 探查甲状腺癌患者颈部淋巴结准确性

有甲状腺癌病史的患者,颈部淋巴结探查是常见的术前检测,阳性预测值较高,而阴性涂片并不能排除转移的存在,因为它可能是由于取样不充分造成。颈部淋巴结转移经常造成出血囊变性,若穿刺囊腔内成分,即使未见到癌细胞,淋巴结囊性病灶仍然高度可疑。如果肿瘤细胞的数量不足以确诊,测量囊性液体中的甲状腺球蛋白是目前常能进行的辅助手段。另外,笔者在工作中发现,PTC 淋巴结转移灶中的癌细胞,有时分化更好,细胞形态更接近于正常滤泡上皮细胞,此时与异位到淋巴结的正常甲状腺细胞难以区分。笔者的经验是,如果有甲状腺癌病史,可将诊断转移标准降低,宁愿相信其为转移灶。究其原因有二:首先,在有甲状腺癌的病史的情况下,相对于异位,癌转移的发生率更高;其次,对患者来说,宁愿将其视为转移而积极治疗,也不愿意忽视该病灶以埋藏隐患。

(三) FNA 在术后随访中的作用

对于术后,手术区周围或相关区域出现的结节,FNA 是一种理想的检查手段。细胞学涂片可以准确区分异物肉芽肿、甲状腺残余组织、淋巴结肿大以及其他与手术病变无关的组织。尤其是在甲状腺癌的情况下,可以明确是否局部复发或淋巴结转移。

二、甲状腺细针穿刺细胞学检查报告系统

细胞病理学报告应作为临床医师处理结节的指南,它反映了每个病例诊断的可能性、恶性风险和局限性。既往,由于甲状腺 FNA 报告术语在不同实验室间差别很大,容易造成临床概念的混乱,不利于临床治疗,也妨碍了各研究机构间的数据共享和比较。所以,如何能使细胞病理学医师与临床医师有效沟通,对于准确理解细胞学报告内容,选择正确的治疗方案至关重要。这就需要建立一套相对规范化的诊断体系,统一病理语言,对病变进行分级,以达到各个科室间的良好的沟通。

（一）甲状腺细胞病理学 Bethesda 报告系统

2007 年 10 月,美国国家癌症研究所(NCI)在马里兰州 Bethesda 召开了甲状腺细针穿刺(FNA)专题会议,对甲状腺 FNA 细胞学提出了一项新的报告系统(之后被命名为 Bethesda 诊断系统或者 TBSRTC 系统),建立了规范化的报告术语、临床处理和恶性风险评估。其是最广泛被接受的甲状腺细胞病理学诊断分类系统,美国甲状腺学会在其颁布的诊治指南中,明确推荐采用 TBSRTC 对甲状腺 FNA 细胞病理学进行诊断分类,TBSRTC 已成为美国临床工作者在甲状腺诊疗方面的蓝皮书,也是目前,我国普遍认可的报告系统。TBSRTC 第 2 版于 2017 年完成修订。两版对比如表 17-1。

表 17-1　两版 TBSRTC 中各类别细胞学结果的恶性风险度和临床处理意见对比

Bethesda 分类	恶性风险度			临床处理意见 [a]	
	2007 版	2016 版		2007 版	2016 版
		NIFTP≠癌	NIFTP=癌		
I. UD/UNS	1%~4%	5%~10%	5%~10%	超声引导下再次 FNA	
II. 良性	<1%~3%	0%~3%	0%~3%	临床和超声随访	
III. AUS/FLUS	5%~15%	6%~18%	10%~30%	再次 FNA	再次 FNA、分子标记物检测或甲状腺腺叶切除
IV. FN/SFN	20%~30%	10%~40%	25%~40%	甲状腺腺叶切除	甲状腺腺叶切除或分子标记物检测
V. SM	60%~75%	45%~60%	50%~75%	甲状腺全切或腺叶切除	甲状腺全切或腺叶切除 [bc]
VI. 恶性	97%~99%	94%~96%	97%~99%	甲状腺全切	甲状腺全切或腺叶切除 [c]

注:[a]. 最终临床处理策略需结合其他因素(如临床表现、超声特点等);[b]. 有研究推荐使用分子标记物检测决策甲状腺手术类型(腺叶切除、全切);[c]. 如果为"怀疑转移性肿瘤"或"恶性(怀疑为转移)",则甲状腺手术可能不适用"。

（二）解读 FNA 报告的"字里行间"

甲状腺结节诊治是一项多学科合作的工作,对于细胞学诊断来说,无论使用哪种报告系统,都需要在团队合作框架下与临床医师达到充分的沟通。临床医师应该了解细胞学诊断的内涵,仔细阅读细胞学报告,以便亲自综合评估病情和报告的相关性,特别是在细胞病理学医师不知道临床情况的时候,即使标本充足,下列各种细胞学诊断的可靠性也各不相同。

1. 良性病变的诊断

（1）胶质结节:富含胶质样物的结节包含分化良好的滤泡上皮细胞和少许吞噬细胞,通常可以较为可靠地判断为良性增生性结节。

（2）腺瘤样结节:富含滤泡上皮细胞的腺瘤样的结节,其诊断为良性的可靠性较低,因为分化良好的肿瘤(滤泡性腺瘤/癌)可能与腺瘤样结节相似。对于该类病变的诊断应该根据临床和超声检查结果进行综合评估,并且应该短时间内随访复查。

(3) 嗜酸细胞化生：嗜酸细胞化生多见于在桥本甲状腺炎，在结节性增生中也可见到，一般为良性。但出现较多嗜酸细胞并排列成拥挤的细胞簇时，并伴随有细胞的不典型性时，不能除外嗜酸性滤泡性肿瘤。另外，当伴随有比较典型的乳头状癌的核的特征时，也应当警惕乳头状癌嗜酸细胞亚型。所以说，桥本甲状腺炎中出现不典型或存在有嗜酸细胞性结节的涂片非常具有挑战性，建议慎重评估。

(4) 淋巴细胞浸润涂片：涂片显示的密集淋巴细胞浸润有可能出现假阳性或假阴性诊断。若淋巴细胞没有明显异型性，一般来说，很大可能是桥本甲状腺炎，但应仔细观察，寻找有无非典型上皮细胞，如果生化或超声检查没有桥本甲状腺炎的证据，则更应慎重。笔者建议临床医师将淋巴细胞丰富涂片的 FNA 诊断与超声和临床表现联系起来，并嘱患者短期随访。

2. 恶性病变的诊断

(1) 乳头状癌：其往往易于诊断，由于其有典型的核的特点以及绝对高的发病率占比，使之诊断可靠性很高，特别是传统型 PTC。而在滤泡型中，主要是大滤泡型，由于缺乏乳头状结构，并且有大量胶质样物的混合，使肿瘤细胞模糊不清，诊断有些困难。另外，对于 PTC 淋巴结转移灶若出现广泛的囊性变性，这种淋巴结的穿刺物往往缺乏肿瘤细胞，因此，淋巴结穿刺样本中出现较多吞噬细胞，应高度怀疑有 PTC 转移，即使没有肿瘤细胞也应提醒临床这种可能性。

(2) 低分化癌：其诊断很容易被漏诊，其涂片中细胞只有轻度至中度的核异型性，所以诊断的准确性可能较低。

(3) 间变性癌：通常很容易诊断，其细胞核有高度异型性和排列紊乱的特点，诊断可靠性较高。但是，同时由于肿瘤生长迅速、中央缺乏血供，往往出现广泛的坏死，导致穿刺样本或被坏死物遮盖，或仅穿刺出大量坏死物质，难以识别或查找肿瘤细胞，这时仍然需要提示临床医师，恶性肿瘤的可能性。

由此可见，认识到肿瘤的多样性，理解 FNA 的应用范围及穿刺局限性，选择合理使用 FNA，正确解读细胞学报告，可以更好地发挥 FNA 在甄别甲状腺结节良恶性方面的高敏感性和特异性的优势，对甲状腺肿瘤及时发现及时治疗。

（贾世军　张思诚）

参 考 文 献

[1] HAUGEN B R,ALEXANDER E K,BIBLE K C,et al. American Thyroid Association management guidelines for adultpatients with thyroid nodules and differentiated thyroid cancer [J]. Thyroid,2015,26(1):1-134.

[2] UCLER R,KAYA C,ÇUHACI N,et al. Thyroid nodules with 2 prior inadequate fine-needle aspiration results:Effect of increasing the diameter of the needle [J]. Endocr Pract,2015,21(6):595-603.

[3] SUZUKI A,HIROKAWA M,HIGUCHI M,et al. Cytological characteristics of papillary thyroid carcinoma on LBC specimens,compared with conventional specimens [J]. Diagn Cytopathol,2014,43(2):108-113.

[4] MYGDAKOS N,SYLVIA N,ANNA T,et al. Liquid based preparation (LBP) cytology versus conventional cytology (CS) in FNA samples from breast,thyroid,salivary glands and soft tissues. Our experience in Crete (Greece)[J]. RGME,

2009,50(2):245-250.

[5] PANDIT A A,PHULPAGER M D. Worrisome histologic alterations following fine needle aspiration of the thyroid [J]. Acta Cytol,2001,45(2):173-178.

[6] ITO Y,TOMODA C,URUNO T,et al. Needle tract implantation of papillary thyroid carcinoma after fine-needle aspiration [J]. World J Surg,2005,29(12):1544-1549.

[7] ITO Y,HIROKAWA M,HIGASHIYAMA T,et al. Clinical significance and prognostic impact of subcutaneous orintrastrap muscular recurrence of papillary thyroid carcinoma [J]. J Thyroid Res,2012,2012:819797.

[8] ITO Y,ASAHI S,MATSUZUKA F,et al. Needle tract implantation of follicular neoplasm after fine-needle aspiration biopsy:report of a case [J]. Thyroid,2006,16(10):1059-1062.

[9] POLYZOS S A,ANASTASILAKIS A D. Systematic review of cases reporting blood extravasation-related complications after thyroid fine-needle biopsy [J]. J Otolaryngol Head Neck Surg,2010,39(5):532-541.

[10] MAYSON S E,HAUGEN B R. Molecular diagnostic evaluation of thyroid nodules [J]. Endocrinol Metab Clin North Am,2019,48(1):85-97.

[11] NIKIFOROV Y E,STEWARD D L,ROBINSON-SMITH T M,et al. Molecular testing for mutations in improving the fine-needle aspiration diagnosis of thyroid nodules [J]. J Clin Endocrinol Metab,2009,94(6):2092-2098.

[12] HUANG M,YAN C,XIAO J,et al. Relevance and clinicopathologic relationship of BRAF V600E,TERT and NRAS mutations for papillary thyroid carcinoma patients in Northwest China [J]. Diagn Pathol,2019,14(1):74.

[13] XING M,HAUGEN B R,SCHLUMBERGER M. Progress in molecular-based management of differentiated thyroid cancer [J]. Lancet,2013,381(9871):1058-1069.

[14] BALOCH Z W,LIVOLSI V A,ASA S L,et al. Diagnosticterminology and morphologic criteria for cytologic diagnosis of thyroid lesions:a synopsis of the National Cancer Institute Thyroid Fine-Needle Aspiration State of the Science Conference [J]. Diagn Cytopathol,2008,36(6):425-437.

[15] ALI S Z,CIBAS E S. The Bethesda system for reporting thyroid cytopathology [M]. New York:Springer,2009.

第十八章

甲状腺组织病理学检查

甲状腺疾病的手术和治疗,离不开精准的病理诊断。一份好的甲状腺肿瘤病理报告需包含以下内容:组织学类型、大小、包膜及血管侵犯情况、淋巴结数量及转移情况、周围组织浸润情况、甲状旁腺、其余甲状腺病变情况、肿瘤分期、特殊染色及分子检测情况。

随着超声及穿刺技术的发展,应用细针吸取(fine needle aspiration,FNA)技术评估孤立性甲状腺结节已经成为一项金标准,但仍有较多病变无法依赖细胞学改变作出诊断,所以甲状腺术中常需要术中冷冻进一步明确。而实际上的术中冷冻有效性也依赖 FNA 的诊断,总结为:①穿刺诊断"明确恶性",不需要做冷冻诊断;②穿刺诊断"滤泡性病变""滤泡性肿瘤"或"Hürthle 细胞肿瘤",冷冻诊断的价值有限或无价值;③穿刺诊断"可疑为癌",冷冻切片最有助于判定良恶性。

据报道术中冷冻准确率高且经济,恶性诊断率大于 78%,但仍存在延迟率及假阴性率较高的情况,这则需术后石蜡进一步补充、完善,形成完整准确的甲状腺肿瘤报告。

第一节　甲状腺的组织学和胚胎发育

一、甲状腺的组织学特点

(一) 大体检查特征

甲状腺为左右对称形似蝴蝶的实质性器官,右叶比左叶稍长。甲状腺表面被覆薄层结缔组织被膜,被膜可伴随血管和神经伸入腺体实质,将实质分为大小不等,分界不明显的小叶。甲状腺具有丰富的血供,呈棕红色。

(二) 组织学特征

甲状腺滤泡是甲状腺的基本单位,由单层上皮细胞围绕形成的圆形或卵圆形结构,周围具有基底膜,滤泡被覆上皮被称为滤泡细胞,滤泡壁周围还存在 C 细胞(滤泡旁细胞)。滤泡腔内含较为黏稠的胶质,是由滤泡细胞分泌的蛋白,主要成分是碘化甲状腺球蛋白。滤泡间由疏松的纤维结缔组织分割,由于功能状态和个体年龄不同,滤泡直径变化较大,甚至在同一甲状腺不同区域也不同(图 18-1)。

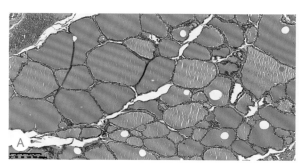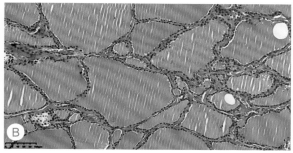

图 18-1　正常甲状腺的组织学表现

A. 正常甲状腺由甲状腺滤泡组成(HE,100×);B. 正常甲状腺单层上皮细胞围绕形成的滤泡结构,滤泡腔内含粉染的胶质,滤泡间由疏松的纤维结缔组织分割(HE,200×)。

滤泡细胞的形态和大小依据甲状腺的功能状态可出现扁平状内皮细胞样),立方形和柱状(圆柱状)3 种变化。扁平状上皮功能处于静止状态,立方形细胞最为多见,其主要功能为分泌胶质,柱状细胞少见,其功能包括重吸收胶质,解离活性激素并释放入血。细胞顶端细胞质多弱嗜酸性,少数情况下可出现强嗜酸性颗粒状细胞质,被称为嗜酸性细胞(即 Hürthle 细胞)。

C 细胞(滤泡旁细胞)被认为起源于神经嵴,多位于滤泡壁周围,基底膜内侧,细胞顶部不伸入滤泡腔。C 细胞具有内分泌功能,可以分泌和存储降钙素。

(三) 电镜下特征

电镜下,滤泡细胞呈单层排列附着于基底膜上,基底膜厚约 35~40nm,其将滤泡和间质分隔开。滤泡细胞表面可见微绒毛,在功能活跃的细胞中可观察到微绒毛增多、变长。相邻细胞膜相互交错朝向顶部形成连接复合体。细胞质内含不同数量的内质网、线粒体、溶酶体。C 细胞在电镜下可见细胞质内的神经内分泌颗粒。

二、甲状腺及其相关器官的胚胎发育

(一) 甲状舌管

甲状腺是人类最早发育的内分泌腺体,源自内胚层,最初是由一个中央始基和两个侧面始基构成。约在胚胎发育第 4 周末,中央始基起自位于盲孔的原始咽底部,形成一个沿正中向尾端生长的管状反折,该结构被称为甲状舌管。

（二）异位甲状腺及其他

异位甲状腺由于甲状腺沿着甲状舌管移动不完全形成的,可发生于下降过程中的任意部位。90%的异位甲状腺组织位于舌底,如果移动过度,异位会出现在前纵隔的胸骨后部位。约有75%的病例由于甲状腺整体不下降,以至在正常位置无甲状腺存在,这种异位甲状腺是患者唯一的甲状腺组织和甲状腺素的来源,因此进行切除前需仔细检查。

第二节　常见甲状腺疾病的组织病理学特点

一、甲状腺炎性病变

（一）急性甲状腺炎

急性甲状腺炎是一种少见的甲状腺炎症,与感染有关。甲状腺肿胀、压痛,典型的组织学变化是甲状腺内大量中性粒细胞浸润及组织坏死,化脓性炎常见微脓肿形成,甲状腺滤泡破坏,血管扩张充血,有时看见细菌菌落。

（二）亚急性甲状腺炎

亚急性甲状腺炎是一种自限性非化脓性炎症,病程较桥本甲状腺炎短较急性甲状腺炎长,故称为亚急性甲状腺炎。病变可局限于一侧甲状腺,也可累及双侧。病变区似单发结节,边界不规则,切面灰白、灰黄色,质实,橡皮样。病变早期炎症活跃,部分滤泡破坏被中性粒细胞代替,形成微小脓肿。随着病程进展,胶样物质溢出引起间质内多核巨细胞反应,形成肉芽肿性炎,但无干酪样坏死。间质可见多量嗜酸性粒细胞、中性粒细胞及浆细胞。本病具有自限性,愈合期可见滤泡上皮再生、间质纤维化,多核巨细胞和单核细胞逐渐消失,滤泡破坏最严重处有广泛瘢痕形成（图 18-2A）。

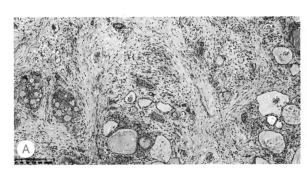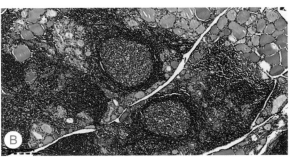

图 18-2　亚急性甲状腺炎和桥本甲状腺炎的病理学表现

A. 亚急性甲状腺炎（HE,100×）以滤泡为中心形成多发肉芽肿,可见多核巨细胞;B. 桥本甲状腺炎（HE,100×）显示淋巴滤泡生发中心形成伴有滤泡上皮嗜酸性变。

(三) 自身免疫性甲状腺炎

自身免疫性甲状腺炎是包括淋巴细胞性甲状腺炎和桥本甲状腺炎在内的一类疾病,为甲状腺自身免疫性疾病可能表现的两种主要形式之一,另一种形式是 Graves 病。

形态学上,淋巴细胞广泛浸润腺体伴生发中心形成,尤其是在自身免疫性甲状腺炎。当滤泡弥漫性增生时为 Graves 病,当滤泡相对正常时为淋巴细胞性甲状腺炎,而当滤泡内衬广泛嗜酸性变的滤泡细胞时为桥本甲状腺炎。

桥本甲状腺炎表现为甲状腺弥漫性增大,质地坚硬,有时伴有气管或食管压迫的征象。典型桥本甲状腺炎病例显示甲状腺弥漫性对称增大,切面质脆,呈不明显或明显的结节状改变,黄灰色与增生的淋巴结非常相似。镜下特点是间质的淋巴细胞浸润和滤泡上皮的嗜酸性变 (图 18-2B)。大多数甲状腺滤泡萎缩,但可具有再生性增生特征。

(四) 木样甲状腺炎

木样甲状腺炎又称慢性纤维性甲状腺炎、Riedel 甲状腺肿、Riedel 甲状腺炎、侵袭性甲状腺炎等,罕见。病变甲状腺大小正常或稍大,不对称,灰白色,质硬,与周围组织紧密粘连,边界不清。病变常超越被膜,侵及周围组织器官,因此压迫症状表现与甲状腺肿大程度常不一致。病变早期,镜下可见大量淋巴细胞浸润形成淋巴滤泡,随着病程进展,甲状腺滤泡上皮细胞萎缩,组织破坏,小叶结构消失,被广泛玻璃样变性的纤维性病变取代。

二、甲状腺肿

甲状腺肿是指甲状腺代偿性持续增大。依据病变范围分为弥漫性甲状腺肿和结节性甲状腺肿。依据甲状腺的功能分为非毒性甲状腺肿和毒性甲状腺肿。

(一) Graves 病/毒性弥漫性甲状腺肿

Graves 病是一种自身免疫性疾病,通常发生在年轻女性,是一种综合征,表现包括:①甲状腺弥漫性增生肿大;②甲状腺功能亢进;③突眼;④足背或胫前皮肤局限性水肿,后两者不一定在每例病例中都出现。

大体上可以观察到病变甲状腺对称性弥漫性肿大,包膜光滑,呈润泽的红色,切面红棕色肌肉样,实质,无结节,有较为正常的小叶结构。镜下,甲状腺可见滤泡显著增生,内衬上皮细胞为高柱状,核位于基底,染色正常或深染。高柱状的上皮可出现明显的乳头状内折,形成许多无分支的乳头突入滤泡腔内。滤泡内胶质明显减少,稀薄色浅,胶质周围有许多空泡。间质血管充血,可有多量淋巴细胞浸润和具有生发中心的淋巴滤泡形成 (图 18-3)。

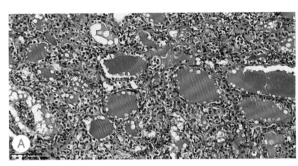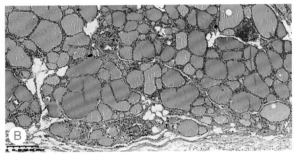

图 18-3　Graves 病与单纯性甲状腺肿的病理学表现

A. Graves 病滤泡增生,胶质周围大量空泡(HE,200×);B. 单纯性甲状腺肿增生结节缺乏确切包膜,结节由被覆扁平上皮的巨大滤泡构成(HE,100×)。

(二) 非毒性/单纯性甲状腺肿

甲状腺结节性增生是最常见的甲状腺疾病。大体上可见甲状腺增大,形态扭曲,一叶腺体常大于另一叶,被膜完整,可紧张。切面见多结节,大多数没有包膜,常可见出血、钙化和囊性变等。初期甲状腺滤泡上皮增生呈高柱状,胶质含量减少;后期滤泡萎缩,大量类胶质潴留,伴或不伴结节形成(图 18-3)。

三、肿瘤

常见甲状腺肿瘤大多数是原发性上皮性肿瘤,传统上将它们分为腺瘤和癌。从组织发生/分化的观点出发,人们往往根据受累细胞的种类将甲状腺肿瘤分为三个主要类别,然后再一步将其分为良性和恶性:①显示滤泡细胞分化的肿瘤;②显示 C 细胞分化的肿瘤;③既显示滤泡细胞分化又显示 C 细胞分化的肿瘤。

属于第一种类型的肿瘤占病例总数的 95% 以上,其余多为第二种类型。

(一) 良性肿瘤

1. 腺瘤或腺瘤结节　滤泡性腺瘤的定义是显示滤泡细胞分化证据的具有包膜的良性肿瘤,缺乏包膜、血管或其他类型浸润的证据,同时也缺乏乳头状癌的核特征。

腺瘤几乎总是单发,其特征无论大体还是镜下均可见到完整薄包膜。镜下,腺瘤可表现为各种形态,既可单独发生也可合并存在,包括正常滤泡性(单纯性)、巨滤泡性(胶性)、微滤泡性(胎儿性)以及小梁状/实性(胚胎性)腺瘤(图 18-4A)。不同类型之间的形态学差异可以非常显著,但没有明确的临床意义,不过会引发不同的鉴别诊断。

2. 玻璃样变梁状肿瘤　玻璃样变梁状肿瘤是一种特殊的腺瘤,该病变呈明显的梁状排列,并有突出的玻璃样变表现,玻璃样变既可出现在肿瘤细胞胞质内,也可出现于细胞外间隙中。小梁或直或曲,形成奇特的"器官样"结构。

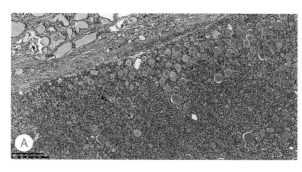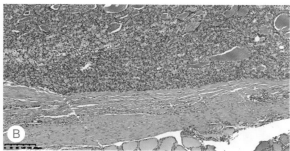

图 18-4　腺瘤与非典型滤泡腺瘤的病理学表现

A. 腺瘤(HE,100×)见完整的薄包膜,见微滤泡性的滤泡较弥漫排列,未见确切核分裂;B. 非典型滤泡腺瘤(HE, 100×)细胞具有异型性,但无包膜或血管侵犯证据。

3. 非典型滤泡腺瘤　非典型滤泡腺瘤是指具有显著细胞增生、细胞结构形态不规则但缺少被膜或血管侵犯证据的腺瘤(图 18-4B)。

（二）恶性肿瘤

1. 甲状腺乳头状癌　甲状腺乳头状癌是最常见的甲状腺癌,占甲状腺癌的 60%~70%,也是最常见的内分泌恶性肿瘤。甲状腺癌患者总体预后极好,与普通人群没有显著差异,其中患病年龄有重要的预后意义。

（1）病理学特征:大体上,大多数乳头状癌灰白,实性,浸润性生长,切面可有颗粒感,由于砂砾体和钙化的出现,切面具有砂粒感,出现广泛钙化时甚至难以剖开。乳头状癌常见多灶病变。10%~20% 肿瘤边界清楚,具有完整包膜。

镜下,肿瘤呈浸润性生长,可见有着复杂分支,含纤维血管轴心的真乳头。表面被覆单层或复层立方细胞,部分可以呈鞋钉样。乳头的间质水肿或玻璃样变,40%~50% 的乳头状癌中存在砂砾体。

乳头状癌的细胞具有特征性的细胞核,当前对乳头状癌的诊断更多是依靠特征性的核,而非乳头状结构。细胞核的特征包括:①毛玻璃状细胞核,体积较大并出现重叠,核仁常不明显,推挤核膜,表现为核膜增厚;②核内假包涵体,实质为细胞质内陷,表现为轮廓清晰的嗜酸性囊泡;③核沟,常见于卵圆形或梭形细胞核中,通常沿核的长轴走行,核沟是冗赘的核膜内折形成的表现(图 18-5)。

（2）免疫组化:TTF-1、TTF-2、PAX8 在乳头状癌肿瘤细胞中呈阳性,甲状腺球蛋白也始终呈阳性,而 TPO 表达减少。与正常滤泡细胞相似,乳头状癌 CK(广谱 CK、CAM5.2、AE1/AE3)呈阳性。

乳头状癌与其他甲状腺疾病鉴别是也十分重要。HBME-1、galectin-3、CK19 是乳头状癌中表达率较高的标志物,同时 CD56 阴性,以上标记物联合使用更有效。

（3）分子病理:经典乳头状癌的特征性遗传改变是 *BRAF* p. V600E 突变和 *RET/PTC*、*NTRK* 或 *ALK* 重排。

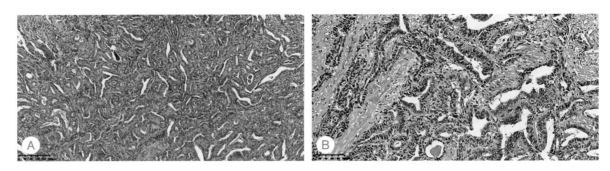

图 18-5　乳头状癌的病理学表现

A. 乳头状癌（HE，100×）见有着复杂分支，含纤维血管轴心的真乳头；B. 乳头状癌（HE，200×）乳头状癌核特征，毛玻璃样，具有假包涵体及核沟。

　　BRAF p. V600E 突变是乳头状癌最常见的分子改变，其中高细胞亚型与该突变关联性最强，见于 90% 以上的病例。

　　RET/PTC 是乳头状癌中发生的癌基因融合的经典类型。该种类型发生于近 30% 的乳头状癌中，*RET* 重排的癌组织学上具有经典乳头状表现，伴有典型的核形态改变和砂砾体。

　　NTRK1 基因可与 *TPM3*、*TPR* 和 *TFG* 发生重排，*NTRK3* 可与 *ETV6* 发生重排。

　　ALK 重排存在于 1%~5% 的乳头状癌，最常见的重排是 *STRN/ALK* 重排。发生 *ALK* 重排的乳头状癌以滤泡为主，呈浸润性生长，常有实性区，或出现弥漫硬化型乳头状癌的组织学特征。

　　(4) 预后因素：乳头状癌患者总体预后极好，与预后相关因素包括：青年发病常与良好与后有关；甲状腺外侵犯者预后较出现侵犯者差；镜下的类型、分级与预后关系密切；肿瘤大小与预后大致呈负相关；多中心性更易出现转移，且无病生存率较低；淋巴结转移意义有限；远处转移至肺对预后有不利影响；低分化、鳞状或间变性癌对预后有明显不利影响；*TERT* 启动子突变与不良预后相关，与 *BRAF* p. V600E 突变共存的情况下，其可能存在更强侵袭行为。

　　(5) 乳头状癌各种亚型

　　1) 微小乳头状癌：微小乳头状癌被定义为直径≤1cm 的乳头状癌。镜下特征与较大的乳头状癌相同。微小乳头状癌可出现颈部淋巴结转移，远处转移极其少见，预后通常很好（图 18-6A）。

　　2) 滤泡亚型乳头状癌：滤泡型乳头状癌是一类几乎完全或完全由滤泡组成的乳头状癌，对其的诊断几乎完全基于乳头状癌特征性的核。该型易出现淋巴结转移（图 18-6B）。

　　3) 高细胞亚型乳头状癌：这是一种相对常见的变异性，其特征是乳头内衬一层高度至少是宽度 3 倍的高细胞，并含有丰富的嗜酸性胞质。

　　4) 柱状细胞亚型乳头状癌：柱状细胞亚型是比经典型更具侵袭性的一种罕见亚型。其特征是混合性乳头、复杂腺体、筛状核实性结构，被覆高柱状上皮细胞。柱状细胞亚型预后与肿瘤分期有关。

　　5) Warthin 瘤样亚型乳头状癌：Warthin 瘤亚型形态类似于唾液腺 Warthin 瘤，肿瘤具有乳头状结构，细胞具有乳头状癌细胞核特征，乳头间质内有显著的淋巴细胞浸润。该亚型预后类似于

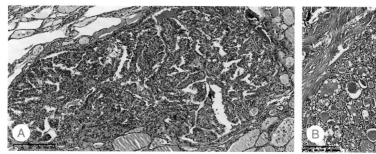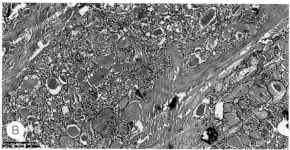

图 18-6　微小乳头状癌和滤泡亚型乳头状癌的病理学表现

A. 微小乳头状癌直径 <1cm,具有复杂分支的真乳头,细胞核具有乳头状癌核特征(HE,100×);B. 滤泡亚型乳头状癌由滤泡组成,具有乳头状癌特征性的核(HE,200×)。

分期及大小相似的经典型乳头状癌。

6）弥漫硬化型乳头状癌:弥漫硬化型为一种弥漫性累及一叶或两叶的亚型,致密硬化,广泛实性病灶,可见大量砂砾体及淋巴细胞浸润。淋巴结转移几乎总是存在,肺转移常见,甚至可以发生脑转移,其无病生存率低于普通型乳头状癌,但接受良好治疗后,其死亡率与经典型一致。

7）实性型乳头状癌:该种亚型常见于儿童,特征为圆形或不规则的实性细胞巢,可将其视为填满的滤泡,细胞具有乳头状癌核的特征。较经典型的乳头状癌,远处转移率较高,预后稍差。

8）具有乳头状核特征的非浸润性甲状腺滤泡型肿瘤:具有乳头状核特征的非浸润性甲状腺滤泡型肿瘤(noninvasive follicular thyroid neoplasm with papillary-like nuclear features,NIFTP),这种肿瘤完全由包膜包绕,边界清楚,与邻近实质形成平滑轮廓,呈滤泡样生长,无乳头状结构,但具有乳头状癌的细胞核改变(图 18-7)。该亚型患者,肿瘤复发或转移的可能性小于 1%,相反,如果出现包膜或血管侵犯者,预后较差。

2. 滤泡癌　滤泡癌定义为一种起源于滤泡细胞的甲状腺恶性肿瘤,不存在诊断性乳头状癌核的特征。滤泡癌是一种相对少见的肿瘤,对其诊断主要是依据是否出现包膜、血管或邻近甲状腺组织侵犯。

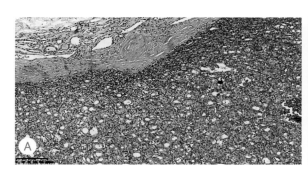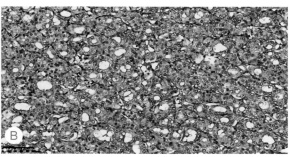

图 18-7　NIFTP 的病理学表现

A. NIFTP 完整包膜包绕,肿瘤呈滤泡状生长,但未侵犯包膜(HE,100×);B. NIFTP 肿瘤细胞具有典型的乳头状癌核特征,即毛玻璃样,可见假包涵体及核沟(HE,200×)。

滤泡癌几乎总是单发,通常通过血行转移。滤泡状癌最常见转移部位是肺和骨,转移灶可表现比原发灶更好的分化形态。滤泡癌较乳头状癌预后差。

(1)病理学特征:大体上,滤泡癌具有厚包膜、实性、有肉质感、黄褐色至浅棕色,有些可有光泽感,可继发出血、囊性变。广泛浸润的滤泡癌可缺乏完整的包膜,肿瘤主体向外扩张浸润。

镜下,滤泡癌被覆较厚的纤维性包膜,表现变异很大,可形成欠佳的滤泡、筛状区域或小梁状结构,罕见情况甚至可能出现肿瘤完全由梭形细胞构成。诊断滤泡癌须见到包膜侵犯和/或血管侵犯(图18-8)。

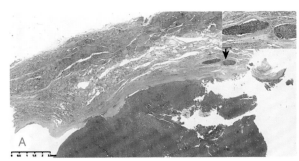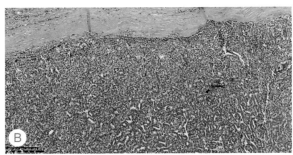

图18-8　滤泡癌的病理学表现

A. 滤泡癌较厚的纤维性包膜,其内见形成欠佳的滤泡及筛状排列的肿瘤细胞,可见明显的包膜侵犯及血管内癌栓(箭头所示)形成(HE,50×);B. 滤泡癌肿瘤形成欠佳的滤泡、小梁状结构,未见乳头状癌核特征(HE,100×)。

(2)免疫组化:免疫组化染色显示,TG、低分子量CK、EMA、TTF-1、TTF-2以及PAX8染色呈阳性,滤泡癌的增值指数高于腺瘤,但对单个病例诊断帮助有限。

(3)分子生物学:约65%的滤泡癌中有克隆型核型异常,伴有数量变化和结构异常。

最常见的原癌基因突变是*RAS*突变,为滤泡状生长肿瘤的标志物,可能通过失去分化促进肿瘤的进展。

部分滤泡状癌具有*PAX8/PPARG*重排,并产生被称为PPFP的融合蛋白。与女性、年龄较轻、富于细胞和浸润性特征性有关,但阳性病例的远处转移的风险较阴性低。

PI3K/PTEN/ATK通路的异常活是由*PTEN*胚系失去功能性基因突变导致的,发生在Cowden综合征患者中,滤泡癌是此综合征的一种表现。

*TERT*启动子突变约占滤泡癌的17%,在部分滤泡癌中,可于*RAS*突变共存。*TERT*启动子突变与预后不良有关。

3. 低分化癌　低分化癌显示有限的滤泡细胞分化证据,形态学和生物学特征介于分化型和未分化型甲状腺癌之间。大多数肿瘤呈岛状生长方式,又被称为"岛状癌"。

低分化癌患者常为中老年,故存在较大比例带病生存的患者最终死于肿瘤,长期死亡率接近50%,死因通常为转移。年龄大、肿瘤体积大、甲状腺外扩散和淋巴结转移与预后差相关。

大体上肿瘤有部分包膜,呈浸润性生长,灰白、实性、质硬,出血、坏死常见。镜下以大的实性巢状生长,常间隔以数量不等的发育不良小滤泡。可有似淀粉样变的硬化间质,坏死、血管浸润常见。肿瘤细胞相对较小,大小一致,圆形深染或泡状核,核仁不明显(图 18-9A)。

4. 未分化癌 未分化癌占甲状腺癌的 2%~5%,,表现为甲状腺或甲状腺肿物的快速增大,常出现局部或远处转移。

未分化癌组织学特征变化不定,常用梭形和巨细胞癌来描述这一高度多形性和浸润性的肿瘤特征。一些肿瘤可全部呈肉瘤样,梭形细胞交叉束状或无规则排列,细胞核中到重度异型性,核分裂象可见,凝固性坏死常较广泛。常见显著的炎症反应,以中性粒细胞最为突出,肿瘤淋巴管血管浸润常见,浸润血管壁可使管腔消失(图 18-9B)。

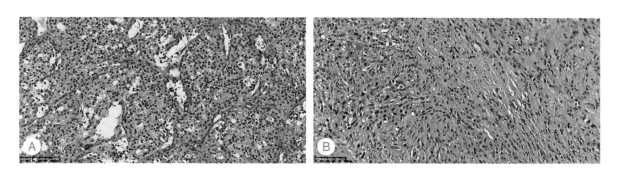

图 18-9 **低分化癌和未分化癌的病理学表现**

A. 低分化癌肿瘤呈实性巢状或岛状生长,血管丰富,肿瘤细胞相对较小,大小一致,圆形深染,核仁不明显(HE,200×);B. 未分化癌无残存滤泡,肿瘤呈肉瘤样(HE,200×)。

手术时无淋巴结转移者预后好,出现淋巴结转移、癌组织内有坏死、核分裂多及梭形细胞者预后差。

5. 髓样癌 髓样癌是由 C 细胞构成的一种甲状腺恶性肿瘤,能特征性地分泌降钙素。特征是发病年龄早、多中心和双侧肿瘤,并伴有 C 细胞增生。

髓样癌主要采取手术治疗,患者的最重要的预后因素是疾病分期和发病年龄。

大体上,经典髓样癌呈实性,质硬,无包膜,但边界相对清楚,切面呈灰色到淡黄色。镜下,髓样癌形态差异非常大,生长方式可以是类癌样、副神经节瘤样、小梁状、腺样或假乳头状。淀粉样物质沉积可广泛、局限于砂砾体样凝结物中或完全缺如。有时,淀粉样物质还能引发明显的异物巨细胞反应,出现真正的砂砾体(图 18-10A)。

髓样癌 CK、广谱神经内分泌标志物、降钙素、CEA 和 TTF-1 阳性。免疫组化诊断中具有重要意义,大多数病例几乎所有细胞降钙素呈强阳性(图 18-10B)。

6. 淋巴瘤 甲状腺原发的淋巴瘤罕见,常发生在桥本甲状腺炎或淋巴细胞性甲状腺炎的基础上。甲状腺常迅速增大,可出现气管或喉的压迫症状。

大体上,淋巴瘤在甲状腺内形成边界不清、质韧或质软的肿块,切面浅棕色、实性、鱼肉状,质地均匀,可有坏死。

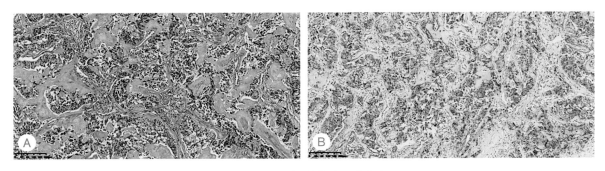

图 18-10　髓样癌的病理学表现

A. 髓样癌呈小梁状生长，间质见淀粉样变（HE，100×）；B. 髓样癌降钙素弥漫阳性（IHC，100×）。

甲状腺原发霍奇金淋巴瘤极为罕见，而弥漫大 B 细胞淋巴瘤和黏膜相关淋巴组织结外边缘区淋巴瘤占绝大多数。黏膜相关淋巴组织结外边缘区淋巴瘤发展缓慢，播散前会长时间局限于甲状腺内，预后较好，但发生大细胞转化时预后变差，但对放射治疗反应敏感。

7. 甲状腺肉瘤　各种组织学类型的肉瘤发生在甲状腺均有个案报道。这些肿瘤包括纤维肉瘤、平滑肌肉瘤、软骨肉瘤、脂肪肉瘤、骨肉瘤及恶性外周神经鞘瘤。但需与梭形细胞或巨细胞未分化癌鉴别。

（刘　洋　汪　旭）

参 考 文 献

[1] GOLDBLUM R J. Rosai and Ackerman's surgical pathology［M］. 11th ed. Singapore：Elsevier，2018.

[2] CHRISTOPHER D M F. Diagnostic histopathology of tumors［M］. 4th ed. Singapore：Elsevier，2013.

[3] MAHUL B A，STEPHEN B E，FREDERICK L G，et al. AJCC Cancer Staging Manual［M］. 8th ed. Chicago：American College of Surgeons，Springer Science+Business Media，2018.

[4] HEILO A，SIGSTAD E，GRØHOLT K. Atlas of Thyroid Lesions［M］. New York：Springer，2011.

[5] 周庚寅，觉道健一. 甲状腺病理与临床［M］. 北京：人民卫生出版社，2005.

[6] THOMPSON L D. Ninety-four cases of encapsulated follicular variant of papillary thyroid carcinoma：A name change to noninvasive follicular thyroid neoplasm with papillary-like nuclear features would help prevent overtreatment［J］. Mod Pathol，2016，29（7）：698-707.

[7] GRANI G，LAMARTINA L，DURANTE C，et al. Follicular thyroid cancer and Hürthle cell carcinoma：challenges in diagnosis，treatment，and clinical management［J］. Lancet Diabetes Endocrinol，2018，6（6）：500-514.

辅助治疗篇

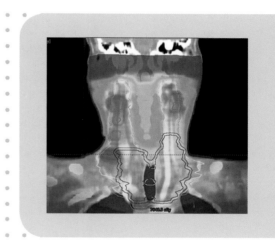

第十九章

甲状腺癌的放射治疗

甲状腺癌是头颈部发病率最高的恶性肿瘤,大多数为分化型甲状腺癌,发展较慢,手术为其主要治疗手段。甲状腺癌一般被认为是放射治疗不敏感肿瘤,但是对难以彻底切除的分化型甲状腺癌、部分髓样癌、甲状腺未分化癌或部分低分化癌,外照射放疗(external beam radiation therapy, EBRT)对提高肿瘤局部控制率,改善患者生存仍然有重要的意义。本章将介绍放射治疗的基本原理及外照射放疗在甲状腺癌治疗中的应用。

第一节　放射治疗的原理及基本概念

一、放射治疗原理

肿瘤的放射治疗是利用放射性核素产生的 α 射线、β 射线、γ 射线以及加速器产生的 X 射线、电子束、质子束、中子束、其他粒子束等治疗肿瘤的方法。

临床上应用最为广泛的 X 射线、β 和 γ 射线等属于电离辐射。电离辐射直接作用于 DNA 等靶分子,造成化学键断裂、分子破坏,这被称为辐射的直接作用。电离辐射也可作用于组织和细胞内的水分子,形成具有高度活性的自由基,继而破坏 DNA 分子的完整性,这被称为辐射的间接作用。电离辐射的直接或间接作用引起的 DNA 损伤如不能得到及时和准确的修复,可导致细胞分裂受阻或细胞死亡,这就是放射线杀灭肿瘤,以及造成正常组织损伤的生物学基础(图 19-1)。

二、放射治疗靶区及勾画

1. 肿瘤区　肿瘤区(gross target volume, GTV)指肿瘤病灶,为常规诊断手段(包括临床查体、影像学检查、病理学检查等)能够诊断出的、可观察到的恶性病变的范围,除了原发病灶,GTV 也可以为转移的淋巴结和其他转移性病变。

2. 临床靶区　临床靶区(clinical target volume, CTV)指肿瘤的临床病灶、亚临床灶以及肿瘤可

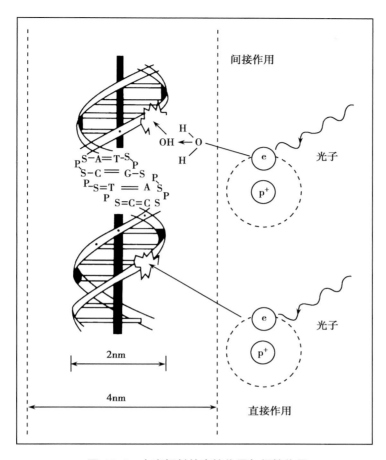

图 19-1　**电离辐射的直接作用与间接作用**

(引自:埃里克,阿马托.放射生物学——放射与放疗学者读本:第 7 版.卢铀,刘青杰,译.北京:科学出版社,2015)

能侵犯及循淋巴引流转移的范围。

CTV 常包括两部分:一部分是高危 CTV,指原发肿瘤周围很有可能受侵的区域或很有可能转移的区域(包括瘤床区域和阳性淋巴结所在区域);另一部分是低危 CTV,一般是根据肿瘤的生物学行为推断出的可能出现转移的区域,其包含肿瘤细胞的风险低于高危区域。

CTV 需要放疗医师对 GTV 范围、侵犯途径和肿瘤生物学行为有充分认识,在遵循专业规范基础上,结合医师经验进行勾画。

3. 计划靶区　计划靶区(planning target volume,PTV)指患者定位及计划坐标系通过摆位转移到治疗机坐标系过程中,以及治疗过程中各种变化等因素引起的 GTV 或 CTV 的变化范围。

4. 勾画危及器官计划体积　危及器官(organ at risk,OAR)在放射治疗计划设计中非常重要,尤其是头颈部病灶放射治疗的患者,为避免严重不良反应,需逐一勾画各危及器官,如脑干、脊髓、下颌骨、喉、气管、内耳等。计划评估时,危及器官的限量标准一般参照北美放射肿瘤协作组(Radiation Therapy Oncology Group,RTOG)、临床正常组织效应定量分析(quantitative analysis of normal tissue effects in the clinic,QUANTEC)相关报告(图 19-2、图 19-3)。

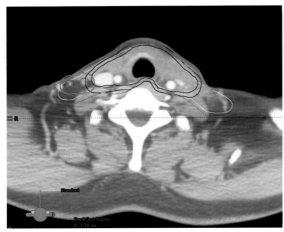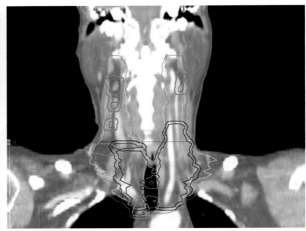

图 19-2　靶区设计及命名（术后病侧）

GTV（大体肿瘤）　　　　　　　　　　　　PGTV（大体肿瘤计划靶区）

CTV（肿瘤预防区域）　　　　　　　　　　PCTV（肿瘤预防区域计划靶区）

CTVln（淋巴引流区预防区域）　　　　　　PCTVln（淋巴引流区预防区域计划靶区）

此处 GTV 为转移淋巴结，也可命名 GTVln

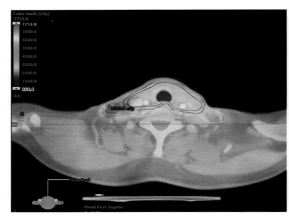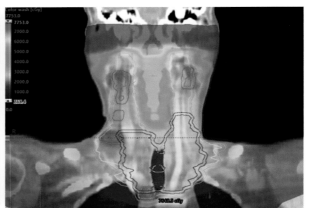

图 19-3　靶区计划设计的剂量分布图

此处色彩由蓝色向红色渐变代表剂量由低向高递增

三、放射治疗剂量及分割

原发肿瘤和阳性淋巴结通常需要给予 6 600cGy/7 周以上的照射，低危区域预防照射剂量为 5 000cGy/5 周。如果患者存在以下高危因素部位，为达到更高的肿瘤控制率，需将剂量增加到 6 000cGy/6 周：①T_3、T_4 期肿瘤切除术后瘤床区域；②阳性淋巴结所在区域。

四、放疗实施流程

（一）第一部分：放射治疗定位

CT 模拟（CT simulation，CT-sim）定位提供影像用于建立坐标系、勾画靶区和调强计划的制订。

头颈部放疗患者通常取仰卧位,并采用热塑膜结合定位垫的复合形式进行固定。

（二）第二部分:计划设计、评估及质量验证

在获取定位 CT 影像后,由放疗医师进行靶区及危及器官勾画,并给予处方剂量和正常组织限量。经上级医师核查后,由放疗物理师在计划系统上根据医师要求设计 IMRT 计划,并由医师和放疗物理师共同确定该计划是否满足临床要求。制订好的放疗计划交由各级放疗医师和物理师共同进行质量核查,并由物理师对计划进行核对及验证。

（三）第三部分:治疗摆位及计划实施

完成计划制订及验证后,患者治疗前通常还需要进行治疗前的复位。放疗开始实施后需每周至少进行一次位置验证以确保治疗实施的精确性。放疗医师需定期核对治疗单并对患者进行相关检查以评估病情变化、不良反应等,必要时进行放疗计划修改。

第二节　甲状腺癌的放射治疗

一、分化型甲状腺癌外照射放疗

分化型甲状腺癌的主要治疗手段为手术联合 ^{131}I 治疗。目前还没有大型随机对照试验来定义甲状腺癌 EBRT 辅助治疗的适应证。欧洲学者对分化型甲状腺癌进行了前瞻性多中心试验,以评估辅助 EBRT 在局部晚期分化型甲状腺癌中的益处,然而该试验因为只有 16% 的患者同意随机加 EBRT 而过早结束。该试验被转化为前瞻性队列研究,随后的结果亦未能定义 EBRT 在该人群中的作用。因此,分化型甲状腺癌 EBRT 的建议是基于机构的回顾性经验。表 19-1 总结了部分共识和指南中提出的分化型甲状腺癌外照射适应证。

表 19-1　不同共识和指南提出的分化型甲状腺癌外照射放疗的适应证

适应证	ATA 指南（2015）	NCCN 指南（2021,第 1 版）	AHNS 指南（2016）	国内专业委员会相关共识（2019 和 2020）*
外照射作为辅助治疗手段	不推荐用于术后常规辅助治疗。但侵犯上呼吸消化道（气管和食管）者,可考虑手术、^{131}I 联合外照射	术后有残留,且无法再次完全切除者均可通过 MDT 讨论外照射价值。对残留肿瘤侵犯到重要器官者,或残留肿瘤进展迅速者,推荐外照射放疗	不推荐用于术后常规辅助治疗。对于大于 45 岁,术后有残留或不可切除的局部病灶可考虑外照射。不推荐于小于 45 岁、病灶局限且亲 ^{131}I 的患者。大于 45 岁,高度怀疑镜下残留且可能不摄碘者可以考虑外照射（多见于严重的周围组织侵犯或多次手术的复发患者）	不推荐用于术后常规辅助治疗。但局部姑息治疗为目的,或术后肉眼残留且无法手术或 ^{131}I 清除,可考虑外照射放疗

适应证	ATA 指南（2015）	NCCN 指南（2021，第 1 版）	AHNS 指南（2016）	国内专业委员会相关共识（2019 和 2020）*
复发肿瘤	局部复发且不能通过手术切除，或伴随淋巴结包膜外侵犯，或软组织受侵者可考虑外照射，尤其是无远处转移患者	手术不能切除、不摄碘且发生进展的复发肿瘤可考虑外照射	复发肿瘤伴广泛的甲状腺外侵犯、术后可能镜下残留者可考虑外照射；单纯的颈部复发不推荐外照射	无法手术者可考虑包括外照射在内的多学科治疗
远处转移灶	外照射或手术是脑转移的主要治疗手段；外照射也可用于治疗骨、肺和肝转移肿瘤，尤其是有伴随症状或可能引起严重并发症的转移灶	摄碘肿瘤可外照射联合 ^{131}I 治疗。不适合 ^{131}I 治疗者可考虑外照射及其他局部治疗	未做专题讨论	外照射适应证：①脑寡转移（5 个以内）；②承重骨转移或有症状的骨转移；③肺寡转移；④其他不摄碘病灶姑息减症治疗

注：NCCN. 美国癌症综合网络；AHNS. 美国头颈协会；ATA. 美国甲状腺协会；EBRT. 外照射放疗。

* 引自《分化型甲状腺癌术后管理中国专家共识（2020 版）》和《中国临床肿瘤学会（CSCO）持续/复发及转移性分化型甲状腺癌诊疗指南 - 2019》。

侵袭性的甲状腺乳头状癌经过手术和 ^{131}I 治疗后，外照射放疗降低复发率的作用尚不明确，不建议常规使用。根据上述共识和指南以下情况可考虑外照射放疗：①以局部姑息治疗为目的；②有肉眼可见的残留肿瘤，无法再次彻底手术切除或 ^{131}I 治疗清除；③疼痛性骨转移或承重骨转移；④脑转移；⑤颈部肿瘤得到充分控制下的孤立远处转移或寡转移（≤5 个）。

对于碘难治性的晚期滤泡甲状腺癌患者，既往有研究尝试放化疗，但疗效欠佳，因此不推荐外照射作为常规治疗手段。对于有骨转移病灶且无法切除的患者，放射治疗也可作为镇痛治疗方式之一。而针对中枢神经系统转移的患者，不论对放射性碘的吸收如何，均可行包括 X 刀、伽马刀、射波刀等在内的放射治疗。

二、甲状腺髓样癌的外照射放疗

甲状腺髓样癌（medullary thyroid carcinoma，MTC）是起源于甲状腺滤泡旁上皮（C 细胞）的一种少见的神经内分泌恶性肿瘤，约占所有甲状腺癌的 1%~2%，以分泌降钙素为特征。放射治疗在甲状腺髓样癌中的作用存在争议，仍需要进一步探索。

对于存在甲状腺外病变或广泛淋巴结转移，无法做到根治性切除的甲状腺髓样癌患者，可考虑在术后补充外照射放疗。此外，放射治疗还用于减轻骨转移患者病灶疼痛，并降低因骨转移所致的病理性骨折的风险。研究表明降钙素和癌胚抗原的动态检测有助于判断肿瘤残留情况和治疗的有效性。

【典型病例】

患者男性，51 岁。

主诉:甲状腺髓样癌术后 2 月余,右颈淋巴结增大 6 天。

现病史:2 个月前患者因"发现甲状腺占位"行"甲状腺全切除术 + 双侧喉返神经探查术 + 左侧中央区淋巴结清扫术 + 左侧颈侧区淋巴结清扫术 + 左侧颈动脉外面剥离术 + 胸导管结扎术 + 任意皮瓣成形术"。术后病理检查提示左侧中央区淋巴结 7 枚均查见肿瘤累及,甲状腺左叶和峡部组织倾向于髓样癌,肿瘤直径 4.5cm,肿瘤组织紧邻周围脂肪组织,考虑累及被膜,左侧 2、3、4、5 区 6 枚淋巴结查见肿瘤转移。肿瘤细胞免疫表型为 Tg(-)、TTF-1(+)、CT(+)、CgA(+)、Syn(+)、CD56(+)、CK(+)、Ki67(5%)、S-100(+)。6 天前自觉右颈淋巴结增大(直径约 1cm),行 CT 提示双侧颈部、颌下及颏下数个淋巴结。右颈Ⅳ区淋巴结穿刺查见极少量异型细胞,可疑癌细胞。现患者为求进一步治疗入院。患者自发病以来,精神食欲可,大小便正常,体重无明显变化。

既往史、个人史、家族史:无特殊。

入院诊断:甲状腺髓样癌术后颈部淋巴结转移(pT$_{3a}$N$_{1b}$M$_0$Ⅳa 期,AJCC 第 8 版)

诊疗经过:头颈部多学科专家讨论后,排除禁忌行根治性放疗。

放疗剂量:PGTVlnR/L 220cGy/f×30f(6 600cGy),PCTV 200cGy/f×30f(6 000cGy),PCTVln 180cGy/f×28f(5 000cGy),每天 1 次,每周 5 次(图 19-4)。

随访及疗效评价:CR(图 19-5)。

三、甲状腺未分化癌的外照射放疗

甲状腺未分化癌(anaplastic thyroid carcinoma,ATC)又称为间变癌、梭形细胞癌、巨细胞癌、多形性癌、肉瘤样癌、化生性癌或癌肉瘤也隶属此类。甲状腺未分化癌在所有甲状腺肿瘤中恶性程度最高,预后亦最差。

由于 ATC 侵袭性强、恶性程度高,单纯手术、放射治疗或化学治疗通常难以控制疾病进展。同时 ATC 失去摄碘能力,其生长也不受促甲状腺激素的影响,导致放射性碘治疗以及抑制促甲状腺激素的内分泌治疗均无效。目前各肿瘤治疗中心均在探索以局部治疗(手术、放射治疗)联合药物治疗(化学治疗、靶向治疗等其他生物治疗)的综合治疗策略。

目前美国和英国的相关指南认为,在手术达到 R$_0$ 和 R$_1$ 切除后(不包括意外发现的甲状腺内

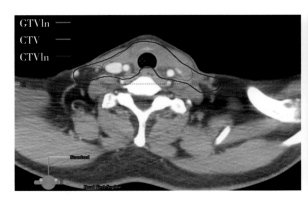
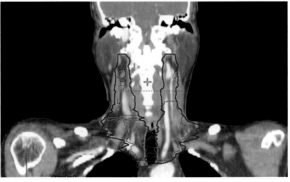

图 19-4 患者靶区分布图

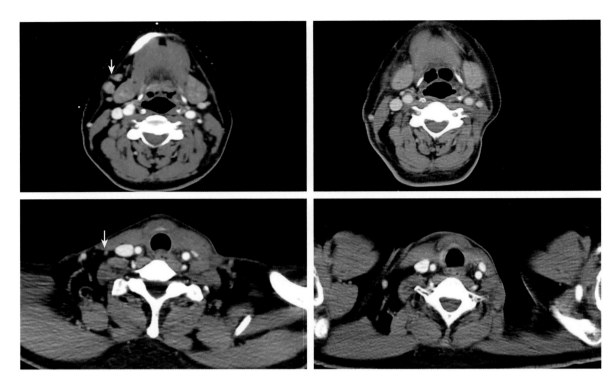

图 19-5　患者颈部 CT 随访

左图为治疗前，右图为治疗后 1 年。

微小病变)，无远处转移的患者应辅以 EBRT；对于不可切除的 ATC 患者，EBRT 也可以起到局部控制肿瘤的作用。由于此种病理类型恶性程度高，肿瘤进展快，因此建议患者术后尽快放射治疗。一旦患者术后身体条件达到可接受放射治疗的水平(一般术后 2~3 周内)建议外照射放疗。

甲状腺未分化癌放射治疗范围包括：全部甲状腺床和颈内静脉淋巴结引流区，上界包括上颈淋巴结及咽后淋巴结，下界至气管隆嵴水平包括上纵隔淋巴结。手术切缘阳性部位须包括在放射治疗 GTV 靶区内。

【典型病例】

患者女性，56 岁。

主诉：体检提示甲状腺结节 1 年，声嘶 1 个月

现病史：1 年前患者体检行颈部彩超提示甲状腺结节(未见具体报告)，未予重视。1 个月前患者出现声音嘶哑，无头晕、头痛，无吞咽困难、饮水呛咳，无心悸、呼吸困难，无多汗、手足抽搐、腹泻等不适。遂就诊于当地医院，行甲状腺彩超示甲状腺右侧叶结节，怀疑甲状腺癌。

行全身 ^{18}F-FDG PET-CT 示：①右肺门及邻近右肺中叶不规则软组织占位，约 30mm×23mm，代谢增高，最大 SUV 值为 24.2，倾向于恶性肿瘤病灶(肺癌?)其余肺野少许结节，未见摄取，可疑肺内播散灶，其余肺野少许炎性改变；②双侧下颌下、颏下、右侧上颈部见淋巴结，直径约 7mm，最大 SUV 为 9.5；胸骨隆突下、右肺门可见肿大淋巴结，大小约 35mm×25mm，摄取增高，最大 SUV

为 24.4,系转移性淋巴结;③甲状腺右叶不规则软组织密度团块,较大截面为 35mm×42mm,摄取增高(最大 SUV 为 42.8),可疑甲状腺癌,该病变与右侧胸锁乳突肌、颈总动静脉分界不清,邻近气管受压;④左侧第 7 肋及周围软组织、左侧股骨上段(最大 SUV 为 9.0)摄取增高灶,系骨转移,中轴骨摄取增高(SUV 为 3.8),暂考虑生理性,不除外骨转移,建议定期复查。

患者遂行甲状腺右叶实性结节穿刺组织活检术,病理学诊断提示:CgA(-)、Syn(-)、TTF-1 灶(+)、Galectin-3(灶 +)、HBME-1(-)、Ki-67(+,约 20%)、CD56(+)、CK19(+)、TG(-),"甲状腺右叶结节穿刺组织"肿瘤伴坏死,结合有限的形态学及免疫表型,倾向考虑未分化癌可能,*BRAF* 基因 V600E 突变(Ct 值为 22.00)。

现为进一步治疗入院。患者自发病以来,精神食欲欠佳,大小便正常,体重下降 5kg。

既往史、个人史、家族史:无特殊。

入院诊断:甲状腺未分化癌伴淋巴结、肺、骨转移(Ⅳc 期,AJCC 第 8 版)

诊疗经过:多学科专家讨论后,行全身化学治疗及姑息性放疗,患者拒绝靶向治疗,充分沟通后予以 TP 方案化学治疗。

全身治疗方案:紫杉醇 d1+ 卡铂 d1/*q3w* × 2 cycle

放射治疗方案:

1. 针对引起压迫的原发病灶放射治疗　PGTV 220cGy/f × 30f(6 600cGy),每天 1 次,每周 5 次(图 19-6)。

2. 针对疼痛的肋骨转移病灶　PGTV 300cGy/f × 10f(3 000cGy),每天 1 次,每周 5 次(图 19-7)。

随访及疗效评价:甲状腺病灶 PR;骨转移病灶难以测量,但镇痛效果明显(图 19-8)。

四、甲状腺低分化癌的放射治疗

甲状腺低分化癌(poorly differentiated thyroid carcinoma,PDTC)是甲状腺滤泡细胞起源的恶性肿瘤,定义上也可称为分化不良甲状腺癌。其分化程度、形态学及生物学行为介于分化型甲状腺癌和未分化甲状腺癌之间。鉴于 PDTC 发病率低且之前一直缺乏明确统一的诊断标准,目前没有

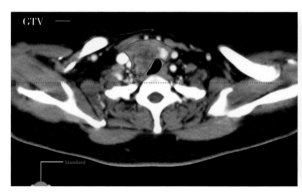
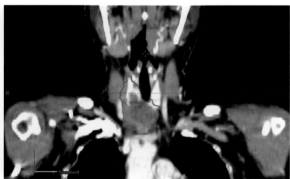

图 19-6　患者甲状腺靶区分布图 GTV

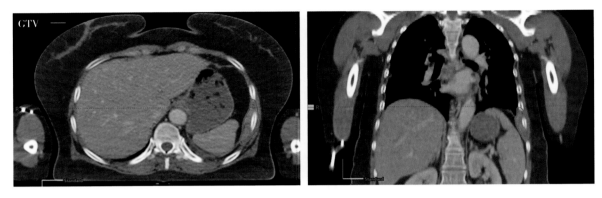

图 19-7　患者骨转移病灶靶区分布图

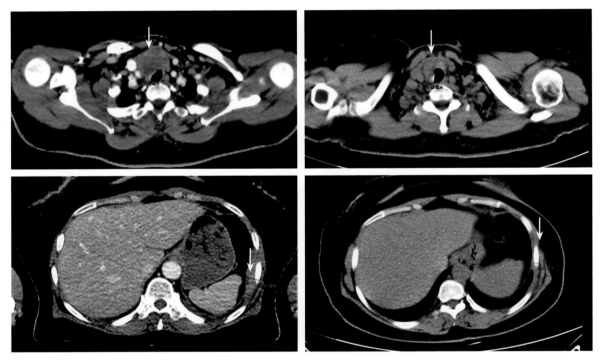

图 19-8　患者颈部 CT 及胸部 CT 随访

左图为治疗前；右图为治疗后 3 年。

标准的 PDTC 诊治指南。外科手术一直是甲状腺肿瘤的主要治疗手段，然而大部分 PDTC 患者初诊时临床分期较晚，侵犯范围广，并可能伴有颈部淋巴结转移及远处转移，因此部分患者初诊时已失去手术机会。目前，放射性碘治疗、外照射放疗、化学治疗及 TSH 抑制治疗效果仍存在争议，PDTC 的治疗存在挑战。

　　分化类型差的恶性肿瘤对 EBRT 较为敏感，因而 EBRT 也可用于部分甲状腺低分化癌患者的治疗。对于治疗意愿强烈的患者或初次手术不彻底、颈部病灶残余的患者，外照射的加入可能降低肿瘤的局部复发风险。目前，有学者提出满足以下任意一条的 PDTC 患者可考虑行 EBRT：①肿瘤最大径 >4cm，伴有最小腺外浸润并无远处转移（如浸润胸骨甲状肌或甲状腺周围软组织）；

②广泛的腺外侵犯及转移,无论转移灶大小(如侵犯皮下组织、喉、气管、食管、喉返神经、纵隔血管)。由于研究数据少,术后辅助外照射的作用仍不明确,有回顾性研究发现术后辅助 EBRT 并不能延长 PDTC 患者的总生存期。

【典型病例】

患者女性,65 岁。

主诉: 甲状腺低分化癌术后 2 周。

现病史: 患者因发现甲状腺肿物 3 个月,2 周前于当地医院行双侧甲状腺及肿物切除术,术中见肿物侵犯气管及食管。病理学检查示甲状腺低分化癌,免疫组化检查示 CKpan(AE1/AE3)(+)、CK7(+)、CK5/6(−)、TG(+)、TTF-1(+)、β-catenin(+)、P53(野生型表达)、Vimentin(+)、Cyclin D1(少量 +)、BRAF-V600E(−)、Ki67(+,约 50%)。现患者为求进一步诊治就诊。患者自发病以来精神睡眠食欲尚好,大小便如常,体重无明显改变。

既往史、个人史、家族史: 无特殊。

入院诊断: 甲状腺低分化癌术后(pT$_{4a}$N$_x$M$_0$ Ⅳb 期,AJCC 第 8 版)

诊疗经过: 多学科专家讨论后,行术后放射治疗。针对瘤床区及双侧颈部淋巴结引流区放疗:PCTV 200cGy/f×30f(6 000cGy),PCTVln 180cGy/f×28f(5 000cGy),每天 1 次,每周 5 次(图 19-9)。

随访及疗效评价: 治疗后 1 年内持续 SD。

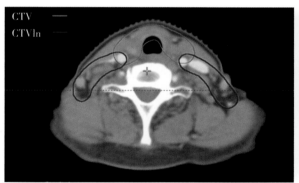
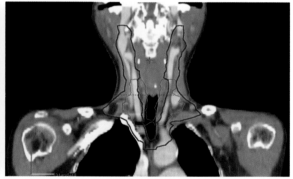

图 19-9　患者靶区分布图

五、放射治疗与化学治疗药物的相互增敏作用

在甲状腺癌的治疗中,传统细胞毒药物化疗的作用非常有限。据文献报道,分化型甲状腺癌以及髓样癌对化疗药物应答率非常低,其中报道最多的药物为多柔比星(阿霉素),应答率为0~22%。在放疗期间联合化疗通常能提高肿瘤控制率。美国纪念 Sloan-Kettering 癌症中心的一项回顾性研究显示,放疗同期联合每周低剂量多柔比星较单纯放疗提高了手术残留或无法手术患者的局部控制和总生存,且治疗副作用未见显著增加。联合治疗同样可能提高髓样癌和未分化癌的

治疗疗效,但目前缺乏高级别证据支持在临床上使用联合方案。

六、甲状腺癌放射治疗的常见并发症

放射线在杀伤肿瘤组织的同时,也会对肿瘤周围组织产生影响,并表现为不同程度的放疗并发症。以下为常见的甲状腺癌放射治疗不良反应。为控制不良反应的发生,在计划设计过程中需要按照 RTOG 危及器官限量标准进行计划设计。

1. **喉部损伤** 喉部最常见的放射性损伤是喉水肿、喉软骨炎和喉软骨坏死。喉水肿作为甲状腺癌放射治疗较为危急的并发症之一,需引起关注,水肿的发生与肿瘤侵犯范围、手术方式、手术范围、放射治疗分次照射量、总量和放射野面积等相关。持续性喉水肿的发生需引起重视以免发生呼吸道压迫从而危及生命,对于存在因喉头水肿、肿瘤压迫等引起窒息风险的患者,提前进行气管切开及导管置入是有必要的。喉软骨坏死作为放射治疗并发症之一也需要引起关注,喉软骨受侵、较高的放射治疗剂量、营养不良、局部感染等都与喉软骨坏死相关。因此对巨大病变及软骨受侵者,不宜单纯放射治疗,而应手术切除后再行放射治疗。喉水肿大多在放射治疗后 3 个月内消退,超过 3 个月仍不消退者应注意早期喉软骨坏死的危险。喉软骨坏死一旦发生,多需手术切除。

2. **皮肤损伤** 甲状腺癌患者放疗后易出现颈部皮肤损伤,随剂量增加而加重,并相继出现色素沉着、干性脱皮、湿性脱皮和溃疡(图 19-10)。除了总剂量,放射性皮肤损伤还与照射野面积、放射治疗分割模式、补偿垫使用及患者防护有关。部分患者因严重的放射性皮炎导致软组织感染、皮肤纤维化、坏死以及切口愈合困难,从而影响患者治疗的连续性及生存。因此保护照射野皮肤,减少外界不必要刺激,进行有效的医患沟通及科普宣教尤为重要。

3. **唾液腺损伤** 甲状腺癌放射治疗时,大部分的唾液腺区都包括在放射野内,唾液量减少导

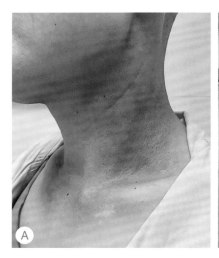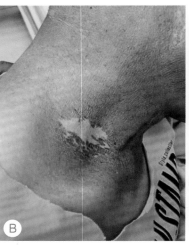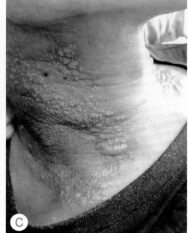

图 19-10 放射治疗后皮肤损伤

A. 色素沉着;B. 干性脱皮;C. 水泡。

致唾液黏性增加、pH降低等,从而引起患者口干、咽喉异物感、龋齿等。唾液分泌减少的程度与放射治疗的总剂量、唾液腺受照的范围、患者个体化差异有关。为控制患者唾液腺损伤,应控制唾液腺受照射体积与剂量。

4. 牙齿和颌骨损伤 放射性治疗引起的口腔微环境改变以及射线对颌骨骨质及血管的损伤可能导致放射性龋齿、颌骨骨髓炎,严重者可致放射性颌骨坏死。应在治疗前进行口腔处理,放射治疗期间及结束后保持口腔清洁,避免在放射治疗后3年内拔牙。一旦出现放射性骨坏死,可先行抗感染等保守治疗,无效者行手术治疗。

5. 食管损伤 甲状腺放射治疗野邻近食管区域,在受照射2 000cGy开始出现不同程度的放射性食管炎,表现为吞咽异物感、吞咽疼痛等。在受照射6 000cGy以上可造成管腔狭窄,影响进食,这部分患者往往需要进行内镜下食管扩张或通过管饲饮食,因此在照射甲状腺瘤床时应尽量保护食管,避免高剂量照射。

6. 脊髓损伤 脊髓属于串联器官,一旦某部位损伤,将引起该节段以下部位功能障碍。因此放射性脊髓炎属于较为严重的放射治疗并发症,发生较少,但对患者生活质量影响巨大,可表现为Lhermitte综合征。因此在放射治疗过程中,除了尽量降低脊髓的受量,精准的肿瘤定位、精准的治疗计划设计以及精准的治疗复位也尤为重要。

7. 辐射致癌 头颈部肿瘤放射治疗后,可能会有射线诱导的恶性肿瘤发生,其发生率随着生存时间延长而增高,因此对于年轻的分化型甲状腺癌患者,应慎重给予外照射放疗。

随着IMRT、图像引导放疗等先进技术的应用,放射治疗不良反应的发生率较常规放射治疗时代已显著下降,但仍无法完全避免,同时,甲状腺癌患者大多生存期较长,对生活质量要求较高,因此,在需要放射治疗的甲状腺癌患者中,需要尽量保护照射野周围的正常器官,进行充分的患者宣教,强调多学科的协作,进一步降低不良反应的发生,提高患者的生存质量。

(张石川 黄 睿)

参 考 文 献

[1] ERIC·J H,AMATO J G. 放射生物学——放射与放疗学者读本:第7版[M]. 卢铀,刘青杰,译. 北京:科学出版社,2015

[2] HALPERIN C E,WAZER E D,PEREZ A C,et al. Perez & Brady's Principles and Practice of Radiation Oncology [M]. 7th ed. Philadelphia:Wolters Kluwer,2018

[3] 中国临床肿瘤学会指南工作委员会甲状腺癌专家委员会. 中国临床肿瘤学会(CSCO)持续/复发及转移性分化型甲状腺癌诊疗指南-2019[J]. 肿瘤预防与治疗,2019,32(12):1051-1080.

[4] 中国医师协会外科医师分会甲状腺外科医师委员会,中国研究型医院学会甲状腺疾病专业委员会. 分化型甲状腺癌术后管理中国专家共识(2020版)[J]. 中国实用外科杂志,2020,40(9):1021-1028.

[5] WELLS S A,ASA S L,DRALLE H,et al. Revised American Thyroid Association guidelines for the management of medullary thyroid carcinoma [J]. Thyroid,2015,25(6):567-610.

[6] SMALLRIDGE R C,AIN K B,ASA S L,et al. American Thyroid Association guidelines for management of patients with anaplastic thyroid cancer [J]. Thyroid 2012,22(11):1104-1139.

［7］National Comprehensive Cancer Network. NCCN guidelines for thyroid carcinoma［EB/OL］. 2021，https：//www.nccn.org/login? ReturnURL=https：//www.nccn.org/professionals/physician_gls/pdf/thyroid.pdf.

［8］高明，葛明华.甲状腺肿瘤学.北京：人民卫生出版社，2018.

［9］GUNDERSON L L，TEPPER J E. Clinical radiation oncology. 4th ed. Philadelphia：Elsevier，2016.

第二十章

甲状腺结节术后的甲状腺激素治疗

一、概述

甲状腺是生产甲状腺激素的场所。甲状腺结节患者手术后,将丧失部分或全部甲状腺激素的生产基地,因此常常需要甲状腺激素治疗。甲状腺结节术后的甲状腺激素治疗主要针对下述两个目的。

1. 甲状腺激素替代治疗 补充甲状腺手术后不能满足生理需要的甲状腺激素产量,保持血清中甲状腺激素和促甲状腺激素(thyroid-stimulating hormone,TSH)在正常范围内。

2. TSH 抑制治疗 TSH 可与甲状腺细胞上的 TSH 受体结合,发挥促进甲状腺细胞生长的作用。分化型甲状腺癌(differentiated thyroid cancer,DTC)的细胞成分中部分具有正常甲状腺细胞的分化功能,也能表达 TSH 受体,因此 TSH 也可刺激 DTC 细胞的生长。基于这个原因,DTC 患者特别是复发风险较高者,术后除了要应用甲状腺激素补充术后生理所需之外,还要通过应用甲状腺激素维持血清 TSH 于较低水平甚至低于正常,以期减少肿瘤复发或进展的可能性。这被称作 TSH 抑制治疗。

二、适应证

1. 甲状腺激素替代治疗的适应证

(1) 良性甲状腺结节,以及甲状腺髓样癌、未分化癌、淋巴瘤等恶性结节手术后,剩余甲状腺组织不足以维持甲状腺正常功能。

(2) 甲状腺全切除术后。

2. TSH 抑制治疗的适应证

(1) 相对抑制治疗(TSH 处于正常范围的低水平区间):分化型甲状腺癌术后伴低危复发风险者。

(2) 抑制治疗(TSH 低于正常范围下限):分化型甲状腺癌术后伴中高危复发风险者。

三、分化型甲状腺癌术后促甲状腺激素抑制治疗目标的抉择

(一) 对 TSH 抑制治疗认识和临床应用的时间轴

1937 年:英国伦敦医学会的外科医师 Dunhill 首先报道了应用大剂量甲状腺素片治疗 DTC 复发病例,并且证实确有临床疗效。

1954 年:Balme 医师首次在 Lancet 杂志正式报道应用甲状腺素片抑制甲状腺癌的转移性病灶进展,并提出治疗机制可能通过负反馈抑制了 TSH 的分泌。

1955-1957 年:外科医师 Crile Jr. 和 Thomas Jr. 证实甲状腺癌的发生与演进存在 TSH 依赖性,并推荐对于存在远处转移的甲状腺癌患者采取 TSH 的抑制治疗。

1980 年:Carayon 等对 TSH 抑制治疗的理论基础进行了明确,并证实 DTC 细胞表达 TSH 受体(TSHR),TSH 与其结合后可刺激肿瘤细胞的生长。

1991 年:Thomas Jr. 医师发表了首篇 TSH 抑制治疗的综述。

1994 年:美国内分泌科医师 Mazzaferri 和 Jhiang 发表 1 355 例 DTC 患者的 30 年随访结果,提示术后采取 TSH 抑制治疗可减少 DTC 患者的肿瘤进展概率。该研究结果也为日后对 DTC 患者进行 TSH 抑制治疗奠定了基础,也是最重要的循证医学证据之一。

1998 年:针对 TSH 抑制治疗的研究不断完善,关于 TSH 抑制治疗的目标和副作用的认识不断加深。如美国国家甲状腺癌治疗合作登记(National Thyroid Cancer Treatment Cooperative Registry)数据分析、美国和加拿大多中心研究(National Thyroid Cancer Treatment Cooperative Study Group)以及日本关于 TSH 抑制治疗的随机对照研究等。

2010 年:Biondi 和 Copper 首次提出:对 DTC 患者,应综合考虑肿瘤的复发风险和 LT4 治疗的副作用风险,制定个体化的 TSH 抑制目标。

2012 年:中国《甲状腺结节和分化型甲状腺癌诊治指南》发布,对 TSH 抑制治疗的目标,做出了"基于 DTC 患者的肿瘤复发危险度和 TSH 抑制治疗的副作用风险,设立 DTC 患者术后 TSH 抑制治疗的个体化目标"的推荐。

2015 年:美国甲状腺学会(American Thyroid Society,ATA)更新版分化型甲状腺癌诊治指南中,对于 TSH 抑制治疗目标的设定,除了要考虑 DTC 的初始复发风险和抑制治疗副作用风险外,还增加了根据 DTC 在随访过程中的动态风险变化调整的表述。

2015 年:多个学术团体的更新版指南修订 TSH 抑制治疗的目标值建议。

(二) 对 TSH 抑制治疗目标的新认识

之所以对 TSH 抑制治疗的目标不断提出新的探索和认识,主要基于下述两个原因:①早期 TSH 检测试剂灵敏性不高,无法确定 TSH 抑制的程度及其与疾病预后的联系,高灵敏度 TSH 的问世才使学者们能够真正观察到 TSH 抑制治疗的量效关系;②随着超声、体检的普及,DTC 中微小、

低危 DTC 的比例不断增加,DTC 患者整体的临床特征和预后表现已经与几十年前相比发生了很大变化,TSH 抑制治疗的获益和风险需重新评估。

可以肯定的是,现阶段谈及"DTC 术后的 TSH 抑制治疗",其目标不再是简单的"一刀切",特别是低危患者的长期 TSH 抑制治疗目标已不再是低于 TSH 参考范围的"超生理剂量抑制",而是可以处于正常范围较低部分的"相对抑制"。这一新认识已在多个学术团体的指南和共识中得到充分体现(表 20-1~表 20-4)。

表 20-1　2015 年美国甲状腺学会对 TSH 抑制目标的推荐

DTC 初始复发风险及疗效分类			TSH 抑制目标/(mU·L^{-1})
初始阶段	复发高风险	—	<0.1
	复发中风险	—	0.1~0.5
	复发低风险	已接受放射性碘"清甲"治疗或未接受"清甲"治疗但血清 Tg 水平检不出	0.5~2
		已接受放射性碘"清甲"治疗或未接受"清甲"治疗但血清中检测到低水平 Tg	0.5~2 或 0.1~0.5*
		腺叶切除术	0.5~2
随访阶段	结构反应不完全	—	<0.1
	生化反应不完全	—	0.1~0.5
	反应良好** 反应不确定	初始复发高风险	0.1~0.5 (至少 5 年***)
	反应良好** 反应不确定	初始复发低风险	0.5~2
	反应良好** 反应不确定	未接受放射性治疗,若颈部超声结果正常、Tg 水平低或无法检出、血清 Tg 或 TgAb 无升高趋势	0.5~2

注:* 表示需持续监测复发风险以调整 TSH 抑制目标。
** 表示包括临床和生化表现。
*** 表示 5 年后在监测复发的情况下 TSH 抑制目标可适当放宽。

表 20-2　2019 年美国国立综合癌症网络对 TSH 抑制目标的推荐

DTC 复发风险及疗效分类	TSH 抑制目标/(mU·L^{-1})
长期无病生存	0.5~2
低风险　反应良好	参考范围下限附近
低风险　生化反应不完全但未见残留癌灶 *	0.1~0.5
带瘤生存/高风险	<0.1

注:* 表示 Tg 阳性,但影像学结果为阴性。

表 20-3　2019 年欧洲肿瘤内科学会对 TSH 抑制目标的推荐

DTC 初始复发风险	疗效分类	TSH 抑制目标/(mU·L^{-1})
复发低风险	反应良好	0.5~2
	生化反应不完全	
	反应不确定	
	结构反应不完全	<0.1
复发中高风险	反应良好	0.5~2
	生化反应不完全	0.1~0.5
	反应不确定	
	结构反应不完全	<0.1

表 20-4　2020 年日本内分泌外科协会对 TSH 抑制治疗的推荐情况

甲状腺癌复发风险	是否推荐 TSH 抑制治疗
高危乳头状甲状腺癌/广泛浸润滤泡状甲状腺癌	推荐
中危乳头状甲状腺癌	根据术中发现和病理检查决定
低危/极低危乳头状甲状腺癌	不推荐

注:正文中提及低于正常范围,但未标明具体数值范围。

四、甲状腺激素治疗的药物应用

(一)首选药物和药物服用方法

用药首选为左甲状腺素(L-T$_4$)口服制剂。L-T$_4$ 片剂的胃肠道吸收率可达到 70%~80%,在外周组织可以脱碘转换为生物学活性强的三碘甲腺原氨酸(T$_3$)。研究表明,与非空腹服用 L-T$_4$ 相比,晨起空腹服用 L-T$_4$ 者血清 TSH 水平更低,波动更小,因此目前主张的 L-T$_4$ 服用最佳时间为早餐前(60 分钟以上)空腹口服。但是,如果患者空腹口服的依从性差或是有其他干扰因素,也可以选择其他服药时间且每日保持固定的用药时间。参考 TSH 的控制水平以及服药后药物吸收和利用率从优到差排序,依次是睡前、早餐前 30 分钟、餐时。

由于 L-T$_4$ 的半衰期约 7 天,每日一次顿服即可以获得稳定的血清 T$_4$ 和 T$_3$ 水平,因此通常无须同日内分次口服。

L-T$_4$ 片剂在胃内酸性环境下的崩解对于后续其在空肠与回肠部位被吸收至关重要。因此,影响胃酸环境的疾病和用药也能给 L-T$_4$ 的用量和疗效带来影响,如幽门螺杆菌感染、质子泵抑制剂的应用等均可能导致达到同样疗效时患者对 L-T$_4$ 片剂的需求量增加。此外,包括氢氧化铝、碳酸钙、考来烯胺、硫糖铝、硫酸亚铁、大豆纤维等在内的部分药物和食物也会干扰小肠对 L-T$_4$ 的吸收和代谢,因此建议 L-T$_4$ 与它们的服用时间间隔 4 小时以上。另外包括苯巴比妥、苯妥英钠、卡马西平、利福平、异烟肼、洛伐他汀、胺碘酮、舍曲林、氯喹等药物可以加速机体对 L-T$_4$ 的清除,故对于甲状腺功能减退患者在需要同时服用上述药物时,可能需要增加 L-T$_4$ 的剂量。

（二）药物剂量

甲状腺结节术后 L-T_4 的治疗剂量取决于多个因素，要个体化。

与治疗剂量相关的因素包括：术后激素治疗的目的（替代治疗还是抑制治疗）及 TSH 目标值、甲状腺切除的范围（全切除还是非全切除）、非全切除者剩余甲状腺组织是否合并可能影响甲状腺功能的甲状腺疾病（格雷夫斯病、毒性甲状腺腺瘤、桥本甲状腺炎，等）、体重、患者年龄（单位体重对甲状腺激素的需求量儿童 > 成人 > 老年人）、是否妊娠、是否存在其他药物干扰，以及患者治疗的依从性等。

起始 L-T_4 治疗时，需注意患者的年龄和既往病史。年龄 <50 岁、既往无心脏病史患者可根据预估剂量足量起始；50~65 岁、无心脏病史患者如预估 L-T_4 剂量超过 50μg/d，起始剂量可从 50μg/d 开始；65~75 岁、无心脏病史患者可由 25μg/d 起始，起始量不宜超过 50μg；高龄（>75 岁）或患缺血性心脏病者起始剂量宜更小（12.5~25μg/d），缓慢调整剂量，防止诱发和加重心脏病。

确定 L-T_4 剂量是否合适离不开甲状腺功能的监测。各位临床相关专业的医师需要注意的是：增减或调整 L-T_4 用量后，下丘脑-垂体-甲状腺轴的动态平衡需要重新建立，该过程一般需要 4~6 周的时间，故 L-T_4 剂量调整期间，对于甲状腺功能的检测不宜过于频繁。

（三）药物治疗未能达标时的分析

临床中，一部分患者经过外源性 L-T_4 治疗后，未能达到甲状腺激素替代治疗或 TSH 抑制治疗的目标，主要表现为血清甲状腺功能检测未达预期或者出现与血清甲状腺功能结果不相符的临床表现。此时，要注意结合患者症状、体征、既往疾病史、用药方法、依从性、合并用药、实验室指标的检测干扰因素等多个方面，仔细做出综合分析，有针对性地做出治疗策略调整。

（四）甲状腺激素治疗的进展

如前所述，目前甲状腺结节术后甲状腺激素治疗的用药首选为 L-T_4 口服制剂。但是，临床中观察到部分术后甲状腺功能减退（简称甲减）者经过 L-T_4 单药治疗后，尽管生化学和甲状腺功能指标已经达标，但仍存在乏力、认知减退等甲减相关症状。另有部分 DTC 患者术后（特别是全切除术后），血清 T_3 水平和 T_3/T_4 的比值偏低，TSH 抑制难以达标。针对这些情况，已有研究提示经 T_3 和 L-T_4 联合治疗后或可能改善患者的症状、甲状腺功能指标和生活质量。因此，L-T_4/T_3 合剂用于术后甲状腺激素治疗的可行性和有效性值得关注。但需要强调目前这方面的研究结论不一，建议根据病例具体情况考虑是否行此类治疗。此外，我国目前仅有来源于动物甲状腺的干甲状腺片中包含 T_3 和 T_4，而其中 T_3 所占比例远高于人体，不宜直接用干甲状腺片取代 L-T_4 进行术后甲状腺激素治疗。

对于 L-T_4 片剂吸收不良的患者，国外已有 L-T_4 液体制剂问世。一项荟萃研究显示，L-T_4 液体制剂对这部分患者而言有更好的疗效。但此项分析纳入的均为外国研究，故 L-T_4 液体制剂在我国的研发、应用和推广还有待时日。

五、甲状腺激素治疗期间出现相关副作用的处理

由于甲状腺激素是正常人体内存在的激素,且对维持人体正常生理活动和代谢至关重要,因此,甲状腺结节术后以补充手术导致的甲状腺激素缺乏为目的的甲状腺激素替代治疗,不会产生治疗相关副作用(除非是对 L-T$_4$ 片剂中的赋形剂过敏)。

对于 DTC 患者术后进行 TSH 抑制治疗期间相关副作用和并发症的出现问题,与治疗过程中 TSH 的抑制程度和持续时间有关。长期抑制血清 TSH 水平可能导致的副作用包括心血管疾病、骨质疏松症和骨折风险增高,这些负面影响在老年人和绝经后妇女中最为明显。有研究显示,如果 TSH 抑制不是过于激进(TSH 低于正常范围下限但高于 0.02mU/L),高龄者心房颤动、患者心血管事件发生率和死亡率、45 岁以下患者心功能等的发生率并无显著增加;1 年的 TSH 抑制治疗不影响男性和绝经前女性的骨密度,而 1~5 年的 TSH 抑制治疗(平均 TSH 0.07mU/L)可影响 50 岁以上女性的骨密度。

因此,从副作用防控的角度考虑,一是要强调 TSH 抑制治疗目标的设定应兼顾副作用风险,不要一味求低;二是对于需要长期将 TSH 控制在低于 TSH 正常参考值下限的 DTC 患者,在治疗开始之前应该严格全面地评估患者的基础状况、心血管疾病及其危险因素和骨骼健康。

在甲状腺术后甲状腺激素治疗过程中,存在心血管系统副作用风险或已发生副作用者,可考虑应用 β 受体阻滞剂治疗,并请专科医师协助诊治。绝经后患者如需术后长期将 TSH 控制在较低水平,应在内分泌科等专科医师指导下接受骨质疏松的初级预防,达到骨质疏松诊断标准者,要及时启动抗骨质疏松治疗。

六、总结和展望

甲状腺激素治疗是甲状腺结节术后管理的重要一环。了解治疗的目的、适应证、用药注意事项,利于患者的术后康复、疾病控制、健康维护和生活质量保障。近期本领域的进展和未来的研究方向包括并不局限于:第一,如何精细化设定术后甲状腺激素治疗的靶目标;第二,如何更好地实现治疗效果;第三,进一步了解 TSH 抑制治疗的副作用,并探讨如何最大程度上避免其发生;第四,如何避免不必要的术后甲状腺激素治疗(如部分腺叶切除术患者)。

(孙荣昊　关海霞)

参 考 文 献

[1] 关海霞. 从经验到循证,理性设定分化型甲状腺癌促甲状腺激素抑制治疗目标[J]. 中华内科杂志,2014,53(09):694-696.

[2] 中华医学会内分泌学分会. 成人甲状腺功能减退症诊治指南[J]. 中华内分泌代谢杂志,2017,33(2):167-180.

[3] 中华医学会内分泌学分会,中华医学会外科学分会内分泌学组,中国抗癌协会头颈肿瘤专业委员会,等. 甲状

腺结节和分化型甲状腺癌诊治指南［J］.中华内分泌代谢杂志,2012,28(10):779-797.

［4］BIONDI B,COOPER D S. Benefits of thyrotropin suppression versus the risks of adverse effects in differentiated thyroid cancer［J］. Thyroid,2010,20(2):135-146.

［5］BIONDI B,COOPER D S. Thyroid hormone suppression therapy［J］. Endocrinol Metab Clin North Am,2019,48(1):227-237.

［6］BIONDI B,WARTOFSKY L. Treatment with thyroid hormone［J］. Endocr Rev,2014,35(3):433-512.

［7］CARHILL A A,LITOFSKY D R,ROSS D S,et al. Long-term outcomes following therapy in differentiated thyroid carcinoma:NTCTCS registry analysis 1987-2012［J］. J Clin Endocrinol Metab,2015,100(9):3270-3279.

［8］HAUGEN B R,ALEXANDER E K,BIBLE K C,et al. 2015 American Thyroid Association management guidelines for adult patients with thyroid nodules and differentiated thyroid cancer:The American Thyroid Association guidelines task force on thyroid nodules and differentiated thyroid cancer［J］. Thyroid,2016,26(1):1-133.

［9］JONKLAAS J,BIANCO A C,CAPPOLA A R,et al. Evidence-based use of levothyroxine/liothyronine combinations in treating hypothyroidism:A consensus document［J］. Thyroid,2021,31(2):156-182.

［10］LAMARTINA L,MONTESANO T,FALCONE R,et al. Is it worth suppressing TSH in low- and intermediate-risk papillary thyroid cancer patients before the first disease assessment?［J］. Endocr Pract,2019,25(2):165-169.

［11］LEE M C,KIM M J,CHOI H S,et al. Postoperative thyroid-stimulating hormone levels did not affect recurrence after thyroid lobectomy in patients with papillary thyroid cancer［J］. Endocrinol Metab(Seoul),2019,34(2):150-157.

［12］MAZZIOTTI G,FORMENTI A M,FRARA S,et al. High prevalence of radiological vertebral fractures in women on thyroid-stimulating hormone-suppressive therapy for thyroid carcinoma［J］. J Clin Endocrinol Metab,2018,103(3):956-964.

［13］PAJAMAKI N,METSO S,HAKALA T,et al. Long-term cardiovascular morbidity and mortality in patients treated for differentiated thyroid cancer［J］. Clin Endocrinol(Oxf),2018,88(2):303-310.

［14］SUH B,SHIN D W,PARK Y,et al. Increased cardiovascular risk in thyroid cancer patients taking levothyroxine:a nationwide cohort study in Korea［J］. Eur J Endocrinol,2019,180(1):11-20.

［15］WANG L Y,SMITH A W,PALMER F L,et al. Thyrotropin suppression increases the risk of osteoporosis without decreasing recurrence in ATA low- and intermediate-risk patients with differentiated thyroid carcinoma［J］. Thyroid,2015,25(3):300-307.

第二十一章

甲状腺癌的核医学治疗

甲状腺乳头状癌和滤泡癌因分化程度较高常被统称为分化型甲状腺癌（DTC），占甲状腺癌的90%以上。因其独特的生物学特征如钠碘转运体（sodium-iodide symporter，NIS）的表达等，使放射性碘（^{131}I）成为其术后中高危患者的一线治疗手段。

一、^{131}I 治疗分化型甲状腺癌的原理

利用 DTC 一定程度保留了正常甲状腺滤泡细胞表达 NIS 的功能及摄碘能力，可将 ^{131}I 靶向性引入残余甲状腺及 DTC 组织，^{131}I 衰变产生的 β 射线（平均射程为 0.8mm）可在局部产生电离辐射生物学效应，导致肿瘤细胞的单链或双链 DNA 断裂达到破坏或抑制肿瘤的目的，而对邻近正常组织器官的辐射损伤很小（图 21-1）。由于 DTC 组织较正常甲状腺组织摄碘能力差，因此 ^{131}I 治疗前需进行甲状腺全切/次全切除术，以避免进入体内的 ^{131}I 大量集中于正常甲状腺组织内而减弱杀瘤效能。

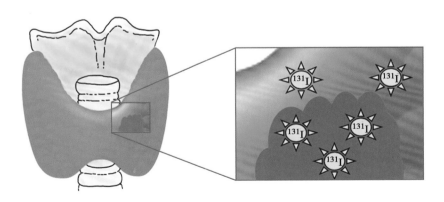

图 21-1　^{131}I 治疗 DTC 原理示意图

二、治疗前准备

1. 低碘准备 为避免体内稳定碘可能对 ^{131}I 治疗产生竞争性摄取或代谢的干扰, ^{131}I 治疗前应保持低碘饮食($<50\mu g/d$)2~4 周;避免服用胺碘酮等含碘药物、碘伏等外用含碘消毒制剂以及含碘造影剂的应用,如应用后则建议在其后 1~2 个月体内碘降至正常水平以下再行 ^{131}I 治疗。

2. 升高促甲状腺激素(TSH)水平 TSH 有助于促进甲状腺尤其是 DTC 病灶 NIS 的表达,目前国内外指南均推荐在应升高血清 TSH 水平升高至 30mU/L 以上[2,3]。具体方法有停用左甲状腺素(levo-thyroxine,L-T$_4$)2~4 周,或肌内注射重组人 TSH(recombinant human TSH,rhTSH)0.9mg 1/d,连续 2 天。

3. 育龄女性妊娠试验 对育龄女性行血清人绒毛膜促性腺激素(human chorionic gonadotropin,HCG)等检查以除外妊娠状态。妊娠及哺乳者禁行 ^{131}I 治疗。

4. 治疗前的常规检查 完善血/尿常规、肝肾功能、甲状旁腺激素、电解质、心电图等检查,除外肾功能衰竭等不适宜放射性核素治疗的情况。

三、治疗前评估

^{131}I 治疗前评估是决策 ^{131}I 治疗的一个重要内容,主要基于术后病理的 DTC 患者的死亡及复发风险及实时疾病状态评估来考量。实时动态评估旨在评价前期治疗干预对患者预后的影响,诊断性 ^{131}I 全身显像(diagnostic whole-body scan,Dx-WBS)等核医学分子影像学手段可从诊治一体化(theranostic)视角实时预判此次 ^{131}I 治疗的目的,如:通过预探体内摄碘部位是残余甲状腺还是摄碘性转移灶,来明确此次治疗的目的是"清甲""清灶"还是针对可疑生化性疾病状态[血清甲状腺球蛋白(thyroglobulin,Tg)或 Tg 抗体(Tg-antibody,TgAb)增高而影像学阴性]或预防高复发风险分层患者潜在复发所进行的"辅助"治疗;预判治疗疗效及可能的副作用,达到"见我所治和治我所见"的循证治疗目的。再次 ^{131}I 治疗前评估应重点评价前次 ^{131}I 治疗的疗效反应、病灶摄碘能力以及目前的整体状态,权衡患者再次 ^{131}I 治疗的风险与获益,从而辅助决策 ^{131}I 治疗,并制订具体方案。

1. TNM 分期 目前以美国癌症联合会(American Joint Committee on Cancer,AJCC)与国际抗癌联盟(Union for International Cancer Control,UICC)联合制订的第 8 版 TNM 分期为最新。TNM 分期有助于初步判断患者的预后情况,尤其是死亡风险的评估,为后续诊疗决策提供重要的参考依据。

2. 复发危险度分层 DTC 患者预后相对良好。自 20 世纪 80 年代以来,世界范围内甲状腺癌发病率逐步上升,死亡率却相对稳定甚至下降,目前死亡率仅约 0.4/10 万。"死亡率低,生存时间长"这一特点使复发成为 DTC 患者的主要关注点,复发及其所导致的相关干预及心理压力也是降低这部分患者生活质量的主要原因。据报道,高达 30% 的 DTC 会出现复发,其中 50% 以上发生在初始治疗后 10 年内。因此,对 DTC 患者的术后评估更应侧重于其复发风险。2009 年美国甲状腺学会（American Thyroid Association，ATA）甲状腺指南提出将 DTC 患者的复发风险分为低危、中危、高危三个级别。经国内外相关证据的补充，2015 版 ATA 指南更新了上述复发风险分层，对后续治疗及随访决策起到了指导意义。

3. 实时动态评估 ^{131}I 治疗决策中，应采用"动""静"结合的方式来全面评估患者的疾病状态。TNM 分期和术后复发风险分层主要是基于围手术期获得的临床资料及病理特征进行初步评估，而通过实时动态评估，即相关血清学（包括 TSH、Tg、TgAb 等）和影像学（超声、CT、Dx-WBS 等）检查，可实时动态评价手术（考虑再次 ^{131}I 治疗的患者还应包括前期 ^{131}I 治疗）等干预措施对患者预后的影响，了解患者目前病情状况，明确 ^{131}I 治疗指征、目标及患者的可能获益。

四、治疗决策

尽管 ^{131}I 治疗可从总体上降低 DTC 患者的复发风险，改善疾病相关生存期，但不同 DTC 患者从 ^{131}I 治疗中的获益风险比存在着较大差异。因此，^{131}I 治疗决策需基于死亡、复发及实时动态评估结果，结合患者意愿综合权衡 ^{131}I 治疗的获益与风险决策 ^{131}I 治疗目标，实施有证可循的诊疗一体化管理。以下为初次治疗方案。

1. "清甲"治疗 其指清除甲状腺全切或次全切手术残留的甲状腺组织。研究发现，^{131}I 治疗对肿瘤最大径≤1cm、无其他高危因素的低危患者在复发率和生存期方面无明显改善。因此，针对复发风险分层为低危的患者以及复发风险较低的中危患者，若实时动态评估未发现可疑或明确疾病存在的证据，^{131}I 治疗获益有限，可直接过渡到 TSH 抑制治疗。若为除外残余甲状腺组织分泌 Tg 以及 ^{131}I-WBS 上浓聚 ^{131}I 的干扰、易化随访及尽快达到最佳治疗疗效反应（excellent response，ER）等目的可行"清甲"治疗，一般推荐剂量为 30mCi，若残留的甲状腺组织较多者可考虑更高的剂量如 100mCi。

2. 辅助治疗 该治疗针对术后无影像学证据的隐匿或潜在病灶的治疗。主要包括与残留的甲状腺组织不相符的 Tg 水平可疑增高的生化可疑疾病或侵袭型组织学类型等高潜在肿瘤复发风险人群的预防性治疗，值得注意的是，后者极有可能已被前站的有效治疗所消除。^{131}I 辅助治疗可降低复发及肿瘤相关死亡风险。推荐剂量为 100~150mCi。

3. "清灶"治疗 其指针对手术无法有效切除的局部或远隔脏器转移病灶的治疗，或经实时动态评估探查到明确残存或转移病灶。针对此类已有明确癌灶的患者，^{131}I 治疗可有助于延缓疾病进展，改善肿瘤特异性生存期及无病生存期。推荐剂量为 150~200mCi。

五、疗效评估及随访

^{131}I 治疗后第 1~3 天应恢复甲状腺激素治疗，以尽快达到 TSH 抑制治疗目的。^{131}I 治疗后 6~12 个月，应定期监测血清学指标包括 TSH、FT$_3$、FT$_4$、Tg、TgAb 等，以及影像学检查如颈部超声、Dx-WBS、胸部 CT 甚至 PET/CT 等，以便评估 ^{131}I 治疗疗效，监测病情变化，为决策后续 ^{131}I 等治

疗提供实时依据。由于 DTC 患者对 ^{131}I 治疗可能存在异质性应答,病情转归也呈现个体化的状态,因此其复发与死亡风险也随着治疗干预与治疗应答而变化,连续动态疗效评估将有助于实时监测疾病的复发转移风险与转归,从而及时调整后续诊疗方案。由 Tuttle 等人提出将初始治疗后的动态临床转归总结为 4 种情况,经各方修订及完善后形成目前最新的动态疗效反应体系(表 21-1)。

表 21-1　分化型甲状腺癌不同疗效反应分类

疗效反应	疗效满意(excellent response,ER)	疗效不确切(indeterminate response,IDR)	生化疗效不佳(biochemical incomplete response,BIR)	结构性疗效不佳(structural incomplete response,SIR)
定义	血清学检查:抑制性 Tg<0.2ng/mL 或刺激性 Tg<1ng/mL 影像学检查:阴性	血清学检查:0.2ng/mL≤抑制性 Tg<1ng/mL 或 1ng/mL≤刺激性 Tg<10ng/mL,或 TgAb 稳定或下降 影像学检查:无特异性影像学发现或仅 ^{131}I-WBS 示甲状腺床区微弱显影	血清学检查:抑制性 Tg≥1ng/mL 或刺激性 Tg≥10ng/mL 或 TgAb 呈上升趋势 影像学检查:阴性	血清学检查:Tg 或 TgAb 呈任何水平 影像学检查:结构性或功能性疾病存在证据

^{131}I 治疗后疗效反应不同的患者,其复发及死亡风险亦存在差异,应根据不同评估结果选择个体化的治疗及随诊方案。依据相关循证医学证据,处置如下。

(1)ER:提示患者的复发率仅 1%~4%,肿瘤相关死亡风险不足 1%,应及时终止对其不必要的 ^{131}I 治疗,放宽 TSH 抑制治疗目标,相应降低其随访强度及频率。

(2)IDR:提示患者在随访过程中 15%~20% 出现结构性病变,但死亡风险小于 1%,应定期监测血清 Tg 水平,对可疑恶变的非特异性病灶可行结构或功能性显像甚至病理活检。

(3)BIR:提示患者出现结构性病变的概率为 20%,死亡风险小于 1%。这类患者在"清甲"成功后常表现为刺激性 Tg(stimulated Tg,sTg)可疑升高而影像学检查未发现转移病灶的 Tg(+)^{131}I(−)生化可疑复发或转移状态。

根据 sTg 升高水平相关建议如下:①sTg<10ng/mL 或应用 rhTSH 所致的 sTg<5ng/mL 者,TSH 抑制治疗下密切随访;②sTg>10ng/mL 或应用 rhTSH 所致的 sTg>5ng/mL 或 Tg 水平持续升高者,可行 ^{18}F-FDG PET/CT 进一步明确病灶或直接行 100~200mCi 的经验性 ^{131}I 治疗,但若 ^{131}I 治疗后显像(post-treatment whole-body scan,Rx-WBS)阴性,则不建议再次 ^{131}I 治疗,在 TSH 抑制治疗下积极随访,必要时并采用其他影像学方式探查可疑结构性或功能性病灶。

(4)SIR:提示患者中 50%~85% 呈疾病持续状态,局部转移者死亡风险为 11%,远处转移者死亡率高达 50%。针对摄碘性病灶,应在 ^{131}I 治疗后 6~12 个月行疗效评估,若影像学提示病灶缩小及 Tg 等血清学指标呈降低趋势,可考虑重复 ^{131}I 治疗,尤其是肺部微小转移患者,重复 ^{131}I 治疗有望使得患者达到 ER 的状态;若经 ^{131}I 治疗后病情稳定,可行 TSH 抑制治疗并密切随诊,观察疾病进一步变化趋势;若病情进展,或在"清甲"成功后 Rx-WBS 显示病灶未摄碘,则考虑为碘难治性 DTC(radioactive iodine refractory DTC,RAIR-DTC),应及时终止 ^{131}I 治疗,按照 RAIR-DTC 的处理原则进行后续管理。

    RAIR-DTC 患者总体预后差,十年生存率不足 10%。但具体治疗方案也应根据患者疾病状况进行个体化的选择。对于病情稳定的患者可行 TSH 抑制治疗下密切随诊,积极监测病情变化情况;对于局部症状明显或病情进展的患者,应视情况选择姑息性手术、局部放射治疗、靶向治疗、免疫治疗等,以及多种治疗方式联合的管理方案。目前,我国已有索拉非尼和仑伐替尼获批用于治疗 RAIR-DTC。另外,若患者对上述治疗的疗效反应均差或出现耐药等情况,可经充分知情同意、筛选合格后进入合适的相关药物临床试验。

(慕转转　林岩松)

参 考 文 献

［1］COOPER D S,DOHERTY G M,HAUGEN B R,et al. Revised American Thyroid Association management guidelines for patients with thyroid nodules and differentiated thyroid cancer［J］. Thyroid,2009,19(11):1167-1214.

［2］HAUGEN B R,ALEXANDER E K,BIBLE K C,et al. 2015 American Thyroid Association Management Guidelines for Adult Patients with Thyroid Nodules and Differentiated Thyroid Cancer:The American Thyroid Association Guidelines Task Force on Thyroid Nodules and Differentiated Thyroid Cancer［J］. Thyroid,2016,26(1):1-133.

［3］中华医学会核医学分会. ^{131}I 治疗分化型甲状腺癌指南(2021 版)［J］. 中华核医学与分子影像杂志,2021,41(4):218-241.

［4］AMIN M B,EDGE S B,GREENE F L,et al. AJCC Cancer Staging Manual［M］. 8th ed. New York:Springer,2017.

［5］KITAHARA C M,SCHNEIDER A B,BRENNER A V. Thyroid cancer. //THUN M,LINET M S,CERHAN J R,et al. Cancer epidemiology and prevention［M］. 4th ed. London:Oxford University Press,2018:839-860.

［6］LORTET-TIEULENT J,FRANCESCHI S,DAL MASO L,et al. Thyroid cancer "epidemic" also occurs in low- and middle-income countries［J］. Int J Cancer,2019,144(9):2082-2087.

［7］ROSS D S,LITOFSKY D,AIN K B,et al. Recurrence after treatment of micropapillary thyroid cancer［J］. Thyroid,2009,19(10):1043-1048.

［8］KIM H J,KIM N K,CHOI J H,et al. Radioactive iodine ablation does not prevent recurrences in patients with papillary thyroid microcarcinoma［J］. Clin Endocrinol,2013,78(4):614-620.

［9］JONKLAAS J,SARLIS NJ,LITOFSKY D,et al. Outcomes of patients with differentiated thyroid carcinoma following initial therapy［J］. Thyroid,2006,16(12):1229-1242.

［10］HAN J M,KIM W B,YIM J H,et al. Long-term clinical outcome of differentiated thyroid cancer patients with undetectable stimulated thyroglobulin level one year after initial treatment［J］. Thyroid,2012,22(8):784-790.

［11］TUTTLE R M,TALA H,SHAH J,et al. Estimating risk of recurrence in differentiated thyroid cancer after total thyroidectomy and radioactive iodine remnant ablation:using response to therapy variables to modify the initial risk estimates predicted by the new American Thyroid Association staging system［J］. Thyroid,2010,20(12):1341-1349.

［12］VAISMAN F,MOMESSO D,BULZICO D A,et al. Spontaneous remission in thyroid cancer patients after biochemical incomplete response to initial therapy［J］. Clin Endocrinol,2012,77(1):132-138.

［13］VAISMAN F,SHAHA A,FISH S,et al. Initial therapy with either thyroid lobectomy or total thyroidectomy without radioactive iodine remnant ablation is associated with very low rates of structural disease recurrence in properly selected patients with differentiated thyroid cancer［J］. Clin Endocrinol,2011,75(1):112-119.

［14］VAISMAN F,TALA H,GREWAL R,et al. In differentiated thyroid cancer,an incomplete structural response to therapy is associated with significantly worse clinical outcomes than only an incomplete thyroglobulin response［J］. Thyroid,2011,21(12):1317-1322.

［15］DURANTE C,HADDY N,BAUDIN E,et al. Long-term outcome of 444 patients with distant metastases from papillary and follicular thyroid carcinoma:Benefits and limits of radioiodine therapy［J］. J Clin Endocrinol Metab, 2006,91(8):2892-2899.

第二十二章

甲状腺癌的分子靶向治疗与免疫治疗

第一节　概　　述

甲状腺癌是头颈部常见的恶性肿瘤,根据病理类型可分为乳头状癌、滤泡状癌、髓样癌、未分化癌,以乳头状癌和滤泡状癌多见。不同病理类型的甲状腺癌治疗方案也存在一定的差异。现今甲状腺癌的治疗主要采取以手术为主,辅以放射性碘和内分泌抑制治疗,但对于晚期的治疗仍存在一定的局限性。当下随着免疫治疗和分子靶向治疗的逐步发展和深入研究,它们在延长患者的生存时间和改善患者的生存质量等方面发挥着不可忽视的作用。因此,通过不断对晚期甲状腺癌治疗策略的探索,增加患者后续治疗手段及显著改善预后是值得期待的。

一、适应证

1. 靶向治疗的适应证

(1) 局部晚期甲状腺癌术后辅助治疗。

(2) 术后局部复发或远处转移的甲状腺癌。

(3) 不可切除的伴有症状或进展的晚期甲状腺癌。

(4) 系统治疗无效或无获益的甲状腺癌。

(5) 放射性碘难治性分化型甲状腺癌。

(6) 局部晚期未分化型甲状腺癌术前新辅助治疗。

2. 免疫治疗的适应证

(1) 局部晚期甲状腺癌术后辅助治疗。

(2) 术后局部复发或远处转移的甲状腺癌。

(3) 不可切除的伴有症状或进展的晚期甲状腺癌。

二、相关不良反应及其处理

由于药物机制不同,靶向治疗和免疫治疗可导致不同不良反应的发生,有些比较轻微,无须停药,且可以自愈。有的则需要停药处理,甚至较重的不良反应可能危及生命。这里仅仅列出常见的一些靶向治疗不良反应和免疫治疗不良反应(irAEs)供参考。

1. 靶向治疗常见不良反应及其处理

(1)皮肤毒性:皮肤毒性是最常见的副作用,主要表现为皮疹,其发病可能存在剂量依赖性,也可表现为手足皮肤反应、脱发。对于不同程度的皮疹处理方案不同(表22-1),但均需警惕是否存在感染。对于皮肤毒性的副作用,预防的作用大于治疗。预防可使用保湿霜、润肤霜或低效力的类固醇类药物。

表 22-1　皮疹分级及治疗推荐

严重程度分级	临床表现	治疗推荐
轻度	皮疹范围≤10%	局部用药;无须调整药物剂量
中度	10%< 皮疹范围 <30%	局部用药;增加口服药物;可考虑调整剂量
重度	皮疹范围≥30%	局部用药;若伴有疼痛需镇痛处理;暂停用药,待皮疹症状缓解至轻度后再次评估,可降低剂量使用
极重度	皮疹覆盖全身	永久停服并积极对症处理

注:局部用药为尿素软膏夜间湿敷包裹或白天涂抹;口服药物包括 B 族维生素或塞来昔布

(2)高血压:靶向药物会引起高血压,但具体机制尚不明确,且不同的靶向药物引起高血压的概率也不同(表22-2)。此外,晚期肿瘤患者常有较大的心理和精神压力,这也是发生高血压的不良因素之一。所以医师应在必要时对患者进行心理疏导,引导患者保持积极乐观的心态。对于血压正常的甲状腺癌患者不推荐预防性使用降压药,但需在初次使用靶向药物前两个月每日监测血压,稳定血压在 <140/90mmHg。若患者在治疗期间血压波动至一级高血压及以上,需使用降压药控制(表22-3)。对于有原发性高血压的甲状腺癌患者应预先用药使血压控制在 <140/90mmHg;若存在高血压危象,需立即停药,且后续禁止再次使用;在用药期间若患者血压控制不满意,可联合心血管病专家协助治疗,尽量在不中断靶向药物使用的情况下最大限度地控制血压。

表 22-2　常见靶向药物致高血压风险

仑伐替尼	索拉非尼	阿帕替尼	卡博替尼	凡德他尼
68%	41%	36.32%	33%	32%

数据来源:中国临床肿瘤学会(CSCO)甲状腺癌专家委员会.碘难治性分化型甲状腺癌靶向药物不良反应管理专家共识(2018年版)[J].中国癌症杂志,2018,28(7):545-553.

表 22-3　仑伐替尼治疗期间高血压患者的一线降压药推荐

抗高血压药物分类	药物	用法用量
血管紧张素转换酶抑制剂	依那普利	5mg → 10mg → 40mg(最大剂量)
	雷米普利	2.5mg → 5mg → 10mg(最大剂量)
钙通道阻滞剂	氨氯地平	2.5~10mg
血管紧张素受体阻滞剂	氯沙坦	50~100mg
	缬沙坦	80~320mg
	厄贝沙坦	150~300mg

注:用法用量栏中均为每日用量;箭头表示药物剂量无效时由本次使用剂量转换的下一阶段药物剂量。

(3) 胃肠道毒性：使用靶向治疗的患者大都表现有胃肠道方面的副作用，如腹泻、恶心、呕吐等。其中最常见的副作用是腹泻，通常发生在治疗初期，随治疗过程进展会减少，但易复发。针对不同的腹泻情况其推荐治疗方案有所不同（表22-4），并且不同靶向药物的调整剂量也不同（表22-5），但均需严密监测患者生命体征。其次常见的副作用是恶心、呕吐，对于轻度的恶心、呕吐可暂密切观察；一旦加重应予以二联镇吐或三联镇吐；若应用镇吐药物后患者症状仍然不见好转或再次加重，需停药并积极对症处理。

表 22-4　腹泻的分级及治疗推荐

严重程度分级	临床表现	治疗推荐
轻度	大便次数每天增加 <4 次	调整饮食为流质易消化饮食；根据具体情况给予止泻补液处理；无须剂量调整
中度	大便次数每天增加 4~6 次	完善相关化验检查；给予止泻补液处理；一般无须剂量调整
重度	大便次数每天增加 ≥7 次	暂停服用靶向药物；积极对症处理；若控制良好，可降低剂量后继续服用
极重度	危及生命	立即和永久停服

注：大便每天增加的次数是相较于基线水平对比

表 22-5　仑伐替尼推荐减少剂量

剂量调整	每日剂量
每日推荐剂量	24mg po qd（2×10mg+1×4mg）
第一次剂量调整	20mg po qd（2×10mg）
第二次剂量调整	14mg po qd（1×10mg+1×4mg）
第三次剂量调整	10mg po qd（1×10mg）

注：每种靶向药物的剂量调整不同，需根据不同药物的具体情况来调整

(4) 疲乏：疲乏在癌症患者中比较常见，产生的原因可能有很多方面；如来自情绪困扰或睡眠障碍的影响。发生轻度疲乏，若患者休息后可缓解，建议继续服用，且无须调整用药；发生中重度疲乏，休息后无法缓解的情况下，需减少使用剂量；若降低剂量后仍不缓解，应考虑停服。现缺乏针对疲乏的药物，面对不影响患者治疗及生活的不良事件，可暂行观察。

2. 免疫治疗常见不良反应及其处理

(1) 皮肤 irAEs：在免疫治疗的患者中，有 1/3 左右的患者受到皮肤毒性的影响，其中最常见的是瘙痒和皮疹。需注意的是，应用卡瑞利珠单抗的患者可能会出现反应性皮肤毛细血管增生症。若联合抗血管生成药物或化疗药物可以明显减少其发生，或者停药后 2 个月左右自行消退。皮肤 irAEs 发生时间的中位数大约为 5 周。

(2) 消化系统 irAEs：消化道方面的不良反应主要表现为结肠炎，而在肝胆胰方面最常见的是肝脏 irAEs。结肠炎是较严重的毒副反应，严重者在诊断延迟时可能会导致结肠穿孔和死亡。但值得注意的是，研究显示有胃肠道毒副反应的患者比没有的患者有更高的肿瘤缓解率和更长的总生存期，这可能需要更多的研究来证实。肝毒性主要表现为谷丙转氨酶或谷草转氨酶的升高。当

谷丙转氨酶、谷草转氨酶≥3倍正常值上限,需要服用保肝药物并动态监测肝功能指标是否继续升高;如若使用保肝药物后复查肝功能指标仍不下降或再次加重,需立刻暂停使用免疫药物。待肝功能恢复到基线水平后,再次评估患者身体情况,可降低剂量使用;如若再次加重,应终止使用。

(3)呼吸系统 irAEs:接受免疫治疗的患者可能会发生免疫相关性肺炎,包括发热、咳嗽、胸痛等症状,病情严重还可能发生呼吸衰竭。轻度病例可口服皮质类固醇治疗;中重度病例可采用静脉注射皮质类固醇;若激素治疗无效可视情况再加用免疫抑制剂;极重度者需停药。大部分患者需要停药和免疫抑制治疗才能得到缓解或治愈。在缓解期间,需做好生命体征监测和高热护理,密切观察患者血生化指标,积极改善肺功能。

三、总结和展望

手术和放射性碘作为甲状腺癌的常规治疗手段,其延长了患者生存时间及改善预后,而分子靶向与免疫治疗所发挥的作用也越发显著。关于未来可能的研究方向大致有以下方面:①在应用靶向治疗或免疫治疗的基础上,是否可以使原局部晚期不可切除的病灶转化为可手术的病灶;②随着对甲状腺癌发生发展相关的基因突变、细胞信号传导通路研究的深入,甲状腺癌的分子谱会逐步扩大,可以探索更多和更精准的分子靶向药物和免疫治疗药物;③虽然目前对于靶向治疗副作用和 irAEs 处理已有共识,但对于毒副反应的预测,早期症状的识别,快速准确的诊断,激素无效的药物选择等问题均需要进一步探索。不良反应处理是一项新的挑战,未来还有很大的研究空间;④积极探索靶向和免疫联合治疗的潜力;⑤新靶向治疗和免疫治疗是昂贵的治疗方法,其治疗成本是全球广泛应用甲状腺癌新疗法的潜在限制,如何在不降低疗效的基础上尽量减少费用负担,是药物经济学的研究范畴,也是临床专家在治疗选择上需要思考的。

第二节 常见甲状腺癌的分子靶向治疗与免疫治疗

一、分化型甲状腺癌的靶向治疗与免疫治疗

分化型甲状腺癌(differentiated thyroid cancer,DTC)存在血管内皮生长因子(vascular endothelial growth factor,VEGF)及其受体(vascular endothelial growth factor receptor,VEGFR)的高表达和诸如 RET 异位、BRAF 基因 V600E 突变、RAS 点突变等变异,作用于这些靶点的药物可延长中位无进展生存期或总生存期。而免疫治疗可通过多种途径减少免疫抑制相关因素或增强机体有效免疫应答,通过激活的免疫系统来杀灭肿瘤细胞,可见免疫治疗是其合理的选择。

(一)分化型甲状腺癌的靶向治疗

1. 索拉非尼(Sorafenib) 靶点为 VEGFR1、VEGFR2、RET、BRAF 等(表22-6)。作为 RAF 抑制剂,可通过作用于 RAS-RAF-MEK-ERK 通路,进而阻断以三级激酶级联的方式传导细胞信号,

最终对肿瘤生长进行调控。此外,索拉非尼还可通过抑制 *VEGFR1* 和 *VEGFR2*,在体内具有促凋亡和抗新生血管生成作用。

表 22-6　分化型甲状腺癌靶向药物常见作用靶点

靶向药物	作用靶点	主要不良反应
索拉非尼	*VEGFR1、VEGFR2、RET、BRAF、PDGFR*	疲劳、手掌-足底红斑、感觉异常、皮疹、脱发
仑伐替尼	*VEGFR1-3、FGFR1-4、PDGFR α、RET、KIT*	间质性肺炎、胸腔积液、蛋白尿、高血压
卡博替尼	*VEGFR1-3、MET、RET、KIT*	腹泻、体重减轻、食欲下降、恶心
舒尼替尼	*PDGFR、VEGFR1-3、C-KIT、FLT-3*	手足综合征、乏力、恶心、高血压
维拉非尼	*BRAF*	手足综合征、高血压

2. 仑伐替尼(Lenvatinib)　靶点为 *FGFR1-4、VEGFR1-3、PDGFR α、KIT* 等。自索拉非尼应用于甲状腺癌之后,仑伐替尼的出现给晚期患者带来更多的治疗选择和机会。即使两者有相似的靶点,但后者特有的 *FGFR* 替代途径,对于肿瘤缩小及预后,仑伐替尼似乎要优于前者。

3. 卡博替尼(Cabozantinib)　靶点为 *VEGFR1-3* 和 *MET* 等。其针对放射性碘难治性分化型甲状腺癌表现出显著持续的客观反应活性,是在经历过以 *VEGFR* 为靶点的治疗后出现疾病进展的放射性碘难治性分化型甲状腺癌的有效挽救疗法。

4. 舒尼替尼(Sunitinib)　靶点为 *PDGFR、VEGFR1-3、C-KIT* 等。作为多靶点酪氨酸激酶抑制剂,既可抑制 *VEGFR* 和 *RET*,还可通过抑制 MEK-ERK 通路和 SAPK-JNK 通路来抑制肿瘤细胞增殖。因此,其具有双重抗肿瘤效应,可抗肿瘤增殖和抗血管生成,进而抑制肿瘤的生长和转移。

5. 维莫非尼(Vemurafenib)　靶点为 *BRAF*。其精准靶向致癌基因 *BRAF* 的 V600E 突变产生抗肿瘤效应,多应用于既往未接受过酪氨酸激酶抑制剂治疗且具有突变位点的甲状腺癌患者,以分化型常见。

（二）分化型甲状腺癌的免疫治疗

1. 肿瘤疫苗　肿瘤疫苗是指利用肿瘤细胞或肿瘤相关抗原的免疫原性,诱导癌症患者体内的特异性细胞免疫和体液免疫反应,进而杀灭机体内的肿瘤细胞。主要包括树突细胞疫苗、蛋白或多肽疫苗、核酸型疫苗、病毒或细菌载体疫苗等。近年来,mRNA 疫苗因具有内在佐剂效应等优势备受关注,而树突细胞疫苗和载体类疫苗因其出色的免疫刺激活性在甲状腺癌中有良好的应用前景。

2. 抗体类治疗　通过将抗体运至肿瘤细胞局部,然后激活机体特异性免疫体系,即抗体与肿瘤细胞表面的抗原表位特异性结合,活化的自然杀伤细胞等效应细胞释放颗粒酶等细胞毒物质,进而杀伤肿瘤细胞,其机制是利用了抗体依赖性细胞介导的细胞毒作用(antibody-dependent cell-mediated cytotoxicity,ADCC)。

3. 免疫检查点抑制剂治疗　免疫检查点抑制剂(immune checkpoint inhibitor,ICI)是一种靶向抑制性免疫检查点的单克隆抗体,肿瘤可利用调节性免疫 T 细胞(Tregs)等机制逃避免疫系统,而

ICI 通过阻断其利用机体防范自身免疫发生的途径,抵消肿瘤微环境中的免疫抑制,从而增强机体的正向抗肿瘤作用。目前临床应用的免疫检查点抑制剂主要包括程序性死亡受体 1(programmed death 1,PD-1)抑制剂、程序性死亡配体 1(programmed death ligand 1,PD-L1)抑制剂和细胞毒性 T 淋巴细胞相关抗原 4(cytotoxic T lymphocyte antigen 4,CTLA-4)抑制剂等,其他正在研究的免疫检查点包括淋巴活化细胞基因-3(LAG-3)、T 细胞免疫球蛋白黏液素-3(TIM-3)等。

4. 过继性细胞免疫治疗　过继性细胞免疫治疗是通过采集肿瘤患者自身免疫细胞,经过体外培养,将活化扩增后的免疫细胞回输到患者体内,使其继承特定的免疫性,如同"缺乏免疫便增补免疫",进而达到治疗肿瘤的目的。此方法并非直接借助外力攻击肿瘤细胞,通过免疫细胞的量变或质变,对癌病灶所发挥的杀伤作用更强,其包括工程 T 细胞受体治疗、嵌合抗原受体 T 细胞疗法、肿瘤浸润淋巴细胞治疗和自然杀伤细胞疗法。

5. 免疫抑制细胞靶向疗法　调节性 T 细胞(Tregs)在人体免疫系统中承担着与效应 T 细胞相反的功能,在被抗原呈递细胞(antigen-presenting cell,APC)传递的抗原激活后,可通过表达抗炎细胞因子等多种机制参与局部免疫抑制。对于甲状腺癌患者,Tregs 被诱导向肿瘤局部迁移,在微环境下发挥免疫抑制作用,进而间接促进肿瘤生长。因此,靶向 Tregs 治疗减少肿瘤微环境中的 Tregs,削弱免疫抑制作用,进而有助于甲状腺癌的治疗。

二、甲状腺髓样癌的靶向治疗与免疫治疗

1. 甲状腺髓样癌介绍　甲状腺髓样癌(medullary carcinoma of the thyroid,MTC)中 70% 为散发性甲状腺髓样癌,30% 为遗传性甲状腺髓样癌。其主要的致病基因是 *RET* 和 *RAS* 基因,*BRAF*、*CDKN2* 和 *PI3KCA* 等其他基因也可能参与其发生与发展过程。大约 50% 的散发性髓样癌有 *RET* 基因的体细胞突变,但几乎所有的遗传性髓样癌都伴有 *RET* 基因的胚系突变。此外,*VEGFR* 也在髓样癌肿瘤细胞中高表达。

2. 甲状腺髓样癌靶向治疗

(1) *RET* 相关靶向药物:目前,用于甲状腺髓样癌治疗的药物主要有凡德他尼和卡博替尼。但在Ⅲ期临床试验中,这两种药物均未达到 50% 的客观缓解率且毒副反应大。此外,Ⅱ期临床试验评估了安罗替尼在晚期髓样癌治疗中的有效性,其毒副反应较上述两种药物小且可控,具有治疗晚期髓样癌的潜力。新一代高选择性 *RET* 抑制剂 BLU-667 在疗效和毒副反应方面均有显著改善的作用,但其在髓样癌的疗效是否优于凡德他尼等药物则需要进一步研究来证实。

(2) 其他相关靶向药物:据研究表明,*EGFR* 和 *VEGFR2* 等多个参与致癌途径的受体在髓样癌患者中上调,且 *EGFR* 的受体激酶活性抑制剂表现出对 *RET* 突变的散发性髓样癌有抗肿瘤增殖作用。可推测某些 EFGR 靶向药物如吉非替尼或西妥昔单抗等有望成为治疗髓样癌的药物,但具体机制及疗效有待进一步研究。此外,*mTOR* 通路在髓样癌中被激活,通过联合与 *mTOR* 通路相关的靶向药物,被研究证实可能起到减缓髓样癌进展的作用。

3. 甲状腺髓样癌免疫治疗　在 MTC 临床试验的预实验中,发现免疫治疗可作为 MTC 治疗的

一种潜在治疗选择。目前有多项关于 MTC 免疫疗法的研究尚在进行,如使用帕博利珠单抗作为免疫检查点抑制剂,通过抗体封锁等方法干扰 *PD-L1* 信号转导,进而增强 T 细胞功能,治疗 MTC。尽管目前缺乏关于这些治疗方法的疗效的公开研究结果,但是这些药物都是有作为治疗 MTC 新方法的潜力的。

三、低分化或未分化甲状腺癌的靶向治疗与免疫治疗

1. 甲状腺未分化癌的靶向治疗　甲状腺未分化癌(ATC)属于高度恶性上皮性肿瘤,在甲状腺癌中恶性程度最高,常规的甲状腺癌疗法对其效果欠佳。未分化癌的分子靶向治疗主要针对肿瘤细胞的增殖和肿瘤新生血管的形成,进而限制肿瘤扩散(图 22-1)。而免疫治疗则通过各种方式增强机体自身免疫或削弱免疫抑制,最终利用效应 T 细胞去杀灭体内肿瘤细胞。

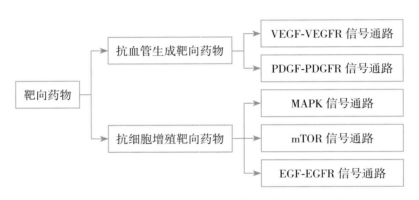

图 22-1　甲状腺未分化癌靶向药物分类及对应通路

(1) 抗血管生成靶向药物:肿瘤的发生发展与新生血管生成密切相关,肿瘤血管不仅提供营养物质和氧气,也为肿瘤细胞的转移提供有效途径。在血管正常化策略下,通过使用抗血管生成药物针对多种与血管生成相关的信号通路,进而阻止肿瘤新生血管的形成或使肿瘤血管结构和功能表型趋向于正常血管,从而产生抗肿瘤作用。常见的信号通路包括 VEGF-VEGFR 信号通路和 PDGF-PDGFR 信号通路。

1) 针对 VEGF-VEGFR 信号通路药物:VEGF 家族包括 VEGF A~VEGF E 和胎盘生长因子(PLGF),当与内皮细胞上的受体 *VEGFR* 结合后激发细胞内酪氨酸激酶,引发一系列涉及血管生成的酶信号级联反应,当信号传递至细胞核时诱导特定基因表达,进而调节内皮细胞的增殖和通透性等,在肿瘤新生血管的形成中起重要作用。*VEGF* 高表达下,肿瘤扩散转移和复发的风险更高。而在未分化癌中常存在着 *VEGF* 过表达,针对这类信号通路的靶向药物有仑伐替尼、索拉非尼和帕唑帕尼。

2) 针对 PDGF-PDGFR 信号通路药物:血小板生长因子(platelet-derived growth factor,PDGF)是一种促有丝分裂因子,可调控细胞分裂增殖,在肿瘤新生血管形成中发挥着重要的作用。PDGF 家族包含 PDGF A~ PDGF D,可与细胞膜上相应受体结合发挥生物学效应,通过激活 PDGFR,信

号下行传入细胞核诱导血管内皮细胞增殖,进而促进肿瘤发展。此外,*PDGF* 与 *VEGF* 表达有所关联,可间接促进新生血管形成。目前应用于此类信号通路的靶向药物有伊马替尼、舒尼替尼和索拉非尼。

（2）抗肿瘤细胞增殖靶向药物

1）针对 MAPK 信号通路药物:促分裂原活化的蛋白激酶(mitogenactivated protein kinase, MAPK)信号通路是涉及真核细胞生长、增殖和分化的重要信号通路,有四条经典途径,其中 RAS-RAF-MEK-ERK 信号转导通路研究最广泛。*RAF* 基因家族包括 *ARAF*、*BRAF* 和 *CRAF*,而恶性肿瘤的发生发展中主要依赖于 *BRAF*,*BRAF* 基因 V600E 突变是最常见突变,*BRAF* 蛋白活性高度增加进而持续激活 ERK,使细胞过度增殖和分化有利于肿瘤生长。目前针对此信号通路的靶向药物有维罗非尼、达拉非尼、瑞戈非尼。

2）针对 mTOR 信号通路药物:哺乳动物雷帕霉素靶蛋白(mammalian target of rapamycin, mTOR)是一种蛋白质激酶,参与细胞生长、增殖、分化和代谢的调控。PI3K/AKT/mTOR 经典信号传导通路作为人体细胞系列行为的重要调节中心,*PI3K* 相关编码基因的突变会引发通路紊乱进而促进肿瘤的形成。故抑制通路下游的 *mTOR1* 和 *mTOR2*,进而发挥抗肿瘤作用。药物包括依维莫司、坦罗莫司两种。

3）针对 EGF-EGFR 信号通路药物:对于甲状腺癌患者,表皮生长因子(epidermal growth factor,EGF)可以刺激甲状腺滤泡细胞增殖,增强肿瘤侵袭性。当 EGF 与细胞膜表面的表皮生长因子受体(epidermal growth factor receptor,EGFR)结合后,由单体转化为二聚体,其自身磷酸化从而激活下游 JNK、MAPK 等信号通路,诱导细胞分裂增殖。大约83%甲状腺未分化癌组织中存在 *EGFR* 过表达。吉非替尼可作用于此信号通路。

2. 甲状腺未分化癌免疫治疗

（1）靶向肿瘤相关巨噬细胞疗法:巨噬细胞作为重要的先天免疫细胞,广泛分布在机体各个组织中,尤其是肿瘤细胞局部分泌的细胞因子可诱使巨噬细胞汇集进而极化,被称为肿瘤相关巨噬细胞(tumor associated macrophage,TAMs)。TAMs 可分为两个功能不同的亚群,即 M1 和 M2 型巨噬细胞,后者在限制免疫应答、形成免疫无反应区域、促进新生血管生成等方面发挥重要作用,有利于肿瘤的发生发展。因此,靶向 TAMs 可避免肿瘤免疫逃逸,有助于肿瘤治疗。

（2）肿瘤抗原治疗:在甲状腺癌的不同病理类型中,DTC 具有较低的突变负荷,相比之下 ATC 具有很高的突变负荷。通过对甲状腺癌相关抗原的作用分析,靶向与抗肿瘤有关的 ATC 新抗原,从而抑制肿瘤生长及扩散。

（3）免疫检查点抑制剂治疗:常见的免疫检查点抑制剂包括伊匹单抗和曲美木单抗(抗 *CTLA-4* 抗体),帕博利珠单抗和纳武单抗(抗 *PD-1* 抗体),阿替利珠单抗和度伐利尤单抗(抗 *PD-L1* 抗体)。通过阻断 *CTLA-4* 和 *PD-1* 与抑制性配体的结合,抵消肿瘤微环境中的免疫抑制,减少效应 T 细胞的凋亡,进而间接增强机体免疫应答。免疫检查点抑制剂会是一种极具潜力的治疗选择。

（周　进　马霖杰）

参 考 文 献

[1] 中国临床肿瘤学会甲状腺癌专家委员会.碘难治性分化型甲状腺癌靶向药物不良反应管理专家共识[J].中国癌症杂志,2018,28(6):545-551.

[2] REED N,GLEN H,GERRARD G,et al. Expert Consensus on the Management of Adverse Events During Treatment with Lenvatinib for Thyroid Cancer [J]. Clin Oncol,2020,32(5):145-153.

[3] 中国医师协会外科医师分会甲状腺外科医师委员会,中国研究型医院学会甲状腺疾病专业委员会甲状腺手术学组,中国中西医结合学会普通外科专业委员会甲状腺与甲状旁腺专家委员会.局部晚期甲状腺癌手术治疗中国专家共识[J].中国实用外科杂志,2020,40(4):370-375.

[4] 中国医师协会外科医师分会甲状腺外科医师委员会,中国研究型医院学会甲状腺疾病专业委员会.分化型甲状腺癌术后管理中国专家共识[J].中国实用外科杂志,2020,40(9):1021-1028.

[5] FILETTI S,DURANTE C,HARTL D,et al. Thyroid cancer:ESMO Clinical Practice Guidelines for diagnosis, treatment and follow-up [J]. Ann Oncol,2019,30(12):1856-1883.

[6] ROBERT I H,CHRISTIAN N,LINDSAY B,et al. NCCN Guidelines Insights:Thyroid Carcinoma,Version 2.2018[J]. J Natl Compr Canc Netw,2018,16(12):1429-1440.

[7] 中国临床肿瘤学会甲状腺癌专家委员会,中国研究型医院学会甲状腺疾病专业委员会,中国医师协会外科医师分会甲状腺外科医师委员会,等.碘难治性分化型甲状腺癌的诊治管理共识[J].中国癌症杂志,2019,29(6):477-478.

[8] 中国医师协会外科医师分会甲状腺外科医师委员会,中国抗癌协会甲状腺癌专业委员会,中国研究型医院学会甲状腺疾病专业委员会.甲状腺髓样癌诊断与治疗中国专家共识[J].中国实用外科杂志,2020,40(9):1016-1018.

[9] SMALLRIDGE R C,AIN K B,ASA S L,et al. American Thyroid Association Guidelines for Management of Patients with Anaplastic Thyroid Cancer [J]. Thyroid,2012,22(11):1104-1131.

[10] BIBLE K C,KEBEBEW E,BRIERLEY J,et al. 2021 American Thyroid Association Guidelines for Management of Patients with Anaplastic Thyroid Cancer [J]. Thyroid,2021,31(3):337-377.

[11] MANIAKAS A,DADU R,BUSAIDY N L,et al. Evaluation of overall survival in patients with anaplastic thyroid carcinoma,2000-2019 [J]. JAMA Oncol,2020,6(9):1397-1404.

[12] LIM A M,SOLOMON B J. Immunotherapy for anaplastic thyroid carcinoma [J]. J Clin Oncol,2020,38(28):2603-2604.